Martin
Der Asthma-Patient in der Apotheke

D1668951

Reihe „Patienten-Betreuung"
Herausgegeben von
Ekkehard Haen, Regensburg, Wolfgang Kircher, Peißenberg
und Eric Martin, Marktheidenfeld

Martin, Der Asthma-Patient in der Apotheke, 2003

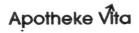

Der Asthma-Patient in der Apotheke

Krankheitslehre – Therapie – Pharmazeutische Betreuung

Herausgegeben von
Eric Martin, Marktheidenfeld

Mit Beiträgen von
Barbara Böhm, Würzburg
Elke Christmann, Aachen
Sabine Gnekow, Hamburg
Ekkehard Haen, Regensburg
Wolfgang Kircher, Peißenberg
Eric Martin, Marktheidenfeld
Sabine Skwara, Hamburg
Heinrich Worth, Fürth

Mit 52 Abbildungen und 38 Tabellen

Deutscher Apotheker Verlag Stuttgart 2003

Anschriften der Autoren

Barbara Böhm
Praxis für Krankengymnastik
Eichendorffstr. 5
97070 Würzburg

Elke Christmann
Wilbankstr. 23
52076 Aachen

Sabine Gnekow
Privilegierte Adler Apotheke
Wandsbeker Marktstr. 73
22041 Hamburg

Prof. Dr. Dr. Ekkehard Haen
Poliklinik für Psychiatrie
Universitätsstr. 84
93053 Regensburg

Dr. Wolfgang Kircher
St. Barbara Apotheke
Hauptstr. 24
82380 Peißenberg

Dr. Eric Martin
Hubertus-Apotheke
Luitpoldstr. 31
97828 Marktheidenfeld

Sabine Skwara
Octaviostr. 111
22043 Hamburg

Prof. Dr. med. Heinrich Worth
Medizinische Klinik 1
Klinikum Fürth
Jakob-Henle-Str. 1
90774 Fürth

Wichtiger Hinweis
Die Erkenntnisse in der Medizin und der Pharmazie unterliegen laufendem Wandel durch Forschung und Erfahrungen. Die Autoren haben große Sorgfalt darauf verwendet, dass die in diesem Werk gemachten Angaben, insbesondere hinsichtlich Anwendung, Dosierung und unerwünschten Wirkungen dem derzeitigen Wissensstand entsprechen. Das entbindet den Benutzer des Werkes nicht von der Verpflichtung, anhand der Beipackzettel der Präparate zu überprüfen, ob die dort gemachten Angaben von denen in diesem Buch abweichen und seine Empfehlung in eigener Verantwortung zu treffen.

Ein Warenzeichen kann warenrechtlich geschützt sein, auch wenn ein Hinweis auf etwa bestehende Schutzrechte fehlt.

Bibliografische Information Der Deutschen Bibliothek
Die Deutsche Bibliothek verzeichnet diese Publikation in der Deutschen Nationalbibliografie; detaillierte bibliografische Daten sind im Internet unter http://dnb.ddb.de abrufbar.

ISBN 3-7692-2951-7

© 2003 Deutscher Apotheker Verlag, Stuttgart
Birkenwaldstraße 44, 70191 Stuttgart, Printed in Germany
Satz: Steffen Hahn GmbH, Medienservice, Kornwestheim
Druck: Hofmann, Schorndorf
Umschlaggestaltung: Atelier Schäfer, Esslingen

Vorwort

Zehn Jahre nach Veröffentlichung des internationalen Consensus-Papiers zur Diagnose und Therapie des Asthma bronchiale hat sich die Asthma-Morbidität und -Mortalität in der Bundesrepublik nicht nennenswert verringert. An diesem ernüchternden Sachverhalt konnte auch der gewaltige Erkenntniszuwachs in den Bereichen der Epidemiologie, Ätiologie und Immunologie der Erkrankung und auch die zahlreichen innovativen Antiasthmatika und Darreichungsformen nichts ändern.

Fragt man nach den Ursachen so liegt die Antwort nahe. Das neue Therapiekonzept sieht eine geführte Selbstbehandlung durch den Patienten vor. Es lässt sich nur dann umsetzen, wenn die Patienten geschult sind und eine Selbstkontrolle ihrer Lungenfunktion praktizieren. Der betreuende Arzt muss seinen Patienten einen Spielraum für die eigenverantwortliche und bedarfsorientierte Therapieanpassung einräumen. Die Realität zeigt indessen ein anderes Bild: Nur eine Minderheit der Asthmatiker hat eine Schulung besucht, eine Peak-Flow-Kontrolle wird gar nicht oder nur sehr lückenhaft praktiziert, weil der Patient keine Konsequenzen für eine flexible Anpassung der Medikation daraus ableiten kann.

Soll diese Situation dauerhaft verbessert werden, müssen aber nicht nur die Schulungsaktivitäten ganz erheblich ausgeweitet werden. Angesichts der komplexen Probleme, die sich bei der Behandlung einer chronischen Erkrankung ergeben, ist auch der geschulte Patient auf kompetente Gesprächspartner, eine engmaschige Therapiebegleitung und eine interdisziplinäre Zusammenarbeit der beteiligten Heilberufe angewiesen.

Die Antwort der Pharmazie auf die Bedürfnisse des chronisch-kranken Patienten ist die Pharmazeutische Betreuung. Untersuchungen wie die Hamburger Asthma-Studie haben eindrucksvoll gezeigt, dass hierdurch die Compliance, die Asthmakontrolle und auch die Lebensqualität des Patienten deutlich verbessert werden kann. Notwendig ist es jetzt, diese im Rahmen zeitlich und räumlich befristeter Pilotprojekte gewonnenen Erkenntnisse auf breiter Front in die berufliche Praxis zu integrieren.

Das vorliegende Buch richtet sich an alle interessierten Kollegen und Apothekenmitarbeiter. Es versteht sich als Nachschlagewerk zu wesentlichen Aspekten der Klinik und Therapie des Asthma bronchiale sowie zu Fragen der Asthma-Schulung, des Asthma-Sports und der Physiotherapie. Es bietet darüber hinaus einen Leitfaden und praktische Hilfsmittel für die Planung und Durchführung Pharmazeutischer Betreuung.

Marktheidenfeld, Dezember 2002   Eric Martin

Inhaltsverzeichnis

1 Allgemeine Grundlagen der Pharmazeutischen Betreuung

1.1 Rahmenbedingungen

Die Stellung des Patienten im Gesundheitssystem hat sich in den letzten Jahrzehnten stark verändert. Der Patient von heute hat ein höheres Informationsbedürfnis, ist deutlich kritischer und will in Entscheidungen, die ihn betreffen, eingebunden werden. Neue Bedürfnisse wie die Verbesserung der Lebensqualität und Therapiesicherheit sind in den Vordergrund getreten.

Parallel dazu hat sich das Berufsbild des Apothekers deutlich gewandelt. Standen früher die Herstellung, Prüfung und die Abgabe von Arzneimitteln im Mittelpunkt, so sieht sich der Apotheker heute als Ansprechpartner für den Patienten bei allen Fragen zu Arzneimitteln und zur Gesundheit.

Gleichzeitig steht das Gesundheitssystem unter steigendem Kostendruck. Die knappen finanziellen Ressourcen zwingen zur Entscheidung zwischen Rationierung oder Rationalisierung, d. h. dem Sparen an oder mit dem Arzneimittel.

Dies führt auch zu einer kritischen Betrachtung der Leistungen der Apotheke. Nach Auffassung der Kostenträger ist der Vertriebsweg Apotheke in erster Linie ein teurer Logistikfaktor. Durch Medikamentenbezug per Internet könnten, ihrer Auffassung nach, die Vertriebkosten gerade bei chronisch kranken Patienten deutlich gesenkt werden.

Der Nutzen einer verbesserten medizinischen und pharmazeutischen Versorgung durch Leistungen der Apotheke ist nicht allgemein bewusst. Auch wenn Patienten täglich engagiert in Apotheken beraten werden, wird der Einfluss dieser Betreuung auf die Lebensqualität und die Arzneimittelversorgung bisher kaum dokumentiert oder gemessen. Im Regelfall fehlen die wesentlichen Elemente der Stetigkeit, des planvollen Vorgehens, der Dokumentation und der Auswertung. Erst anhand dieser strukturiert erhobenen Daten zur Leistung der Apotheke und zum Nutzen für den Patienten kann der pharmazeutische Einfluss auf die Versorgung objektiv dargestellt werden. Es reicht nicht aus, über einen eventuellen Nutzen zu sprechen. In der gesundheitspolitischen Arena sind schlagkräftige Argumente gegenüber Kostenträgern gefragt. Pharmazeutische Betreuung kann einige dazu liefern.

1.2 Entwicklung der Pharmazeutischen Betreuung in Deutschland

Die Umsetzung des internationalen Konzeptes „Pharmaceutical Care" begann in Deutschland mit den 1993 verabschiedeten ABDA-Thesen „Zur künftigen Positionierung der Apotheker" und den von der Internationalen Pharmazeutischen Gesellschaft (FIP) veröffentlichten Richtlinien für die Good Pharmacy Practice (GPP). Eine Vielzahl regionaler Studien, nationaler Workshops und Aktivitäten sowie die Integration der Pharmazeutischen Betreuung in die Fort- und Weiterbildung hat zu einer breiten Information über das Konzept geführt. Mit der Gründung der Förderinitiative Pharmazeutische Betreuung e.V. wird die Forschung gestärkt, neue Studien initiiert und die Einführung der Pharmazeutischen Betreuung in der Apothekenpraxis unterstützt. Eine Verankerung in der neuen Approbationsordnung findet die Pharmazeutische Betreuung seit 2001 an den Universitäten im Fach Klinische Pharmazie.

1.3 Konzeption der Pharmazeutischen Betreuung

„Pharmazeutische Betreuung hört mit der Abgabe des Arzneimittels nicht auf, sondern fängt erst richtig an" (C. Heppler). Aber was genau ist Pharmazeutische Betreuung? Verschiedene nationale und internationale Definitionen sind bekannt. Die folgende Definition von Marion Schaefer, Berlin, aus dem Jahr 1998 ist in Deutschland am weitesten verbreitet.

> „Pharmazeutische Betreuung ist die in der Apotheke erfolgende systematische Erfassung und Optimierung der Arzneimittelanwendung beim Patienten zur Sicherung des Anwendungserfolgs und zur Verbesserung der gesundheitsbezogenen Lebensqualität."

1.3.1 Erfassung und Optimierung der Arzneimittelanwendung

Anders als bei einer spontanen, nicht strukturierten Beratung mit der einmaligen Weitergabe von Anwendungshinweisen ist der kontinuierlich ablaufende Betreuungsprozess das Kernstück einer Pharmazeutischen Betreuung. Die Dokumentation der wichtigsten patientenrelevanten Daten, d.h. das Datenmanagement, ermöglicht die kontinuierliche Übersicht über die Arzneimittelanwendung. Systematisch aufgezeichnet werden Patienten-, Medikations- und Interventionsdaten. Arzneimittelbezogene Probleme können so frühzeitig erkannt und gelöst werden. Nur auf Basis der strukturierten Dokumentation können Therapieverlauf, Therapieergebnisse und die Effizienz der Pharmazeutischen Betreuung, d.h. die apothekerliche Leistung, bewertet werden (siehe Abb. 1.1).

Notwendigkeit zur Pharmazeutischen Betreuung erkennen

Führung von patientenbezogenen Medikationsdaten

Ableitung von Medikationsprofilen über einen bestimmten Zeitraum

Identifizierung von arzneimittelbezogenen Problemen

Lösung von arzneimittelbezogenen Problemen zusammen mit dem Arzt und dem Patienten

Dokumentation möglicher Interventionen bzw. Vereinbarungen mit Arzt und Patient

Monitoring des gesamten Betreuungsprozesses

Analyse und Bewertung des Anwendungserfolges

Abb. 1.1: Ablauf eines Betreuungsprozesses. Nach Schäfer/Schulz 2000

1.3.2 Betreuungsprozess

Der Patient mit seinen arzneimittelbezogenen Bedürfnissen steht im Mittelpunkt aller Aktivitäten des Betreuungsprozesses.

Der Behandlungserfolg mit effektiven Arzneimitteln ist abhängig von deren optimalem Einsatz. Oft treten im Anschluss an die Verschreibung durch den Arzt oder im späteren Verlauf der Therapie Schwierigkeiten auf. Deshalb muss nicht nur die Qualität des Arzneimittels sichergestellt sein, sondern auch die sachgerechte Anwendung des Arzneimittels durch den Patienten.

Probleme, die bei der Anwendung eines Arzneimittels auftauchen können, sind z. B.:

- Über- oder Unterdosierung,
- Abbruch der Therapie,
- unerwünschte Arzneimittelwirkungen,
- Wechselwirkungen,
- Kontraindikationen,
- falsche Handhabung des/der Medikamente.

Pharmazeutische Betreuung erweitert den Aufgaben- und Kompetenzbereich des Apothekers von der Herstellung, Prüfung und Abgabe von Arzneimitteln hin zu mehr Verantwortung für den Patienten und seine Arzneimitteltherapie.

Nach einem allgemeinen Rollenverständnis empfinden sich Apothekenbesucher derzeit allerdings mehr als Kunden und weniger als Patienten. Sie nehmen den Apotheker oft als besonders qualifizierten „Spezialverkäufer" wahr. Pharmazeutische Betreuung erfordert deshalb ein hohes Maß an Sensibilität und Empathie im Umgang mit dem Patienten. Nur wenn der Patient sich persönlich angesprochen fühlt und vom Nutzen der Maßnahmen für seine Gesundheit überzeugt ist, bleibt seine Mitarbeit dauerhaft gesichert. Nur mit der Einwilligung und Unterstützung des Patienten gelingt die regelmäßige Erfassung patientenbezogener Daten. Mit Hilfe der daraus abgeleiteten Medikationsprofile lassen sich arzneimittelbezogene Probleme identifizieren und gemeinsam mit Arzt und Patient lösen.

Die nachvollziehbare Sicherung des Anwendungserfolgs des Arzneimittels und eine gemessene Verbesserung der gesundheitsbezogenen Lebensqualität des Patienten sollte am Ende eines Betreuungsprozesses stehen.

Studien in Deutschland zu verschiedenen Indikationen zeigten auch, dass Pharmazeutische Betreuung effektiv ist und von den Beteiligten gut akzeptiert wird. Gerade in der Hamburger Asthma Studie wurde belegt, dass der Gesundheitszustand, die Lebensqualität, das Wissen und die Einstellungen zur Erkrankung sowie die Fertigkeiten der Patienten verbessert werden konnten.

1.3.3 Kooperation

Die Aufgabenverteilung in der Gesundheitsversorgung ist klassisch festgelegt. Für Diagnose und Behandlung ist der Arzt verantwortlich. Er bestimmt die Therapie, die Darreichungsform, die Dosis und die Einnahmefrequenz. Eine erfolgreiche Pharmazeutische Betreuung durch den Apotheker ist abhängig von einer gut funktionierenden Zusammenarbeit mit dem Arzt und „darf keine Einbahnstraße von einer Seite aus sein" (Zitat: Dr. N. Mülleneisen, Pulmologe).

Befürchtungen, Apotheker könnten in klassische ärztliche Therapiefelder eindringen werden oft und schnell geäußert. Nur klar festgelegte Grenzen, definierte Kompetenzen und Gemeinsamkeiten können solche Befürchtungen ausräumen.

Punkte, über die gesprochen werden muss, sind u. a. (siehe auch Abb. 1.2):

- Beratung zur konkreten Arzneimittelanwendung,
- Zusammenarbeit bei der Früherkennung,
- Auswahl der am besten verträglichen Arzneimittel oder des passenden Hilfsmittels,
- Berücksichtigung der Selbstmedikation.

Die Entscheidung, auf welche Indikationsgebiete sich eine Apotheke innerhalb der Pharmazeutischen Betreuung konzentrieren wird, ist nicht auschließlich abhängig von der Fachkompetenz in der Apotheke und der Patientenstruktur. Entscheidend ist die Fachrichtung kooperativer Ärzte in der Umgebung.

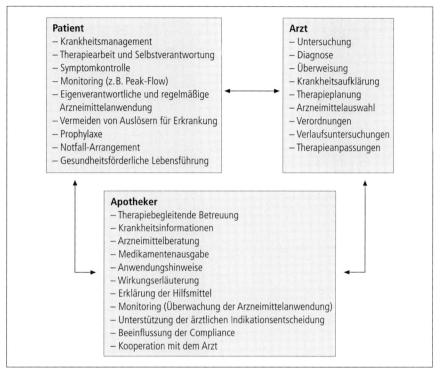

Abb. 1.2: Aufgabenverteilung zwischen Patient, Arzt und Apotheker.
Nach Mühlig et al. 1997

1.4   Techniken der Pharmazeutischen Betreuung

Wie geht man nun im Apothekenalltag mit dem Einstieg in die Betreuungssituation um? Das Durchdenken der folgenden vier Schritte erleichtert es, mit der Pharmazeutischen Betreuung zu beginnen. Die Schritte ermöglichen es, die patienten- und die arzneimittelbezogenen Probleme und Bedürfnisse zu sortieren, zu strukturieren und zu bewerten. Gerade zu Beginn lohnt es sich, wenige Minuten in die folgenden Fragen zu investieren, um sich selber über Situation und Vorgehen klar zu werden. In der Routine helfen diese Fragen, das eigene Vorgehen immer wieder zu überprüfen und ständig zu verbessern (siehe Abb. 1.3).

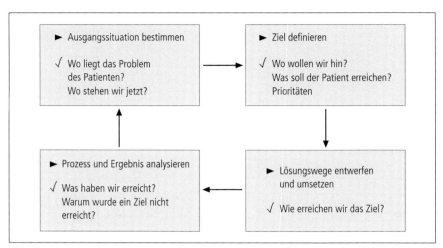

Abb. 1.3: Strukturiertes Vorgehen in der Pharmazeutischen Betreuung

Schritt 1: Ausgangssituation bestimmen

Wo liegt das Problem des Patienten? Wo stehen wir jetzt?

Dieser erste Schritt beinhaltet die Erkennung und Erfassung der Ausgangssituation des Patienten. Ein graphisch gestütztes Medikationsprofil liefert den Überblick über die Arzneimittelanwendungen des Patienten. Die arzneimittelbezogenen Probleme wie z.B.

- unzweckmäßige Wahl eines Arzneimittels,
- falsche Anwendung,
- falsche Dosierung,
- Interaktionen,
- unerwünschte Arzneimittelwirkungen

können mit seiner Hilfe leichter erkannt werden.

Schritt 2: Ziel definieren

Was soll/will der Patient erreichen? Wo wollen wir gemeinsam hin?

In diesem zweiten Schritt wird die vom Patienten angestrebte Situation – sein Ziel – konkret festgelegt. Die Vorstellungen und Bedürfnisse des Patienten, so unterschiedlich sie auch sein mögen, haben dabei Priorität.

Das Ziel, die optimale Lösung eines arzneimittelbezogenen Problems, kann nicht immer schnell und auf direktem Wege realisiert werden.

Die Lösung ist oft einfacher, wenn kleine erreichbare Ziele anvisiert werden. Wenn mehrere Probleme anstehen, ist es notwendig, Prioritäten festzulegen. Für das formulierte Ziel werden Erfolgsindikatoren festgelegt, an denen das Erreichen des Ziels gemessen wird. Gleichzeitig ist als weitere Zielsetzung immer die Absicherung des Erfolges zu berücksichtigen.

Schritt 3: Lösungswege entwerfen und umsetzen

Wie erreichen wir das Ziel?
Dieser dritte Schritt beschreibt konkret die Aktivitäten, mit denen das Ziel erreicht werden soll. Beispiele dafür finden sich in Kapitel 13.

Schritt 4: Prozess und Ergebnis analysieren

Was haben wir erreicht? Warum wurde ein Ziel nicht erreicht?
Im vierten Schritt werden Ziel und Ergebnis verglichen und der Prozess analysiert. Wo muss etwas verbessert werden? Welche Aktivitäten sind überflüssig?

Nach dem Prinzip der ständigen Verbesserung schließt sich an die Prozess- und Ergebnisanalyse eine Bestimmung der neuen Ausgangssituation an. Ein neuer Zyklus beginnt (siehe Abb. 1.3).

Literatur
Literatur zu Kapitel 1 siehe Seite 14.

2 Pharmazeutische Betreuung von Asthma-Patienten

Auch wenn Pharmazeutische Betreuung grundsätzlich für jeden Patienten sinnvoll ist, profitieren chronisch Kranke am meisten davon. Dies trifft besonders bei Patienten mit komplexen Therapieschemata und notwendigem Selbstmangement wie den Asthma-Patienten zu.

2.1 Epidemiologische und pharmakoökonomische Aspekte

Asthma bronchiale ist eine der weltweit häufigsten chronischen Krankheiten. In der Bundesrepublik sind ca. 10 % der Kinder und 5 % der Erwachsenen betroffen. Im Kindesalter stellt Asthma eine der häufigsten chronischen Erkrankungen überhaupt dar. Genetische Faktoren und Umwelteinflüsse haben einen wesentlichen Einfluss auf die Manifestation der Erkrankung. Weltweit ist ein Trend zur Zunahme der Prävalenz des Asthma bronchiale beobachtet worden.

Trotz der in den letzten 15 Jahren deutlich verbesserten Diagnostik und Therapie sterben in Deutschland noch fast 4000 Menschen pro Jahr an Asthma. Damit ist die Mortalität in Deutschland verglichen mit den anderen europäischen Ländern immer

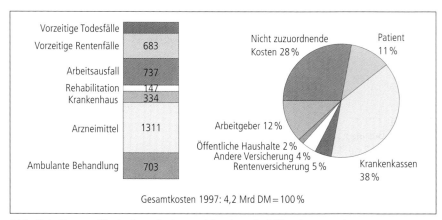

Abb. 2.1: Kosten für Asthma in Deutschland. Aufschlüsselung nach Kostenarten und Kostenträgern

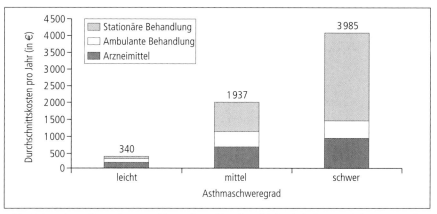

Abb. 2.2: Behandlungskosten für Asthmatiker in Abhängigkeit vom Schweregrad der Erkrankung

noch relativ hoch. Experten sehen die Gründe in einer Unterschätzung des Schweregrades der Erkrankung durch den Patienten und auch durch den Arzt sowie in einer Progredienz des Asthma im Laufe der Jahre.

Ein weiteres ernsthaftes Problem ist der Umgang der Patienten mit ihrer Medikation. Es ist die einhellige Expertenmeinung, dass ein großer Teil der asthmabedingten Todesfälle durch verbesserte Compliance vermieden werden könnte.

Die Kosten für Asthma in Deutschland sind beträchtlich: 1997 betrugen die Gesamtaufwendungen für Asthma 4,2 Mrd. DM. Die Aufschlüsselung nach Kostenarten und Kostenträger ist in Abbildung 2.1 dargestellt.

Im Durchschnitt belaufen sich die Gesamtkosten pro Asthmatiker und Jahr auf € 500,– bei einer geschätzten Zahl von 4 Mio. Asthmatikern in unserem Lande. Die Behandlungskosten hängen aber im erheblichen Maße vom Schweregrad der Erkrankung ab. So kostet die Behandlung eines Patienten mit schwerem Asthma ein Vielfaches der Behandlung des Patienten mit leichtem bis moderatem Asthma (siehe Abb. 2.2).

Die Einteilung des Asthma-Schweregrades nach der erforderlichen Therapie zeigt, dass ca. 75 % der Patienten eine leichte Verlaufsform haben, d. h. bedarfsweise Anwendung von Bronchodilatatoren. Nur 33 % davon (~ 1 Millionen Patienten) sind in ärztlicher Behandlung. Ca. 20 % der Patienten haben ein mittelschweres Asthma, d. h. regelmäßige Anwendung von Bronchodilatatoren und antientzündlichen Medikamenten und ca. 5 % eine schwere Verlaufsform, mit zusätzlicher Behandlung mit oralen Corticoiden.

2.2   Arzneimittelversorgung und Compliance

Ein wichtiger Kostenfaktor ist die Progredienz des Asthma bedingt durch eine ungenügende oder fehlende Behandlung der Erkrankten. Diese ist zum einen auf eine
niedrige Compliance der Patienten, aber auch auf eine nicht adäquate Therapie zurückzuführen. Veränderungen im Medikationsverhalten der Asthma-Patienten wie
z. B. Einflussnahme auf die Cortisonangst durch die Pharmazeutische Betreuung
konnten schnell deutliche, ökonomisch relevante Ergebnisse zeigen.

Compliance

Der Begriff Compliance beinhaltet heute nicht mehr das passive Befolgen des medizinischen Rats, sondern eine Kooperation zwischen Arzt und Patient, die auf einer
vertrauensvollen Basis gründet. Der Patient trägt Mitverantwortung an der Planung
und Realisierung der Behandlungsmaßnahmen.
Die Realität sieht aber anders aus. Oft verändert der Patient eigenmächtig die Thera-
pieanweisungen oder ignoriert sie ganz. Die Compliance-Forschung zeigt gerade bei
chronischen Erkrankungen mit unregelmäßigen Verläufen wie Asthma erschre-
ckende Ergebnisse. Die Bereitschaft der Patienten die Medikamente anzuwenden,
aber auch die Fähigkeit und Routine im richtigen Umgang mit den rezeptierten Arzneimitteln ist sehr schlecht. Untersuchungen mit Asthma-Patienten sprechen von
einer Medikamenten-Compliance zwischen 20 und 80 %. Amerikanischen Daten
zufolge werden nur 50 % der in der Apotheke erhaltenen Arzneimittel auch angewendet.

Non-Compliance

In der Therapie des Asthma bronchiale zeigt sich ein besonderes Compliance-Pro-
blem: die Angst vor der Anwendung von Corticoiden (Cortisonangst). Der Stellenwert der inhalativen Corticoide in der Therapie ist hoch. Ein erheblicher Teil der
Patienten löst aber die Rezepte nicht ein oder hält sich nicht an die Dosierungsanga-
ben.
Die Folgen für den Patienten sind fatal und für das Gesundheitssystem kostenträch-
tig. Einerseits ist eine kurzfristige Verschlimmerung der Krankheit zu befürchten.
Andererseits ergibt sich langfristig eine schlechtere Prognose für den Patienten. Die
Zunahme des Asthma-Progredienz erhöht die Gefahr von Komplikationen. Notfallsi-
tuationen mit stationärer Einweisung oder gar eine erhöhte Mortalität sind die Folge.
Beispiele für die Non-Compliance in der Arzneimitteltherapie sind:

- Angst vor Nebenwirkungen und Wechselwirkungen (z. B. Cortisonangst),
- eigenmächtige Komedikation,
- eigenmächtige Über- oder Unterdosierung der verordneten Medikamente,

- Unterschätzung der Krankheitssituation,
- falsche Einschätzung des Therapieerfolges durch die Medikation,
- Überforderung der Patienten durch komplexen Therapieplan,
- Verwechslung verordneter Arzneimittel,
- Rezepte werden in der Apotheke nicht eingelöst.

Eine fehlende Compliance ist für einen behandelnden Arzt meist ebenso schwer zu erkennen wie andere arzneimittelbezogene Probleme. Patienten äußern sich oft nicht eindeutig über ihre Medikamenten-Einnahme oder ihnen sind Verbesserungsmöglichkeiten nicht bewusst.
Die Ursachen dafür können vielfältig sein:

- Zeitmangel des Arztes in der Sprechstunde,
- fehlendes Selbstbewusstsein des Patienten gegenüber dem Arzt,
- Wissensdefizite, Angst und Vorurteile beim Patienten.

Mit umfangreichen Patientenschulungsprogrammen wird eine Problemlösung von ärztlicher Seite schon erfolgreich versucht.

2.3 Optimierung der Arzneimitteltherapie – Beitrag der Apotheke

Da Asthmatherapie komplex ist und durch die unregelmäßigen Verläufe der Erkrankung für den Patienten schwer einzuschätzen, ist ein gutes Selbstmanagement des Patienten notwendig für den Therapieerfolg.
Mit der Pharmazeutischen Betreuung können Apotheker die Arzneimitteltherapie des Asthma-Patienten verbessern.
Probleme bei der komplexen Anwendung und Handhabung der Medikamente müssen wiederholt gemeinsam besprochen sowie eingeübt werden. Durch Zusammenarbeit und aufeinander abgestimmte Informationen von Arzt und Apotheker kann das Vertrauen des Patienten in seine individuelle Therapie gestärkt werden. Die Motivation und Kenntnis des Patienten verbessern, eigenverantwortlich seine Erkrankung gerade in kritischen Situationen zu managen, ist eine immer wiederkehrende Aufgabe.
Vorteile der Pharmazeutischen Betreuung für den Asthma-Patienten in der Apotheke:

- leicht erreichbar und ansprechbar,
- keine Wartezeiten, kaum Voranmeldungen,
- entspannte Atmosphäre erleichtert die Kommunikation,
- Informationsdefizite oder Unklarheiten des Patienten können abgebaut werden, die er aus Angst oder Unsicherheit dem Arzt gegenüber nicht geäußert hat,
- verbesserte Arzneimitteltherapie.

2.4 Pro und Contra Pharmazeutische Betreuung

Die Partner im Gesundheitswesen können vom Konzept der Pharmazeutischen Betreuung profitieren. Studien wie die Hamburger Asthma-Studie haben den Nutzen der Beteiligten gezeigt. Trotzdem gibt es Vorbehalte auf vielen Seiten.

Sicht des Arztes

Ziel des Arztes ist eine erfolgreiche Therapie. Die Pharmazeutische Betreuung fördert das Therapieergebnis des Patienten und verbessert die Arzneimittelsicherheit. Beides steigert die Zufriedenheit „seines" Patienten. Im Rahmen einer Ökonomisierung seiner Arbeit kann der Arzt Interesse an einer intensiveren Zusammenarbeit mit dem Apotheker im Sinne einer Arbeitsteilung haben. Problematische Aspekte können sein:

- Vordergründig könnte mancher Arzt seine Behandlungskonzepte durch den Apotheker überprüft sehen. Ein informierter Patient hinterfragt die Therapie eher oder wechselt eventuell auch den Arzt.
- Skeptisch sind Ärzte oft gegenüber Früherkennungsmaßnahmen, die als eine Konkurrenzleistung gesehen werden.
- Manchmal wird von ärztlicher Seite unterstellt, dass viele Apotheker auf ihre Aufgabe als Betreuer nicht ausreichend vorbereitet sind. Kompetenz, Professionalität, Qualität und Kooperationsbereitschaft der Apotheker sind Voraussetzung für die Akzeptanz der Pharmazeutischen Betreuung.

Diese negativen Aspekte können die Chancen einer partnerschaftlichen Zusammenarbeit überschatten.

Sicht der Krankenkassen

- Die Vorbehalte der Krankenkassen: Die Pharmazeutische Betreuung könne nur in integrierten Versorgungssystemen zu einer realen Kostensenkung beitragen.
- Befürchtungen der Krankenkassen, dass Apotheker für diese Leistung ein Honorar für ihre Leistung einfordern werden, führen zu Zurückhaltung.
  Gleichzeitig scheint aber Konsens zu bestehen, dass mittelfristig kein Weg an der Verbesserung der Arzneitherapie durch Pharmazeutische Betreuung vorbeigehen kann.

Sicht der Pharmazeutischen Industrie

Die Pharmazeutische Industrie hat ein Interesse an dem optimalen Einsatz ihrer Arzneimittel:

- Gerade innovative Arzneimittel der forschenden Arzneimittelhersteller und die dazugehörigen Applikationssysteme sind oft stark erklärungsbedürftig.
- Immer selbstbewusstere Patienten benötigen zuverlässige Informationen über innovative Arzneimittel von Fachleuten.
- Die Apotheker sind für Patienten leicht erreichbar und ansprechbar. Sie haben den direkten Kontakt und persönlichen Zugang zum Patienten bei der Abgabe des Medikamentes.
- Der Apotheker kann Informationsdefizite und Unklarheiten des Patienten sehr gut erkennen und Lösungen anbieten.
- Wie auch die Krankenkassen befürchtet die Pharmazeutische Industrie zusätzliche Sparzwänge durch eine mögliche Honorierung der Pharmazeutischen Betreuung.

Sicht der Patienten

Für den Patienten hat die Pharmazeutische Betreuung einige Vorteile:

- Patienten können durch diese neue Dienstleistung eine verbesserte Versorgung, ein optimiertes Therapieergebnis und eine höhere Lebensqualität erwarten.
- Ihr Wissen und Verständnis für ihre Erkrankung vertieft sich.
- Durch abgestimmte Informationen von Arzt und Apotheker verstärkt sich das Vertrauen in die Arzneimitteltherapie. Gleich von zwei Seiten Unterstützung zur Durchführung von Maßnahmen zu erhalten, motiviert Patienten deutlich.
- Richtig betreute Patienten müssen seltener ins Krankenhaus eingewiesen werden und fehlen nicht so häufig am Arbeitsplatz.

Auch wenn das Stichwort vom „gläsernen Patienten" manchmal als Gegenargument ins Feld geführt wird, ist es einfach, Patienten für die Pharmazeutische Betreuung zu gewinnen, wenn ihnen die ungleich größeren Vorteile verständlich gemacht werden konnten. Die wenigsten Patienten kennen bisher die Möglichkeit die Therapie zu optimieren und sind aufgeschlossen, wenn sie einen deutlichen persönlichen Nutzen erkennen. Dann sind sie auch bereit einen höheren Zeitaufwand in Kauf zu nehmen.

Sicht der Apotheker

Ideelle Aspekte:

- Mit dem Konzept der Pharmazeutischen Betreuung hat der Apotheker die Chance einer Neuorientierung. Pharmazeutische Betreuung erweitert den Aufgaben- und Kompetenzbereich des Apothekers von der Herstellung, Prüfung und Abgabe von Arzneimitteln hin zu mehr Verantwortung für den Patienten und seine Arzneimitteltherapie.
- Mitverantwortung in der Arzneimitteltherapie bietet neue Herausforderungen.

▓ Im Zuge der starken Ausweitung des OTC-Marktes und einer immer stärkeren Spezialisierung der Ärzte wird die Notwendigkeit deutlicher, sich der arzneimittel-bezogenen Probleme der Patienten anzunehmen.

Ökonomische Aspekte:

▓ Pharmazeutische Betreuung ist eine Investition von Zeit und Geld in fachliche Kompetenz und Ausstattung.

▓ Das Konzept hat Einfluss auf die Kundenbindung der betreuten Patienten.

▓ Eine individuell höhere Berufszufriedenheit und Motivation der Mitarbeiter kann entstehen.

Trotz aller vielversprechender Ansätze ist die Pharmazeutische Betreuung im Apothekenalltag bisher nicht die Regel und wird auch innerhalb des Berufsstandes immer wieder kontrovers diskutiert. Wichtig für die Zukunft der Apotheke ist die Frage: Wie unentbehrlich sind Apotheker im Gesundheitssystem? Wenn sich die Rolle des Apothekers auf die rein logistische Leistung der Verteilung von Arzneimitteln beschränkt, stehen andere bereit, um die Distribution zu übernehmen.

Unter den genannten Aspekten betrachtet, ist die Pharmazeutische Betreuung eine große Chance für die Apotheke. Veränderungen bringen Bewegung, fordern Engagement, setzen Kräfte frei und fördern kreative Lösungen. Pharmazeutische Betreuung ist eine Herausforderung, die genutzt werden sollte.

Literatur

Berg, Ch., Ganzer, B. M., Stieve, G. (1994): Phamaceutical Care – Professionelles Angebot an die Gesellschaft. Pharm. Ztg. 139, 3454–3462

Braun, R (1995): Phamaceutical Care – Was ist das?. Pharm. Ztg. 140, 2438–2439 und Dt. Ärzteblatt 92, 27, C 1218–1219

Braun, R, Schaefer, M (1995): Software für die Pharmazeutische Betreuung. Pharm. Ztg. 143, 3458–3464 und Dt. Ärzteblatt 92, 27, C 1218–1219

Ditzel, P., Hof, S. (1994): Pharmaceutical Care – Jetzt geht's los. Dtsch. Apoth. Ztg. 134, 3905–3920

Framm, J., Verheyen, F., Schulz, M (1998): Pharmazeutische Betreuung – Der praktische Einstieg. Pharm. Ztg. 143, 1844–1845

Gensthaler, B. M. (1996): Pharmaceutical Care in der Praxis. Pharm. Ztg. 141, 4490–4491

Hagedorn, M., Schulz, M. (2000): Pharmaceutical Care – Grundlagen und Aufgaben der Pharmazeutischen Betreuung. In: Gebler, H., Kindl, G./Hrsg., Pharmazie für die Praxis. 4. Auflage Deutscher Apotheker Verlag, Stuttgart

Hepler, C. D., Strand, L.M., Derendorf, H. (1990): Der Apotheker und die Arzneimittelversorgung – Zukunftschancen und Verantwortung. Pharm. Ztg. 135, 3087–3092

Jacob, J. (1997): Pharmazeutische Betreuung – Ja aber wie? Pharm. Ztg. 142, 791–792

Konietzko, N., Fabel, H. (2000): Weißbuch Lunge 2000. Thieme, Stuttgart

Lennecke, K. (1998): Klinische Pharmazie, 6. Folge: Pharmazeutische Betreuung. Dtsch. Apoth. Ztg. 138, 3143–3147

Van Mil, J.W. F., Müller-Jaeger, A., Schaefer, M., Tromp TH. F. J. (1997): Pharmazeutische Betreuung – Erfahrungen in den Niederlanden. Pharm. Ztg. 142, 2069–2074

Van Mil, J. W. F., Schaefer, M., Verheyen, F., Schulz, M. (2001): Arzneimittelbezogene Probleme in der öffentlichen Apotheke. Pharm. Ztg. 16, 2001

Morck, H. (1996): Ergebnisse der TOM-Studie vorgestellt. Pharm. Ztg. 141,3889–3892

Muehlbauer, K., Skwara, S., Menz, G. und Schulz, M. (1997): Strukturierte Betreuung von Asthmapatienten. Pharm. Ztg. 142, 2713–2718

Muehlbauer, K., Skwara, S., Menz, G. und Schulz, M. (1997): Strukturierte Betreuung von Asthmapatienten (2). Pharm. Ztg. 142, 2804

Muehlig, St., Schulz, M., Stahl, A., Petermann, F., Bergmann, K.-Ch. (1997): Pharmaceutical Care – Eine neue Form der Patientenschulung durch den Apotheker. In: Petermann, F. (Hrsg): Patientenschulung und -beratung. Ein Lehrbuch. 2. Auflage. Hogrefe, Göttingen.

Mueller-Jaeger, A., Schaefer, M. (1996): Pharmaceutical Care in der Praxis – Startschuss für Pilotprojekt in Berlin. Pharm. Ztg. 141, 2739–2748

Mueller-Jaeger, A. (1997): Erkennen, wie uns andere sehen. Pharm. Ztg. 142, 527–531

N, N. (1997): 2. ABDA-Symposium Pharmaceutical Care. Pharm. Ztg. Sonderheft 2. ABDA-Symposium 22. November 1997, S.1–30

N, N. (1998): 3. ABDA-Symposium Pharmaceutical Care. Pharm. Ztg. Sonderheft 3. ABDA-Symposium 20. November 1998, S.1–63

N, N. (1999): Pharmazeutische Betreuung – Erfahrungen, Diskussionen und Resonanzen. Pharm. Ztg. 144, 16, 1295 – 1297

N, N. (1999): Pharmazeutische Betreuung. Supplement der Pharmazeutischen Zeitung 144

N, N. (1999): Asthmastudie belegt Effezienz der Pharmazeutischen Betreuung. Pharm. Ztg. 144, 2877–2881

Ruecker, D. (1999): Gesundheitsökonomie – Angebot an Ärzte und Krankenkassen. Pharm. Ztg. 144, 1940

Schaefer, M. (1993): Sozialpharmazie – Wissenschaft oder schmückendes Beiwerk?. Dtsch. Apoth. Ztg. 133, 2271–2274

Schaefer, M. (1994): Sind die Apotheken noch zu retten?. Dtsch. Apoth. Ztg. 134, 4772–4774

Schaefer, M. (1995): Erfassung von arzneimittelbezogenen Problemen in der Apotheke. Dtsch. Apoth. Ztg. 135, 3019–3027

Schaefer, M. (1996): Phamaceutical Care auf dem Weg in die Apotheke. Pharm. Ztg. 141, 785–793

Schaefer, M. (1996): Die Apotheke und Disease Management. Pharm. Ztg. 141, 3440–3446

Schaefer, M., Müller-Jaeger, A., Belgardt, Ch. (1996): Berlin startet bundesweit erste Studie. Pharm. Ztg. 141, 3026–3027

Schaefer, M., Belgardt, Ch. (1996): Bundesweite Umfrage liefert Daten und Fakten. Pharm. Ztg. 141, 4758–4764

Schaefer, M., Kahmen, U. (1997): Pilotstudie: Pharmaceutical Care für Diabetes-Patienten. Pharm. Ztg. 142, 2288–2289

Schaefer, M. (1997): Pharmaceutical Care und Datenmanagement. Pharm. Ztg. 142, 3519–3526

Schaefer, M. (1998): Aufruf zur Mitarbeit bei der Datenerfassung. Pharm. Ztg. 143, 1356/26, 1358/28,127

Schaefer, M., Schulte van Werde, M., Bahri, P. (1999): Qualitätsmanagement und Pharmazeutische Betreuung. Pharm. Ztg. 144, 1376–1381

Schaefer, M., Schulte van Werde, M. (1999): Pharmazeutische Betreuung und QMS. Dtsch. Apoth. Ztg. 139, 2803–2807

Schulz, M. (1997): Pharmaceutical Care – Beratung und Betreuung des Asthma-Patienten durch den Apotheker. In: BDA (Hrsg.): Asthma-Manual. Kybermed. Emsdetten, S: 185–193

Schulz, M., Morck, H. und Braun, R. (1994): Pharmaceutical Care: Eine Kurzeinführung. Pharm. Ztg. 139, 2686–2689

Schulz, M., Mühlbauer, K., Verheyen, F. (1998): Compliance und Asthma – Probleme und Beiträge aus Sicht des Apothekers. In: Petermann, F. (Hrsg.): Compliance und Selbstmanagement, S. 283–290. Hogrefe, Göttingen

Schulz, M., Braun, R. (1999): Pharmazeutischen Betreuung und Optimierung der Arzneimittelanwendung. In: Teltower Kreis (Hrsg.): Gesundheitsökonomie. Die Bedeutung von Arzneimitteln für Arbeit, Soziales und Gesundheit. Einhorn-Presse Verlag, Reinbek S 39–46

Schulz, M., Petermann, F., Bergmann, K.-Ch. (1999): Pharmazeutische Betreuung des Asthma-Patienten – Ergebnisse der Hamburger Asthma-Studie. Pharm. Ztg. 144, 2877–2881 und 2900–2901

Verheyen, F., Mühlbauer, K., Schulz, M. (1997): Pharmazeutische Betreuung in Deutschland. Pharm. Ztg. 142, 3662–3666

Westerlund, T. (1997): Kommunikation verbessert Arzneitherapie. Pharm. Ztg. 142, 4586–4590

Winterstein, A. (1999): Pharmaceutical Care – Grundlagen und Methoden zur Nutzenevaluation. Dissertation, Humboldt Universität, Berlin

3 Klinik des Asthma bronchiale

3.1 Definition

Nach der gemeinsamen Definiton des American College of Chest Physicans (ACCP) und der American Thoracic Society (ATS) von 1975 – ist **Asthma**

„eine Erkrankung, die durch eine verstärkte Empfindlichkeit der Atemwege auf verschiedene Reize charakterisiert ist. Sie äußert sich in einer Verlangsamung der forcierten Expiration, deren Ausmaß (Schweregrad) sich entweder spontan oder als Folge von therapeutischen Maßnahmen ändert."

Der Begriff Asthma stammt aus dem Griechischen und bedeutet Keuchen, also sinngemäß „Atemnot". Früher unterschied man neben Asthma bronchiale, Atemnot aufgrund einer Ursache in den Atemwegen, den Bronchien, auch eine Atemnot infolge von Herzerkrankungen, das so genannte Asthma cardiale. Heute spricht man in diesem letzten Fall von der zugrunde liegenden Herzerkrankung selbst, in der Regel einer akuten oder chronischen Herzinsuffizienz. Der Begriff Asthma steht somit heute ohne Zusatz nur noch für die Erkrankung der Bronchien. Asthma gehört zu den obstruktiven Atemwegserkrankungen, bei denen – bildhaft gesprochen – die Atemwege durch ein Strombahnhindernis eingeengt bzw. blockiert werden. Am offensichtlichsten wird dies bei den **akuten obstruktiven Atemwegserkrankungen** deutlich, bei denen z. B. ein verschluckter Gegenstand die Atemwege mechanisch verlegt. Zu dieser mechanischen Obstruktion gehören aber auch Verlegungen der Atemwege durch Tumoren oder Metastasen. Bei den **chronisch obstruktiven Atemwegserkrankungen** besteht die Verlegung der Atemwege über einen längeren Zeitraum, der Krankheitsverlauf kann sich über Jahrzehnte hinziehen.

3.2 Begriffsbestimmungen

Chronisch-obstruktive Atemwegserkrankungen

Zu den chronisch-obstruktiven Atemwegserkrankungen gehört das Asthma, die chronische Bronchitis und das Emphysem. Gemäß Abbildung 3.1 bestehen zwischen allen drei Krankheiten fließende Übergänge. Insbesondere ein reines Asthma bzw. eine reine chronische Bronchitis sind eher selten. Gemäß der oben zitierten Definition des Asthma tritt die Atemnot bei dieser Erkrankung akut, in der reinen Lehr-

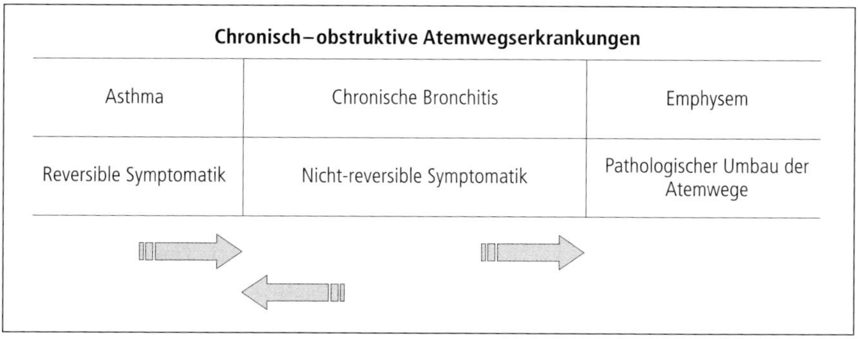

Chronisch–obstruktive Atemwegserkrankungen		
Asthma	Chronische Bronchitis	Emphysem
Reversible Symptomatik	Nicht-reversible Symptomatik	Pathologischer Umbau der Atemwege

Abb. 3.1: Einteilung der chronisch-obstruktiven Atemwegserkrankungen

buchform aus einem Zustand völliger Gesundheit heraus auf. Bei der chronischen Bronchitis, deren Ursache in den allermeisten Fällen das Rauchen ist, besteht eine dauerhafte, im Laufe der Zeit bei fortgesetztem Rauchen langsam sich verschlechternde Einschränkung der Lungenfunktion, die durch Medikamente nicht mehr reversibel ist. Auf diesen Zustand können sich beim chronischen Bronchitiker auch akute Asthmaanfälle aufsetzen.

Bronchospasmolysetest

Der Bronchospasmolysetest, bei dem die Lungenfunktion vor und nach Applikation eines inhalativen Bronchodilatators bestimmt wird (siehe Fallbeispiel 1), ermöglicht anhand des Ausmaßes der medikamentös induzierten Beschwerdebesserung eine mathematische Angabe darüber, ob im vorliegenden Falle eher ein Asthma oder eher eine chronische Bronchitis vorliegt. Beim Asthma sollte der pathologische Lungenfunktionswert vollständig normalisierbar sein.

Fallbeispiel 1: *Beispiel der Lungenfunktionsmessung mit Bronchospasmolysetest bei einem Patienten mit mäßig-reversibler Obstruktion*

Das Ausmaß der medikamenteninduzierten Reversibilität ergibt sich aus der äußerst rechten Spalte, die mit **Nach/Vor** überschrieben ist. In ihr ist der Lungenfunktionswert 10 Minuten **nach** Inhalation eines Bronchodilatators durch den Wert **vor** Inhalation dividiert und als Prozent des Vorbehandlungswertes aufgetragen.
Die linke Spalte, überschrieben mit **Soll**, gibt den individuellen, nach Geschlecht, Alter, Körpergröße und Körpergewicht des Patienten ermittelten Sollwert wieder.

Die beiden Spalten % **Ist/S** geben die prozentuale Abweichung des Messwertes von diesem individuellen Normwert wieder.

Klinik des Asthma bronchiale

Eine obstruktive Atemwegserkrankung wird anhand der Atemwegswiderstände Resistance **R** bzw. spezifische Resistance **SR** sowie der durch den Atemfluss charakterisierten Messgrößen **FEV₁** (in der ersten Sekunde forciert ausgeatmetes Volumen), maximale Atemstromstärke **PEF**, maximale Atemstromstärke bei 50 % der Vitalkapazität **MEF₅₀** und maximale Atemstromstärke bei 25 % der Vitalkapazität **MEF₂₅** beurteilt.
Die übrigen Werte geben die während des Atmens bewegten Lungenvolumina wieder, z. B. die inspiratorische Vitalkapazität **VC$_{in}$** als das Volumen, das nach maximaler Exspiration maximal eingeatmet werden kann. Diese Werte werden für die Diagnostik der so genannten restriktiven Lungenerkrankungen herangezogen, die im Gegensatz zu den obstruktiven Atemwegserkrankungen Parenchymerkrankungen der Lunge sind.

		Soll	Vor	% Ist/S	Nach	% Ist/S	% Nach/Vor
R$_{tot}$	[kPa x s/l]	0,300	1,12	374,9	0,521	173,6	46,3
SR$_{tot}$	[kPa x s]	0,804	5,01	623,6	2,12	264,2	42,4
VC$_{in}$	[l]	3,05	2,44	80,1	3,28	107,7	134,5
FVC	[l]	2,96	2,51	84,8	3,27	110,6	130,4
FEV₁	[l]	2,52	1,40	55,5	2,04	80,8	145,7
FEV₁ %VC $_{In}$	[%]	79,4	57,4	72,3	62,2	78,3	108,3
PEF	[l/s]	6,27	3,15	50,2	3,78	60,3	120,0
MEF₅₀	[l/s]	3,85	0,850	22,1	1,32	34,3	155,3
MEF₂₅	[l/s]	1,54	0,290	18,9	0,360	23,4	124,1
ITGV	[l]	2,68	4,00	149,2	3,68	137,5	92,2
ITGV % TLC	[%]	54,7	62,5	114,3	55,6	101,7	88,9
TLC	[l]	4,90	6,40	130,5	6,63	135,2	103,6
VC$_{in}$	[l]	3,05	2,76	90,5	3,21	105,3	116,4
ERV	[l]	0,932	0,357	38,3	0,262	28,1	73,4
RV	[l]	1,75	3,64	208,3	3,42	195,8	94,0
RV % TLC	[%]	36,3	56,9	156,8	51,6	142,2	90,7

(Rows R$_{tot}$ through RV % TLC grouped under *Obstruktion*; TLC through RV % TLC grouped under *Restriktion*.)

Variablen der Lungenfunktionsmessung

ERV: Exspiratorisches Reservevolumen; FEV₁: forciert in der ersten Sekunde ausgeatmetes Volumen; FEV₁ %VC$_{In}$: forciert in der ersten Sekunde ausgeatmetes Volumen ausgedrückt als prozentualer Teil der inspiratorischen Vitalkapazität; FVC: Vitalkapazität bei forcierter Atmung; ITGV: intrathorakales Gasvolumen; ITGV % TLC: intrathorakales Gasvolumen ausgedrückt als prozentualer Teil der totalen Lungenkapazität; MEF₇₅, MEF₅₀, MEF₂₅: maximaler exspiratorischer Fluss bei 50, 25 % der Vitalkapazität; PEF: max. Atemstromstärke (engl. peak expiratory flow); R: Resistance; RV: Residualvolumen; RV % TLC: Residualvolumen ausgedrückt als prozentualer Teil der totalen Lungenkapazität; SR: spezifische Resistance; TLC: totale Lungenkapazität; VC: Vitalkapazität; VC$_{in}$: inspiratorische Vitalkapazität.

Emphysem

Beide chronisch-obstruktiven Atemwegserkrankungen können nach jahrelangem Krankheitsverlauf in ein Emphysem übergehen, bei dem es zu einem pathologischen Umbau der Atemwege gekommen ist. Die Obstruktion kommt dadurch zustande, dass die Atemwege wegen der nachgelassenen Elastizität des Lungengewebes beim Ausatmen kollabieren und so die Ausatemstrombahn einengen oder gar verlegen. Die eingeatmete Luft wird somit in den Alveolen gewissermaßen gefangen, es kommt zu der für das Emphysem typischen Überblähung der Alveolen („Emphysemblasen"), die sich auch äußerlich bereits an dem ausgedehnten Brustraum des Patienten bemerkbar macht. Die Atemnot des Emphysemathikers ist durch medikamentöse Behandlung nicht mehr angehbar.

3.3   Krankheitsbild

Asthma ist durch eine anfallartig auftretende, akute Atemnot charakterisiert. Diesen Anfällen kann ein unstillbarer, trockener Reizhusten vorausgehen, d. h. die Patienten können sich in ihre Atemnot „hineinhusten". Häufig ist aber auch der Reizhusten alleine, ohne subjektiv empfundene Atemnot das einzige Symptom einer sich gerade entwickelnden Asthmaerkrankung.
Ein Asthmaanfall kann sich in der reinen Form aus einem Zustand völliger Gesundheit binnen weniger Sekunden bis Minuten zu einer dramatischen, im Zweifelsfall lebensbedrohlichen Atemnot entwickeln.

3.3.1 Asthmaanfall

Während eines Asthmaanfalls spüren die Patienten eine Enge in der Brust. In der Regel ist vor allen Dingen das Ausatmen gegen den erhöhten Widerstand in den Atemwegen erschwert, sodass die Ausatemzeit verlängert wird und die Luft im Brustraum (das sog. intrathorakale Gasvolumen) zunimmt. Es kommt zu einer, auch röntgenologisch sichtbaren Überblähung der Lungen. Ein charakteristisches ziehendes Atemgeräusch ist hörbar. Beim Abhören mit dem Stethoskop ist über den Lungen ein charakteristisches „Giemen" und „Brummen" zu hören, das den Eindruck eines gewaltigen Aufruhrs in den Lungen vermittelt. Während der Anfälle tritt aus der Schleimhaut ein sehr zähes Sekret aus, das von den Patienten nur mit Mühe abgehustet werden kann, Dyskrinie genannt. Nicht selten findet der Pathologe bei Patienten, die im akuten Asthmaanfall versterben, die Atemwege durch dieses zähes Sputum richtiggehend ausgegossen.

3.3.2 Hyperreagibilität

Charakteristisch für das Asthma ist die sog. **Hyperreagibilität** der Atemwege. Hierunter versteht man eine Überempfindlichkeit der Atemwege auf alle möglichen inhalativen Reize wie z. B. kalte Luft (siehe Kap. 3.4.2). Diese Hyperreagibilität der Atemwege ist diagnostisch durch Inhalation von Histamin oder Parasympathomimetika wie Acetylcholin, Carbachol oder Metacholin auslös- und nachweisbar. Im realen Leben des Asthmatikers können durch all diese Umstände bzw. Chemikalien akut Asthmaanfälle ausgelöst werden.

3.3.3 Nächtliches Asthma

Typisch für das Asthma ist, dass die Patienten vor allen Dingen in der zweiten Nachthälfte Probleme haben, man spricht dann vom sog. nächtlichen Asthma. Es gibt viele Statistiken darüber, wie viele Patienten wohl unter dem nächtlichen Asthma leiden. Die angegebenen Zahlen hängen jedoch sehr stark davon ab, mit welcher Frage während der Anamneseerhebung dieser Aspekt der Erkrankung abgefragt wird. Wird nach dem unstillbaren Reizhusten gefragt, so können diese nächtlichen Beschwerden geradezu als ein Frühsymptom der Asthmaerkrankung dienen. Da die Patieten auch starke Einschränkungen der Lungenfunktion subjektiv noch sehr gut tolerieren, wird „Atemnot in der zweiten Nachthälfte" sicherlich von sehr viel weniger Patienten angegeben werden.

3.4 Ursachen des Asthma bronchiale

Asthma kann eine Vielzahl von Ursachen haben (siehe Tab. 3.1). Prinzipiell unterscheidet man zwischen extrinsischem Asthma, bei dem die Ursache außerhalb des Körpers liegt, und intrinsischem Asthma. Großer Wert wird heute darauf gelegt, dass Asthma eine entzündliche Erkrankung ist, die sich in der Schleimhaut der Atemwege abspielt. Insbesondere bei allergischen Ursachen finden sich in der Schleimhaut zahlreiche eosinophile Granulozyten, man spricht von einer eosinophilen Entzündung.

3.4.1 Intrinsisches Asthma

Intrinsisches Asthma ist diagnostisch von einer chronischen Bronchitis, die sich aus einem Asthma entwickelt hat, nicht zu unterscheiden. Gelegentlich wird es auch als „asthmatische oder asthmatoide Bronchitis" bezeichnet. Die Ursachen des intrinsischen Asthma sind weitgehend unbekannt.

Tab. 3.1: Ursachen des Asthma

Extrinsische Ursachen	
Allergie	Pollen
	Hausstaub
	Tierhaare
	Berufsallergene (z. B. Mehlstaub)
Virusinfekt	
Körperliche Belastung	
Psychische Belastungen	
Luftschadstoffe	Schwefeldioxid (SO_2)
	Stickstoffdioxid (NO_2)
	Ozon (O_3)
	Tabakrauch
	Scharfe Gerüche
	Ätherische Öle
	Kalte Luft
	Nebel
Entzündungsmediatoren	Histamin
	Leukotriene
	PAF (Plättchen-aktivierender Faktor)
Medikamente	Schmerz-, Rheumamittel
	β-Blocker
	Acetylcholin, Carbachol, Metacholin
	Codein, Morphin
Intrinsische Ursachen	
Unbekannt	

3.4.2 Extrinsisches Asthma

Allergie

Die häufigste Ursache von extrinsischem Asthma ist eine Allergie. Als Allergene kommen in erster Linie Aeroallergene, d. h. mit der Atemluft in den Körper eingedrungene Allergene wie Pollen, Hausstaub, Tierhaare oder Mehlstaub infrage. Es darf jedoch nicht übersehen werden, dass allergisches Asthma auch eine Reaktion auf Allergene sein kann, die die allergische Reaktion an anderen Stellen des Körpers auslösen. In diesem Zusammenhang sind insbesondere Nahrungsmittelallergene zu nennen. Das allergische Asthma gehört aber auch zum Symptomenkomplex des anaphylaktischen Schocks, der sich unter anderem nach Applikation von Medikamenten oder nach Insektenstichen ausbilden kann.

Viren

Eine weitere häufige Ursache für die Entwicklung eines Asthmas sind Virusinfekte. Der genaue Zusammenhang zwischen der Virusinfektion und dem Krankheitsbild ist bis auf den heutigen Tag noch nicht geklärt. Man beobachtet jedoch häufig, dass ein Virusinfekt der Atemwege am Beginn eines allergischen Asthmas stand, bzw. dass akute Virusinfekte die Beschwerden eines ansonsten gut eingestellten Asthmatikers dramatisch verschlechtern können.

Unspezifische Auslöser

Weitere Auslöser von Asthmaanfällen können körperliche oder psychische Belastungen sein, z. B. die regelhaft bei sportlicher Betätigung auftretende Atemnot (belastungsinduziertes Asthma).
Zu den physikalischen und chemischen Reizen, auf die das hyperreagible Bronchialsystem mit Atemnotanfällen reagiert, gehören:

- Luftschadstoffe (Schwefeldioxid, Stickstoffdioxid, Ozon),
- Tabakrauch,
- scharfe Gerüche (auch ätherische Öle),
- kalte Luft und Nebel,
- Agonisten parasympathischer Rezeptoren wie Acetylcholin, Carbachol und Metacholin sowie
- Entzündungsmediatoren wie Histamin, die Leukotriene und der Plättchen-aktivierende Faktor (PAF).

Diese Auslöser werden im Gegensatz zu den genau definierten Allergenen als unspezifische Auslöser bezeichnet. Sie reizen sog. irritierbare Rezeptoren, die den parasympathischen Tonus erhöhen und über den bronchialen Reflexbogen via efferente vagale Fasern eine Kontraktion der Bronchialmuskulatur herbeiführen. Diese irritierbaren Rezeptoren liegen normalerweise in der Tiefe der Bronchialschleimhaut und sind für die Reizstoffe nicht erreichbar. In der durch den Krankheitsprozess geschädigten Bronchialschleimhaut liegen diese Rezeptoren jedoch frei und können entsprechend leichter gereizt werden.

Medikamente

Eine weitere wichtige Gruppe von Asthmaauslösern sind Medikamente, die durch pseudoallergische, nicht durch das Immunsystem vermittelte Reaktionen, zu einer Atemwegsobstruktion führen können. Die gilt z. B. für β-Blocker. Sie blockieren die für die Erschlaffung der Bronchialmuskulatur wichtigen β-adrenergen Rezeptoren, die in den Atemwegen überwiegend zum Subtyp 2 gehören. Das heißt aber nicht, dasss die sog. kardioselektiven oder β_1-selektiven β-Blocker nicht auch eine Atemwegsobstruktion herbeiführen können. Bei ihnen mag das Risiko geringer sein, doch

ist bei entsprechend disponierten Personen immer mit dieser unerwünschten Arznei-
mittelreaktion zu rechnen.

Agonisten parasympathischer Rezeptoren wirken durch Stimulation des zweiten
Arms des vegetativen Systems des parasympathischen Tonus. Bronchokonstriktion
und eine gesteigerte Tätigkeit der Schleimdrüsen sind die Folge.

Bekannt geworden sind in diesem Zusammenhang auch Analgetika. Das durch sie
ausgelöste Asthma wird daher auch als „Salicylatasthma" oder besser „Analgetika-
Asthma" bezeichnet. Hierbei handelt es sich um eine Arzneimittelwirkung, die direkt
aus dem Wirkmechanismus dieser Substanzen abzuleiten ist. Analgetika vom Typ der
nicht-steroidalen Antiphlogistika blockieren im Arachidonsäurestoffwechsel den Abbau über das Enzym Cyclooxygenase zu Prostaglandinen, die unter anderem auch
bronchodilatatorisch wirksam sind. Die sich so im Stoffwechsel aufstauenden Ara-
chidonsäuremetabliten werden stattdessen verstärkt über den Stoffwechselweg der
Lipoxygenase metabolisiert, der zur Bildung der bronchokonstriktorisch wirkenden
Leukotriene führt. Wichtig ist, dass man sich das sog. Analgetikaasthma nicht nur als
akutes Krankheitsbild vorstellen darf. Häufiger sind dagegen vom Patienten gut
tolerierte Verschlechterungen der Lungenfunktionsvariablen im Sinne einer Obstruktion, die in den allermeisten Fällen jedoch wegen fehlender Beschwerden beim
Patienten nicht erfasst werden. Sie werden aber z. B. offenbar, wenn sich ein Patient
wegen einer anderen Lungenerkrankung einer Lungenfunktionsmessung unterzieht.
Bevor in diesen Fällen die Diagnose einer chronisch-obstruktiven Atemwegserkrankung gestellt wird, muss abgeklärt werden, ob die in der Lungenfunktion bemerkte
Obstruktion nicht durch unerwünschte Wirkungen von Medikamenten verursacht
worden ist.

Auf wieder einen anderen Mechanismus gehen Atemnotanfälle durch Opiate zurück: Codein, Morphin und andere Derivate gehören zu den Histamin-Liberatoren,
d. h. sie setzen direkt, also ohne Sensibilisierung, aus den Mastzellen Entzündungsmediatoren wie z. B. Histamin frei, die dann eine Bronchokonstriktion hervorrufen.

Literatur

Literatur zu Kapitel 3 siehe Seite 42.

4 Diagnose

4.1 Anamnese, körperliche Untersuchung, Röntgen

Anamnese

Zu den diagnostischen Maßnahmen bei Verdacht auf Asthma bronchiale gehört als zentraler Punkt die **Anamnese.** Möglichst genau ist von dem Patienten Art und Umstand seiner Beschwerden zu erfragen. Dabei sollte herausgefunden werden:

- ob es bereits früher zu ähnlicher Symptomatik gekommen ist,
- ob die Symptomatik bevorzugt zu bestimmten Tageszeiten auftritt,
- ob es voraussagbare Umstände gibt, unter denen Atemnot eintritt („Heuschnupfen"-verdächtige Jahreszeiten, Verzehr bestimmter Nahrungsmittel, kalte Luft, Nebel, körperliche Belastung oder sportliche Betätigung.
- Was für Medikamente (ganz allgemein) werden eingenommen?
- Gibt es in der Familie, bei Eltern und Geschwistern ähnliche Beschwerden?
- Tritt die Atemnot im Zusammenhang mit Erkältungserkrankungen auf?

Werden Zigaretten oder andere Tabakwaren geraucht? Jegliches Rauchen, egal in welchem Ausmaß, macht therapeutische Maßnahmen mehr oder weniger sinnlos.

Körperliche Untersuchung

Der Anamnese folgt die **körperliche Untersuchung.** Hierbei wird zunächst der Brustraum als Ganzes betrachtet und auf Zeichen einer Überblähung geachtet: tiefstehendes Zwerchfell, weite Rippenzwischenräume. Die Farbe der Lippen lässt eine Aussage darüber zu, ob das Blut schlecht mit Sauerstoff gesättigt ist (dunkle, violette Verfärbung). Anschließend wird der Brustkorb des Patienten abgeklopft: aus dem Klopfschall kann man Hinweise auf eine Überblähung erhalten. Des Weiteren kann durch diese Perkussion die Lage des Zwerchfells, die Verschieblichkeit des Zwerchfells und die Lungengrenzen bestimmt werden. Beim Abhören (der Auskultation) fällt das typische „Giemen" und „Brummen" auf.

Röntgen

Eine **Röntgenaufnahme des Brustkorbes** lässt die im Brustraum gefangene Luft sichtbar werden, erlaubt eine Beurteilung des Herzens und dient insbesondere aber auch dem Ausschluss von Tumorerkrankungen als Ursache für die Beschwerden.

4.2 Bestimmung der Lungenfunktion

Diagnostiziert wird Asthma anhand von Lungenfunktionsmessungen. Bei den Lungenfunktionsmessungen werden prinzipiell drei Gruppen von Variablen bestimmt:

- die beim Atmen bewegten Lungenvolumina (Spirometrie),
- die Kinetik der bewegten Lungenvolumina, d. h. die Geschwindigkeit mit der bestimmte Volumina aus- bzw. eingeatmet werden und
- die Widerstände in den Atemwegen, die beim Atmen zu überwinden sind.

Obstruktive Atemwegserkrankungen werden anhand der Widerstandsmessungen, der kinetischen Lungenfunktionsvariablen und des intrathorakalen Gasvolumens beurteilt, restriktive Lungenerkrankungen anhand der Lungenvolumina (siehe Fallbeispiel 1).

Spirometrie

Die beim Atmen bewegten Lungenvolumina sind in Abbildung 4.1 graphisch dargestellt. Bei normalem Atmen wird das Atemzugvolumen (AV) hin und her bewegt. Darüber hinaus kann mit willkürlicher Anstrengung mehr Volumen aus den Lungen ausgeatmet werden, das exspiratorische Reservevolumen (ERV). Auch inspiratorisch kann über das normale Atemzugvolumen hinaus mehr Luft eingeatmet werden, das

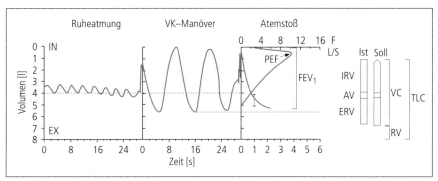

Abb. 4.1: Spirometrie (Erläuterung vgl. Text, Abkürzungen vgl. Text und Fallbeispiel 1 im Kap. 3.2)

sog. inspiratorische Reservevolumen (IRV). Inspiratorisches Reservevolumen, Atemzugvolumen und exspiratorisches Reservevolumen ergeben zusammen die sog. Vitalkapazität (VC). In jedem Fall verbleibt in der Lunge ein Luftvolumen, das auch unter Willensanstrengung nicht mobilisiert werden kann, das sog. Residualvolumen (RV). Es ergibt zusammen mit der Vitalkapazität die totale Lungenkapazität (TLC). Die Vitalkapazität kann sowohl aus der maximalen Ausatemstellung inspiratorisch (VC_{in}) als auch aus der max. Einatemstelle als exspiratorische Vitalkapazität (VC_{EX}) bestimmt werden, was zumindest theoretisch unterschiedliche Werte ergeben kann.

Die Kinetik der bewegten Lungenvolumina wird in einem forcierten Atemmanöver (Atemstoß) bestimmt. Hierzu wird der Patient aufgefordert, nach max. Inspiration so kräftig er kann auszuatmen. Zu Beginn dieser forcierten Exspiration ist die Atemstromstärke am höchsten, der gemessene Wert ist die maximale Atemstromstärke (englisch: peak expiratory flow, PEF). MEF_{75}, MEF_{50} und MEF_{25} sind die entsprechenden Werte (maximaler exspiratorischer Fluss bei 75, 50 und 25 % der Vitalkapazität). Mit dem gleichen Atemmanöver wird dann auch das Volumen bestimmt, das in der ersten Sekunde ausgeatmet werden kann (forciert in der ersten Sekunde exspiriertes Volumen, FEV_1).

Apparativer Aufwand

Die Bestimmung der beim Atmen bewegten Lungenvolumina und auch die Kinetik dieser Lungenvolumina ist mit einem Spirometer möglich, welches vielen Arztpraxen zur Verfügung steht. Die maximale Atemstromstärke PEF kann mit einfachen Plastikgeräten, sog. Peak-Flow-Metern bestimmt werden, die der Patient auch selber handhaben kann (siehe Kap. 12.1). Zur Messung der Widerstände in den Atemwegen, die beim Atmen zu überwinden sind, sind jedoch aufwendige Geräte notwendig, durch die der Patient vom umgebenden Luftdruck abgekoppelt werden kann. Diese Ganzkörperplethysmographen sind im Prinzip Klimakammern, in die der Patient hineingesetzt wird. Eine derartige Ausstattung findet sich in der Regel nur in der Praxis von Lungenfachärzten.

4.3   Allergiediagnostik

Wird eine allergische Ursache für die asthmatischen Beschwerden des Patienten vermutet, so muss das Allergen identifiziert werden. Die einzige kurative Maßnahme ist in diesem Falle die Allergenkarenz, d.h. die Vermeidung des Kontaktes zwischen Patient und Allergen. Dies wird nur in wenigen Fällen möglich sein, setzt aber die Identifizierung des symptomauslösenden Allergens voraus. Auch die De- bzw. Hyposensibilisierung, bei der die Empfindlichkeit des Patienten bei Allergenkontakten aufgehoben bzw. herabgesetzt wird, kann nur durchgeführt werden, wenn das Allergen bekannt ist. Bei der Vielzahl der infrage kommenden Allergene ist dies jedoch häufig die Suche nach der Nadel im Heuhaufen.

Aus diesem Grunde ist auch für die Allergiediagnostik eine genaue **Anamnese-erhebung** wichtigste Voraussetzung. Aus der Anamnese müssen Hinweise erhalten werden, die das infrage kommende Allergen auf einen möglichst kleinen Kreis ein-engen, z.B. das Auftreten von Atemnot immer dann, wenn bestimmte Haustiere in der Nähe sind.

Ist der Kreis, der in Frage kommenden Allergene möglichst klein, so können an-schließend mit gereinigten Allergenen **Hautteste** durchgeführt werden.

Prick-Test

Beim Prick-Test wird eine allergenhaltige Lösung auf die Haut aufgetragen und diese dann mit einer Lanzette durch den Flüssigkeitstropfen hindurch oberflächlich ange-ritzt. Bei positivem Testausgang bildet sich in den nächsten 10–15 Minuten eine rote, juckende Quaddel als Folge des an dieser Stelle durch das Allergen freigesetzten Histamins.

Antikörperbestimmung

Alternativ können in einer Blutuntersuchung die spezifisch gegen das zur Diskussion stehende Allergen gebildeten Immunglobulin E (IgE)-Antikörper, nachgewiesen wer-den. Diese Untersuchung wird **RAST-Bestimmung** genannt, die Abkürzung steht für Radio-Allergo-Sorbent-Test und bezeichnet das laborchemische Testverfahren zur Bestimmung spezifischer IgE-Antikörper. Früher wurde auch häufig die Gesamtkon-zentration der IgE-Antikörper im Blut bestimmt; ein Wert über 100 kU/l wurde als Hinweis für das Vorliegen einer allergischen Sensibilisierung gewertet, darunter als Normalbefund. Eine derartige Grenze unterscheidet jedoch nur eine Gruppe von Allergikern von einer Gruppe von Nichtallergikern. Im Einzelfall gibt es sowohl Aller-giker mit Werten unter 100 kU/l als auch Nichtallergiker, die Werte bis über 100 kU/l erreichen können.

Sowohl die Hauttests als auch die RAST-Bestimmungen weisen jedoch lediglich die Sensibilisierung des Patienten gegen das zur Diskussion stehende Allergen nach. Bei positivem Testausgang bedeutet dies, dass lediglich nachgewiesen wurde, dass der Patient IgE-Antikörper gegen das Allergen gebildet hat.

Provokationstest

Ob das Allergen aber auch tatsächlich für die Atemnot verantwortlich ist, kann nur in direkten Provokationstests nachgewiesen werden, bei denen der Patient in einem Ganzkörperplethysmographen das infrage kommende Allergen in niedriger Dosis inhaliert. Kommt es zu keinem Anstieg des Atemwegswiderstandes, wird die Aller-genkonzentration in der Einatemluft vorsichtig gesteigert. Wegen der ständigen Ge-fahr der Auslösung eines schweren Asthmaanfalls sind derartige Tests natürlich nicht unproblematisch und dürfen nur in einer Facharztpraxis unter ständiger Notfallbereitschaft durchgeführt werden.

Nachweis der bronchialen Hyperreagibilität

Neben diesen spezifischen Provokationstests werden zum Nachweis der Hyperreagibilität der Atemwege auch unspezifische Provokationstests vorgenommen, bei denen der Patient Parasympathomimetika wie Carbachol oder Metacholin oder auch Histamin inhaliert. Testergebnis ist bei diesen Untersuchungen die Dosis der Provokationssubstanz, unter der der FEV_1-Wert um 20 % absinkt. Eine Zunahme dieses Wertes bedeutet eine Abnahme der Hyperreagibilität der Atemwege, was üblicherweise als Maß für eine Abnahme der Entzündungsreaktion in den Atemwegen gewertet und zur Verlaufsdiagnostik genutzt wird.

4.4 Beteiligung des Patienten

Was kann der Patient selbst zur Diagnostik seiner Erkrankung beitragen? Es besteht heute Einigkeit darüber, dass es in jedem Fall besser ist, den Patienten über seine Erkrankung zu informieren und an der Diagnostik und therapeutischen Entscheidung zu beteiligen. Hierfür bieten sich zwei Instrumente an:

- das Asthmatagebuch (siehe Abb. 4.2) mit der Selbstmessung der max. Atemstromstärke (PEF),
- die Patientenschulung (siehe Kap. 15).

4.4.1 Selbstmessung der maximalen Atemstromstärke

Die max. Atemstromstärke (englisch: peak expiratory flow, PEF) ist eine Variable aus der Lungenfunktionsmessung des Lungenfacharztes, die der Patient mit einfachen Hilfsmitteln selbst bestimmen kann. Er benötigt hierfür einen Peak-Flow-Meter, ein einfaches Plastikgerät, das in unterschiedlichsten Formen teils im Handel erhältlich ist, teils von Arzneimittelfirmen kostenlos abgegeben wird (siehe Kap. 12.1)

Messung

Der Patient soll sich

- aufrecht auf einen Stuhl setzen,
- tief einatmen,
- das Mundstück des Messgerätes fest mit den Lippen umschließen,
- dann so kräftig wie möglich durch den Mund und das Gerät wieder ausatmen.

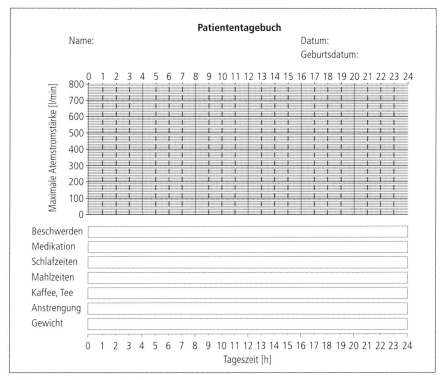

Abb. 4.2: Asthmatagebuch

Durch den Ausatemstrom wird an dem Gerät ein kleiner Zeiger bewegt, der beim Maximalwert stehen bleibt. Die Messung sollte dreimal wiederholt werden. Entgegen allen sonst in der Wissenschaft üblichen Gepflogenheiten, darf und soll der Patient nur den besten Wert aus den drei Versuchen notieren, da ja die beste Ausatemstromstärke bestimmt werden soll. Unter optimaler medikamentöser Therapie ermittelt der Patient so zusammen mit seinem Arzt seinen **persönlichen Bestwert,** das heißt den Wert, den er persönlich tatsächlich unter bestmöglichsten Bedingungen erreichen kann. Dieser Wert darf nicht verwechselt werden mit den **individuellen Sollwerten,** die unter Berücksichtigung von Geschlecht, Körpergröße, Körpergewicht und Alter des Patienten Normwerttabellen entnommen werden können, die den Patienten aber nicht mit seinem eigenen Leistungsvermögen, sondern mit einer Gruppe gesunder Personen vergleicht (siehe auch Fallbeispiel Nr. 1 und Kap. 4.4.2).

Häufigkeit der Messungen

Die Selbstmessungen der max. Atemstromstärke sollte der Patient immer dann vornehmen, wenn er persönlich das Gefühl hat, dass eine Verschlechterung bzw. Verbesserung seiner Beschwerden eingesetzt hat. Routinemäßig ist es sicher ausreichend, eine Messung morgens und eine weitere abends durchzuführen und den Wert unter Angabe der Tageszeit zu dokumentieren. Darüber hinaus sollte gelegentlich eine Messung vor und nach Anwendung von Bronchodilatatoren durchgeführt werden. Hin und wieder, insbesondere vor Therapiebeginn und nach jeder Umstellung der Medikation sollte über ein bis zwei Tage ein Tagesprofil erhoben werden, d. h. in einem regelmäßigen Abstand sollten Messungen alle vier Stunden, nach Möglichkeit auch nachts durchgeführt werden. Natürlich braucht sich hierzu der Patient nachts keinen Wecker zu stellen. Jeder Patient, der aber nachts wegen krankheitsbedingter Beschwerden oder aus anderen Gründen nicht schlafen kann, sollte zu diesem Zeitpunkt eine Messung durchführen. Gemessen werden sollte auch im akuten Asthmaanfall, um so einerseits die Verschlechterung der Situation zu objektivieren, andererseits aber auch frühestmöglich festzuhalten, wann die eingesetzte (Bedarfs-)Medikation zu wirken beginnt.

4.4.2 Asthmatagebuch

Die Werte der maximalen Atemstromstärke werden unter Berücksichtigung der Tageszeit der Messung in ein Diagramm des Asthmatagebuches eingetragen. Aus diesen Messungen kann z. B. abgelesen werden:

- Variabilität der Beschwerden
- Verschlechterung unter körperlicher Belastung oder durch einen Virusinfekt
- Ausmaß der Reversibilität nach Applikation eines Bronchodilatators,
- Ansprechen auf eine Therapieumstellung.

Damit diese Diagramme besser interpretierbar sind, sollten im Asthmatagebuch deshalb darüber hinaus folgende Angaben gemacht werden:

- Tageszeit, Art und Schwere der Beschwerden,
- Art, Dosis und Tageszeit der angewendeten Medikation,
- Tagesablauf (Schlaf- und Ruhezeiten),
- Tageszeit und Art der Mahlzeiten,
- Coffeinkonsum (Kaffee, Tee, Cola),
- Tageszeit, Art und Schwere von körperlichen Anstrengungen,
- Körpergewicht.

Aus derartigen Angaben kann der Arzt wichtige Informationen für die Therapieeinstellung gewinnen. Aber auch der Patient lernt sehr schnell, seine Lebensumstände in Beziehung zu seinen Beschwerden zu setzen. Hierdurch lernt er, wie er selbst sowohl positiv wie negativ auf seine Beschwerden einwirken kann. Dies hat in aller Regel eine Stabilisierung des Krankheitsbildes zur Folge. Darüber hinaus können die Aufzeichnungen den Patienten bei seiner Entscheidung unterstützen, ob er wegen seiner Beschwerden den Arzt aufsuchen soll oder nicht.

Probleme mit der Selbstmessung

Natürlich können derartige Selbstmessungen einschließlich der Dokumentation von Befindlichkeiten und Besonderheiten nicht von allen Patienten geleistet werden. Manche wollen derartige Beobachtungen an sich selbst nicht vornehmen. Andere können es nicht. So mag es vorkommen, dass Patienten gerade zum medizinisch interessantesten Zeitpunkt, nämlich dann, wenn sich ihre Beschwerden verschlechtern, die Messungen einstellen, weil die Werte „ohnehin so schlecht sind dass es sich gar nicht mehr lohnt zu messen" (siehe Fallbeispiel 2).

In diesem Zusammenhang muss darauf hingewiesen werden, dass es keinen Sinn hat, den Patienten Normwerttabellen über ihre individuellen Sollwerte auszuhändigen. Der Patient ist zutiefst frustriert, wie schlecht seine eigenen Messwerte im Vergleich dazu sind, obwohl er die schlechten Messwerte subjektiv gar nicht so als Belastung empfindet. Für den Therapieverlauf ist ohnehin die Relation der gemessenen

Fallbeispiel 2: Asthmatagebuch

Ein 26-jähriger Mann, von Beruf Lastwagenfahrer, klagt seit etwa $1\frac{1}{2}$ Jahren über immer wieder auftretende Erkältungserkrankungen, die er zum Teil selbst leichtsinnig durch stundenlanges Fahren in kalter Zugluft bei geöffnetem Fenster in seinem LKW provoziert. Verbunden mit diesen Infekten kommt es immer wieder zu Atemnotattacken, die sich nach Abhusten bessern. Die Ausheilung eines solchen Infektes kann sich bis zu einem halben Jahr hinziehen. Den letzten grippalen Infekt machte der Mann vor ca. 14 Tagen durch und klagt jetzt noch über deutliche Atemnotbeschwerden. Eine ähnliche Symptomatik ist aus seiner Kindheit bekannt, die Beschwerden waren jedoch in der Zeit um die Pubertät verschwunden.

Der Bitte um Führung eines Asthmatagebuches kommt der junge Mann, in der in der Abbildung gezeigten Form nach. Die breiten Striche und die fehlenden Angaben zur Medikation und Lebensumständen lassen den Verdacht aufkommen, dass der Patient sein Asthmatagebuch nur ungewissenhaft führt, evtl. die Daten vor dem Arztbesuch für einen längeren Zeitraum „nachgetragen" hat. Vor zwei Wochen, d.h. zum Ausbruch des letzten Virusinfektes, brechen die Aufzeichnungen dann ganz ab. Der Patient erklärt dies mit dem Hinweis darauf, dass die Werte jetzt so schlecht geworden seien, dass eine Aufzeichnung keinen Sinn mehr gehabt habe.

Beratung:

Der Patient muss davon überzeugt werden, dass eine gewissenhafte Führung seines Asthmatagebuches sinnvolle Ergebnisse liefert. Hierzu macht es u.U. Sinn, die einzelnen Seiten des Asthmatagebuches unter starker Komprimierung der Zeitachse so zusammen zu drängen, dass längerfristige Entwicklungen sichtbar werden. Eine solche Darstellung kann dann bei dem Patienten eine allmähliche Verbesserung unter einer mehrwöchigen Therapie z.B. mit dem inhalativen Glucocorticoid Budesonid zeigen. Außerdem muss der Patient darauf hingewiesen werden, dass gerade zum Zeitpunkt einer Verschlechterung seiner Beschwerden eine möglichst sorgfältige Aufzeichnung des Asthmatagebuches wichtig ist, da die Krankheitsverschlechterung dem Patienten zwar kein subjektives Erfolgserlebnis vermittelt, medizinisch aber die wichtigsten Informationen enthält.

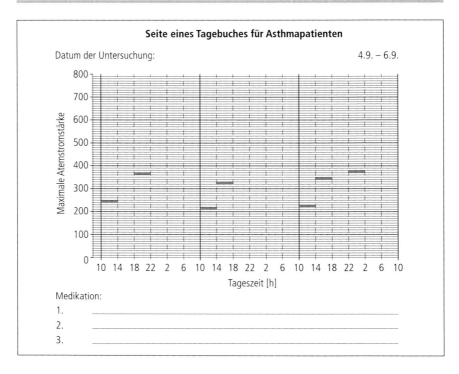

Seite eines Tagebuches für Asthmapatienten

Datum der Untersuchung: 4.9. – 6.9.

Maximale Atemstromstärke

Tageszeit [h]

Medikation:
1. _____
2. _____
3. _____

Werte zu den individuellen Sollwerten von sekundärem Interesse. Relevant sind hingegen Veränderungen und Schwankungen innerhalb der vom Patienten üblicherweise erreichten Messwerte, insbesondere in Relation zu seinem persönlichen Bestwert (siehe Fallbeispiel 3).

Nicht selten findet man Patienten, die ihre Messwerte anstatt mit einem tageszeitlich definierten Punkt als breite Balken in das Asthmatagebuch eintragen. In diesen Fällen ist davon auszugehen, dass diesen Balken keine korrekten Messungen zugrunde liegen. Da das Führen eines Asthmatagebuches im Interesse des Patienten selbst erfolgen sollte und nicht, um den Arzt oder Apotheker einen Gefallen zu tun, ist in diesen Fällen wohl die Mühe vergeblich (siehe Fallbeispiel 2).

Literatur

Literatur zu Kapitel 4 siehe Seite 42.

Fallbeispiel 3: Nächtliche Atemnotanfälle

Bei einer 39-jährigen Patientin kommt es im März zu einem nächtlichen Atemnotanfall während eines Aufenthaltes auf dem Lande. In der Folge treten auch tagsüber Atemnotanfälle auf, die immer schwerer werden. Im Laufe des Sommers haben sich die Beschwerden wieder gelegt, vor allem bei schönem Wetter treten sie aber immer noch auf. Die Patientin raucht eine halbe Schachtel Zigaretten pro Tag.

Die Selbstmessung der maximalen Atemstromstärke zeigen bei der Patientin ausgeprägte Einbrüche der Lungenfunktion in den frühen Morgenstunden. Diese verschwinden in den Aufzeichnungen nach Beginn einer kurzfristigen Therapie mit oralem Methylprednisolon. Die Tagesdosis wurde hierbei so aufgeteilt, dass in den Abendstunden der Applikationsschwerpunkt lag. Nach einer Woche wurde das Glucocorticoid bereits wieder ausgeschlichen, wobei der abendliche Applikationszeitpunkt aber beibehalten wurde. Beim Erreichen einer Dosis von 4 mg Methylprednisolon abends kommt es zum ersten Mal wieder zu einem sehr tiefen PEF-Wert in den frühen Morgenstunden. Bei der Darstellung ist zu beachten, dass das Ausbleiben der frühmorgendlichen Einbrüche der max. Atemstromstärke nur indirekt dokumentiert wurde, da die Patientin unter den höher dosierten Methylprednisolongaben wegen der ausbleibenden Atemnot den frühmorgendlichen Zeitpunkt der Messungen überschlafen hatte, d. h. zu diesem Zeitpunkt keine Messungen vorgenommen hatte.

Da die Patientin weiterhin rauchte, konnten ihr diese Aufzeichnungen „nur" dokumentieren, wie gut die modernen Asthmamedikamente wirken könnten, wenn …

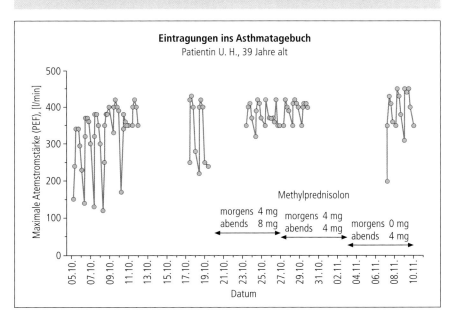

Eintragungen ins Asthmatagebuch
Patientin U. H., 39 Jahre alt

5 Gradation von Symptomatik und Therapie

5.1 Schweregrade des Asthma

Die Schwere der Asthmaerkrankung wird heute nach einer internationalen Konsensus-Konferenz in vier Schweregrade eingeteilt (siehe Tab. 5.1).

Intermittierendes Asthma

Der Schweregrad 1 wird als **intermittierendes Asthma** bezeichnet. Hierunter versteht man gelegentlich auftretende, kurz andauernde Atemnot, in Zahlen ausgedrückt, seltener als ein- bis zweimal pro Woche. Die Patienten sollten auch seltener als ein- bis zweimal pro Monat nachts durch Asthmasymptome geweckt werden. Die Lungenfunktionswerte sollten nicht unter 80 % des persönlichen Bestwertes liegen. Die Variabilität der Lungenfunktionswerte sollte im Tagesverlauf unter 20 % sein.

Persistierendes Asthma

Die Schweregrade zwei bis vier setzen voraus, dass die Asthmasymptomatik andauernd besteht. Diese Schweregrade werden deshalb auch als **persistierendes Asthma** bezeichnet. Sind die Beschwerden leicht ausgeprägt, so bedeutet dies, dass sie seltener als einmal pro Tag auftreten, die nächtliche Symptomatik wird seltener als einmal pro Woche verspürt. Die Lungenfunktionswerte erreichen nach wie vor mehr als 80 % des persönlichen Bestwertes, die Variabilität der Lungenfunktion im Tagesverlauf kann zwischen 20 und 30 % liegen.

Tab. 5.1: Klassifizierung der Asthmaschweregrade. Nach Wettengel et al. 1998

		Bezeichnung		Symptome Tag	Nacht	FEV_1/PEF % Bestwert	Variabilität % 24 h–X
Asthmaschweregrad	4		Schwer	Ständig	Häufig	≤ 60 %	> 30 %
	3	Persistierend (fortdauernd)	Mittelgradig	Täglich	> 1 x pro Woche	> 60 < 80 %	< 20 > 30 %
	2		Leicht	< 1 x täglich	> 2 x pro Monat	≥ 80 %	> 20 > 30 %
	1	Intermittierend (zeitweilig einsetzend)		< 2 x pro Woche	≤ 2 x pro Monat	> 80 %	< 20 %

Von einem **mittelschweren** Asthma spricht man, wenn Symptome täglich und häufiger als einmal pro Woche auch in der Nacht verspürt werden. Die Lungenfunktionswerte erreichen Werte zwischen 60 und 80 % des persönlichen Bestwertes, die Variabilität der Lungenfunktion im Tagesverlauf ist geringer als 30 %.

Ist der Patient ständig von Atemnotanfällen bedroht und treten die Symptome auch in der Nacht häufig auf, so spricht man von einem **schweren** Asthma. Die Lungenfunktionswerte erreichen keine 60 % des persönlichen Bestwertes mehr, die Variabilität der Lungenfunktion im Tagesverlauf liegt über 30 %.

5.2 Konzepte der medikamentösen Therapie

Für die Schwere der Symptomatik sind beim Asthma drei pathologische Veränderungen maßgeblich: (siehe Abb. 5.1)

1. Der Entzündungsprozess in der Bronchialschleimhaut und die dadurch ausgelöste Verdickung des Gewebes.
2. Ein pathologisch zäher Schleim, der die Atemwege verlegt (Dyskrinie, Hyperkrinie).
3. Die Kontraktur der Bronchialmuskulatur.

Die therapeutischen Prinzipien für die medikamentöse Therapie des Asthma haben in den letzten Jahren einen grundlegenden Wandel erfahren. Bereits heute stehen wir vor weiteren grundlegenden Veränderungen.

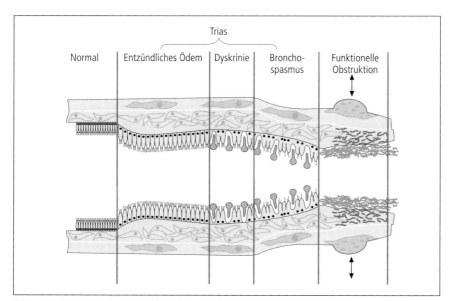

Abb. 5.1: Trias der Obstruktion. Aus Emslander 1997

In früheren Jahren wurde vor allen Dingen die Kontraktion der Bronchialmuskulatur als für die Beschwerden der Patienten entscheidend angesehen. Diese Vorstellung mündete in ein Therapiekonzept, bei dem eine dauerhafte Weitstellung der Atemwege durch Bronchodilatatoren versucht wurde. Die dauerhaft dilatierten Atemwege sollten nicht mehr in der Lage sein, sich bei einem Asthmaanfall zu kontrahieren. Diese Hoffnungen erfüllten sich jedoch keineswegs. Im Gegenteil, durch die Weitstellung seiner Atemwege fühlt sich der Patient besser und neigt offensichtlich dazu, die Schwere eines eintretenden Asthmaanfalles zu unterschätzen. Hierdurch kann er vital gefährdet sein.

Heute weiß man, dass das Asthma wie die rheumatischen Erkrankungen zu den entzündlichen Erkrankungen zählt. D.h. der für den Krankheitsverlauf wesentliche Pathomechanismus ist der sich in der Bronchialschleimhaut abspielende Entzündungsprozess. Dies hat zu einer völligen Umkehr der therapeutischen Prinzipien geführt. Heute steht an vorderster Stelle der medikamentösen Therapie die konsequente Bekämpfung der Entzündungsreaktion durch Entzündungshemmer. Hierdurch kann bei einem gut und richtig eingestellten Patienten die Zahl der Atemnotsanfälle drastisch reduziert werden, sodass der Gebrauch von Bronchodilatatoren geradezu als Maß für die Güte der Einstellung eines Asthmapatienten herangezogen wird. Für die Behandlung der Dyskrinie/Hyperkrinie, so wünschenswert sie wäre, stehen bis auf den heutigen Tag keine Wirkstoffe zur Verfügung, die die klinischen Bedürfnisse befriedigen könnten.

5.3   Therapieschema

Auf der bereits erwähnten internationalen Konsensus-Konferenz wurden neben der Einteilung der Asthmaschweregrade auch Kriterien für den Einsatz der Antiasthmatika festgelegt (siehe Tab. 5.2), auf denen letztlich auch das entsprechende Therapieschema der Deutschen Atemwegsliga e.V. beruht. Unter Berücksichtigung der Nutzen-Risiko-Bewertung der zur Verfügung stehenden Wirkstoffgruppen wurden den Schweregraden der Asthmaerkrankung Medikamente zugewiesen die sich in diesen Situationen erfahrungsgemäß bewährt haben. Wichtig ist, dass bei diesem Stufenplan auch eine fünfte Stufe berücksichtigt wird, die auf jeder der vorherigen Stufen ein Zurücknehmen der medikamentösen Eskalation entsprechend der Besserung der Beschwerden vorsieht. Allen Stufen gemeinsam ist, dass der Patient ein kurz wirksames, inhalatives β-Sympathomimetikum greifbar hat, das er im Bedarfsfall bei Auftreten von Atemnot einsetzen kann.

Schweregrad 1

In Stufe eins ist keine Dauermedikation vorgesehen. Vor körperlicher Betätigung kann im Bedarfsfall ein kurzwirksames β_2-Sympathomimetikum, Cromoglicinsäure oder Nedocromil inhaliert werden.

Tab. 5.2: Stufenplan für die medikamentöse Asthmatherapie. Die Stufen 1–4 entsprechen den Asthmaschweregraden in Tab. 5.1. Aus Wettengel et al. 1998

	Stufe 1	Stufe 2	Stufe 3	Stufe 4	Stufe 5
Dauermedikation	► Keine (evtl. kurzwirksame β_2-Sympathomimetika oder Cromoglicinsäure oder Nedocromil vor sportlicher Betätigung)	► Inhalative Glucocorticoide in niedriger Dosis oder ► Cromoglicinsäure oder ► Nedocromil	► Inhalative Glucocorticoide in mittlerer Dosis und ► langwirksame β_2-Sympathomimetika oder Theophyllin	► Inhalative Glucocorticoide in hoher Dosis und ► orale Glucocorticoide und ► langwirksame β_2-Sympathomimetika oder Theophyllin	Sobald sich das klinische Bild des Patienten stabilisiert hat, sollte unabhängig davon auf welcher Stufe die Stabilisierung erreicht wurde, ein Zurücknehmen der medikamentösen Eskalation vorsichtig versucht werden. Ziel ist es, die niedrigste Zahl von Medikamenten in den niedrigsten Dosierungen zu erreichen, mit der eine Kontrolle der Beschwerden erreicht werden kann. Die Patienten sind sorgfältig über die Anzeichen einer Wiederverschlechterung des Asthma zu informieren und darüber zu beraten, wie sie sich in diesen Situationen verhalten sollten (vgl. Beitrag Patientenschulung).
Bedarfsmedikation	**Bedarfsmedikation:** **Kurz wirksame β_2-Sympathomimetika (evtl. auch Anticholinergika)**				

Schweregrad 2

Die dem Asthmaschweregrad zwei entsprechende zweite Stufe des Therapieschemas sieht die Dauermedikation mit einer niedrigen Dosis inhalativer Glucocorticoide vor. Eventuell kann hier auch noch insbesondere bei Kindern alternativ die Applikation von Cromoglinsäure oder Nedocromil erwogen werden.

Schweregrad 3 und 4

Über die beiden folgenden Stufen ist die inhalative Glucocorticoiddosis zu erhöhen. Ab dem Asthmaschweregrad drei ist die Kombination mit einem langwirksamen β_2-Sympathomimetikum als Dauertherapie sinnvoll. Statt dem inhalativen Bronchodilatator kann auch die orale Gabe von Theophyllin, einem Leukotrienantagonisten oder die inhalative Applikation von Anticholinergika erwogen werden.

Die vierte Stufe des Therapieschemas sieht als Dauermedikation die höchste Dosis der inhalativen Glucocorticoide vor, wie in Stufe drei in Kombination mit langwirksamen β_2-Sympathomimetika oder alternativ retardiertem Theophyllin oral. Auch Leukotrienantagonisten oral oder inhalative Anticholinergika können versucht werden.

Reicht in dieser Stufe die Wirkung der höchsten inhalativen Glucocorticoiddosis nicht aus, so müssen Glucocorticoide auch oral gegeben werden. Die Dosis richtet sich dabei nach den individuellen Bedürfnissen des Patienten.

5.4 Verhalten im Asthmaanfall

Das Wichtigste, was Betroffene und Ersthelfer im Asthmaanfall beherzigen müssen, ist Ruhe bewahren. Das ist jedoch leichter gesagt als getan, wenn die Atemnot so stark ist, dass der Patient verzweifelt nach Luft ringt. Panik und Aufregung verschlimmern jedoch die Atemnot weiter. Wichtig ist, dass der Patient, aber auch seine Umgebung, d.h. Familienangehörige und Freunde möglichst frühzeitig über Asthmaanfälle unterrichtet werden, was dahinter steckt und wie man sich dabei verhalten sollte. Im Idealfall sollten der Patient und seine Angehörigen an Asthmaschulungen teilnehmen.

Der Patient sollte außerdem darüber informiert werden, woran er möglichst frühzeitig eine Verschlechterung seiner Beschwerden und damit möglicherweise das Drohen eines Asthmaanfalles erkennen kann.

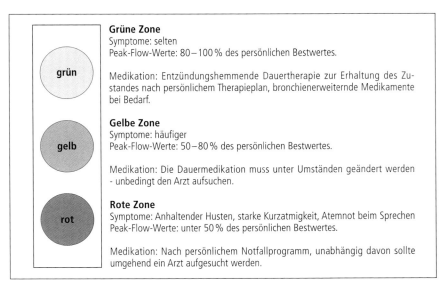

Grüne Zone
Symptome: selten
Peak-Flow-Werte: 80–100 % des persönlichen Bestwertes.

Medikation: Entzündungshemmende Dauertherapie zur Erhaltung des Zustandes nach persönlichem Therapieplan, bronchienerweiternde Medikamente bei Bedarf.

Gelbe Zone
Symptome: häufiger
Peak-Flow-Werte: 50–80 % des persönlichen Bestwertes.

Medikation: Die Dauermedikation muss unter Umständen geändert werden - unbedingt den Arzt aufsuchen.

Rote Zone
Symptome: Anhaltender Husten, starke Kurzatmigkeit, Atemnot beim Sprechen
Peak-Flow-Werte: unter 50 % des persönlichen Bestwertes.

Medikation: Nach persönlichem Notfallprogramm, unabhängig davon sollte umgehend ein Arzt aufgesucht werden.

Abb. 5.2: Die Zonen des Ampelplans. Aus Haen/Uhl 1996

5.4.1 Ampelplan

Hier hilft ein grün-gelb-rot-Plan, der sog. Ampelplan, die Situation richtig einzu-schätzen (siehe Abb. 5.2). Dieser Ampelplan basiert auf den Selbstmessungen der maximalen Atemstromstärke durch den Patienten und dem dadurch in Zusammen-arbeit mit Arzt und Apotheker ermittelten persönlichen Bestwert des Patienten unter optimaler Therapie. Abbildung 5.3 gibt eine Tabelle mit drei Zonen wieder. In der obersten Zeile ist der persönliche Bestwert (z. B. 500 l/min) zu markieren. Die Spalte darunter enthält die für den betreffenden Patienten nun gültigen Werte für die grüne, gelbe und rote Zone. Im gewählten Beispiel von 500 l/min bedeuten Werte zwischen 500 und 400 l/min (80–100 % des persönlichen Bestwertes) also den grü-nen Bereich. Bei Werten zwischen 400 und 250 l/min (50–80 % des persönlichen Bestwertes) muss unter Umständen die Dauermedikation geändert werden, d. h. es

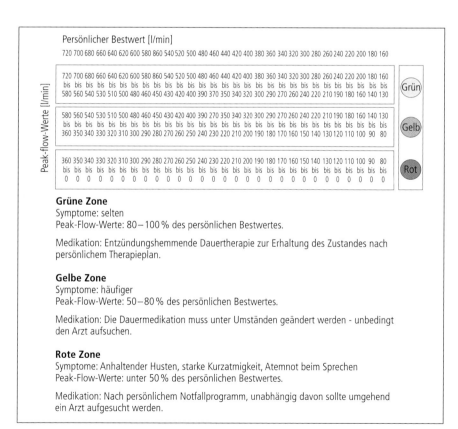

Grüne Zone
Symptome: selten
Peak-Flow-Werte: 80–100 % des persönlichen Bestwertes.

Medikation: Entzündungshemmende Dauertherapie zur Erhaltung des Zustandes nach persönlichem Therapieplan.

Gelbe Zone
Symptome: häufiger
Peak-Flow-Werte: 50–80 % des persönlichen Bestwertes.

Medikation: Die Dauermedikation muss unter Umständen geändert werden - unbedingt den Arzt aufsuchen.

Rote Zone
Symptome: Anhaltender Husten, starke Kurzatmigkeit, Atemnot beim Sprechen
Peak-Flow-Werte: unter 50 % des persönlichen Bestwertes.

Medikation: Nach persönlichem Notfallprogramm, unabhängig davon sollte umgehend ein Arzt aufgesucht werden.

Abb. 5.3: Ermittlung der individuellen Zonen des Ampelplans aufgrund des von dem Patienten erreichbaren, persönlichen Bestwertes. Aus Haen/Uhl 1996

sollte unbedingt der Arzt aufgesucht werden (gelber Bereich). Bei Werten unter 250 l/min (unter 50 % des persönlichen Bestwertes) befindet sich der Patient in der roten Zone, d. h. er sollte nach seinem persönlichen Notfallprogramm vorgehen.

Hilfreich ist es sicherlich, wenn man dem Patienten in diesem persönlichen Notfallprogramm die für ihn wichtigen Verhaltensmaßregeln in schriftlicher Form mitgibt, sodass sie im Notfall ständig verfügbar sind. Der Patient sollte diese Angaben also immer bei sich haben, sodass sie im Bedarfsfall auch von Dritten gefunden werden können. Am besten bewahrt der Patient diese Angaben zusammen mit der Bedarfsmedikation auf, deren Anwendung im Asthmaanfall notwendig wird.

Es ist sinnvoll und auch berechtigt, den Patienten dahingehend zu beruhigen, dass ebenso schnell wie ein Asthmaanfall eintreten kann, er durch den Einsatz inhalativer Bronchodilatatoren auch wieder durchbrochen werden kann. Im Idealfall sind die Beschwerden vollständig reversibel.

5.4.2 Vorgehen beim Asthmaanfall

- Im Anfall sollte sich der Patient so hinsetzen, dass er durch Aufstützen der Arme seine Brustmuskulatur am effektivsten zur Unterstützung der Atmung einsetzen kann (vgl. Kap. 14.1.1).
- Die beengende Kleidung sollte gelockert werden.
- Durch Öffnen der Fenster kann man für frische Luft sorgen (aber Vorsicht vor kalter Luft).
- Möglichst frühzeitig sollte der Patient sein Bedarfstherapeutikum einsetzen. In aller Regel wird dies ein kurzwirksames β_2-Sympathomimetikum sein, das inhalativ angewendet werden muss.

  Wichtig ist, dass der Patient eindringlich darauf hingewiesen wird, dass bis zum Wirksamwerden inhalativer Bronchodilatatoren drei bis fünf Minuten vergehen können. Dieser Hinweis ist deswegen wichtig, da auch ein Lungengesunder die Atemluft nur für max. $1^{1}/_{2}$–2 Minuten anhalten kann. Ein Zeitraum von 3–5 Minuten ist für einen nach Luft ringenden Asthmapatienten daher sehr lang und nicht wie in den gängigen Lehrbüchern angegeben mit den Vokabeln „schnell" oder gar „sofort" zu belegen. Diese Begriffe stammen aus dem Vergleich mit anderen Bronchodilatatoren, deren Wirkungseintritt bei 20 Minuten (Theophyllin oder Coffein aus flüssigen Zubereitungen) bis 30 Minuten (Parasympatholytika) bzw. 30–60 Minuten (Methylxanthine aus Tabletten) liegt.
- Der Patient ist eindringlich darauf hinzuweisen, dass er zunächst nicht mehr als zwei Hübe appliziert. Danach muss er nach der Uhr mindestens 5 Minuten warten.
- Bessert sich die Atemnot nicht (Selbstmessung der maximalen Atemstromstärke), so kann er jetzt weitere 1–2 Hübe applizieren. Wieder muss er nach der Uhr weitere fünf Minuten warten.
- Hat sich die Atemnot dann noch immer nicht gebessert, so kann er ein drittes Mal 1–2 Hübe inhalieren.

▪ Sollte sich nach weiteren fünf Minuten die Atemnot noch immer nicht gebessert haben, sollte der Patient unverzüglich einen Arzt oder die Notaufnahme einer Klinik aufsuchen.

Inhalative Bronchodilatatoren

Die eindringliche Unterweisung in diesem Verhalten ist notwendig, da noch immer viel zu viele Patienten der Meinung sind, inhalative Bronchodilatatoren würden „schnell" oder „sofort" wirken. Diese Patienten neigen dann zu völlig unkontrollierten Applikationen ihres β_2-Sympathomimetikums. Hierdurch kommt es zu drastischen Überdosierungen, die ihren Ausdruck darin finden, dass die Patienten hinterher oft gar nicht mehr angeben können, wie oft sie ihr Dosieraerosol oder ihren Pulverinhalator betätigt haben. Häufig kommt es deshalb auch vor, dass sich Patienten in der Apotheke darüber beschweren, dass das ihnen abgegebene Dosieraerosol nicht die auf der Packung angegebenen 200 Hub enthalten habe. Solchermaßen schlecht aufgeklärte Patienten betätigen ihr Dosieraerosol oder ihren Pulverinhalator solange, bis sie eine Besserung der Atmung verspüren. Die Applikation kann dabei problemlos zwischen 14 und 20 Hüben liegen. Unter diesen, in keinem Lehrbuch beschriebenen Umständen, ist die Gefahr des Auftretens kardialer Arrhythmien besonders hoch.

Orale Bronchodilatatoren

Als Bedarfsmedikation wird gelegentlich auch das Trinken einer Theophyllinlösung empfohlen. Zu diesem Zweck gibt es im Handel Theophyllintrinkampullen. Das Trinken einer Injektionslösung würde den gleichen Zweck erfüllen. Dabei ist jedoch zu beachten, dass Theophyllin aus dieser Applikationsform erst nach 20 bis 30 Minuten zu wirken beginnt, also deutlich später als inhalativ applizierte β_2-Sympathomimetika.
Sollte einmal bei Auftreten von Atemnot kein Medikament zur Verfügung sein, so kann man auch zwei Tassen **starken** Kaffee trinken. Das im Kaffee enthaltene Coffein ist wie Theophyllin ein Methylxanthin und wurde im vergangenen Jahrhundert als Asthmatherapeutikum eingesetzt. Die pharmakokinetischen Eigenschaften des Coffeins aus schwarzem Kaffee sind ähnlich wie die des Theophyllins aus Trinklösungen, d. h. mit einem Wirkungseintritt ist nicht vor Ablauf von 20 bis 30 Minuten zu rechnen.

Glucocorticoide

Sicherlich nicht falsch ist es, wenn der Patient frühzeitig bei einem schweren Anfall selbstständig eine zuvor mit dem Arzt abgesprochene Dosis eines oralen Glucocorticoides zu sich nimmt. Glucocorticoide sind nicht in der Lage, akut einen Asthmaanfall zu durchbrechen. Bis zu ihrem Wirkungseintritt nach oraler Applikation vergehen in der Regel mindestens 6–8 Stunden, dann tragen die Glucocorticoide aber wesentlich zur Stabilisierung des Patienten bei, sodass es sicherlich richtig ist, diesen Zeitpunkt so früh wie möglich zu wählen. Eine besondere Gefährdung geht von einer einmaligen, auch hochdosierten Gabe von systemischen Glucocorticoiden nicht aus, da die unerwünschten Wirkungen der Glucocorticoide sich erst nach wiederholten Gaben allmählich entwickeln.

Dokumentation der Medikation

Ganz besonders wichtig ist, dass der Patient selbst oder ein Angehöriger dokumentiert, welche medikamentösen Maßnahmen ergriffen wurden. Diese Angaben sind für den weiter behandelnden Arzt äußerst wichtig, da dieser z. B. bei Nichtwirksamwerden inhalativer β_2-Sympathomimetika Theophyllin injizieren wird, während er bei Patienten, die ausschließlich Methylxanthine eingesetzt haben, zunächst β_2-Sympathomimetika inhalativ oder ggf. auch parenteral versuchen wird. Wurden unkontrolliert viele Medikamente angewendet, so besteht natürlich auch die Gefahr, dass die späteren ärztlichen Maßnahmen zu gravierenden Überdosierungen führen.

Literatur

American College of Chest Physicians, American Thoracic Society (1975): Pulmonary Terms and Symbols. A Report of the ACCP-ATS Joint Committee on Pulmonary Nomenclature. Chest 67, 583–593
Deutsche Atemwegsliga (1998): Empfehlungen zur Asthmatherapie bei Kindern und Erwachsenen. Med. Klin. 93, 639–650
Emslander, H. P. (1997): Die antientzündliche Wirkung von Theophyllin. Atemw.-Lungenkrkh. 23 (Suppl. Oktober), 10–19
Haen, E., Emslander, H. P. (1991): Das nächtliche Asthma. Münch. Med. Wschr. 133, 44–48
Haen, E., Uhl, D. (1996): Asthma bronchiale. Patienten-Beratung. Medpharm Scientific Publishers, Stuttgart
Haen, E. (2001): Paradigmenwechsel in der Asthmatherapie. Dtsch. Apoth. Ztg. 141, 3538–3549
Internationaler Konsensus-Bericht zur Diagnose und Therapie des Asthma bronchiale (1993). Pneumologie 47, 245–288
Murray, J. F., Nadel, J. A. (2000): Textbook of Respiratory Medicine. 3rd ed. W. B. Saunders, Philadelphia
Petro, W. (1989): Lungenfunktionsdiagnostik leichtgemacht. Chronomed Verlag Emsdetten, S. 30–33
Rackemann, F. M. (1940): Intrinsic Asthma. J. Allergy Clin. Immunol. 11, 147
Turner-Warwick, M. (1977): On Observing Patterns of Airflow Obstruction in Chronic Asthma. Brit. J. Dis. Chest 71, 73–86
Wettengel, R., Berdel, D., Hofmann, D., Krause, J., Kroegel, C., Kroidl, R. F., Leupold, W., Lindemann, H., Magnussen, H., Meister, R., Morr, H., Nolte, D., Rabe, K., Reinhardt, D., Sauer, R., Schultze-Werninghaus, G., Ukena, D., Worth, H. (1998): Empfehlungen zur Asthmatherapie bei Kindern und Erwachsenen. Pneumologie 52, 591–601

6 Asthmatherapeutika – Übersicht

Zur Behandlung des Asthma bronchiale kommen eine ganze Reihe verschiedener Wirkstoffe zum Einsatz. Eine Einteilung dieser Arzneistoffe kann nach klinischen oder pharmakologischen Gesichtspunkten vorgenommen werden. Angesichts zahlreicher Überschneidungen oder Abgrenzungsprobleme überzeugt jedoch keine der vorgeschlagenen Unterteilungen in vollem Umfang.

6.1 Klinische Einteilung der Antiasthmatika

Die klinische Einteilung der Antiasthmatika orientiert sich daran, auf welche Art die Medikamente eingesetzt werden.

6.1.1 Controller oder Wirkstoffe zur Dauertherapie

Controller, auch Dauermedikamente oder Stabilisatoren genannt, werden als Basistherapie nach einem festen Schema verabreicht. Ihre regelmäßige Anwendung verfolgt das Ziel, den chronischen Entzündungsprozess zu unterdrücken und auf diese Weise nicht nur die Symptome zu kontrollieren sondern auch die Prognose zu verbessern [6]. Die Dauermedikation wird durch den behandelnden Arzt entsprechend dem Schweregrad der Erkrankung festgelegt und von diesem je nach Verlauf angepasst. Das entspricht Eskalation und Deeskalation des Stufenschemas. Zu den Controllern zählen insbesondere die antientzündlichen Medikamente, daneben aber auch ausgewählte Bronchodilatatoren:

Entzündungshemmende Antiasthmatika
- inhalative Steroide,
- DNCG, Nedocromil,
- Leukotrien-Antagonisten,
- orale Steroide.

Vorzugsweise bronchienerweiternd wirkende Antiasthmatika
- langwirksame, inhalative β_2-Sympathomimetika,
- retardiertes Theophyllin.

6.1.2 Reliever oder Wirkstoffe zur Akuttherapie

Reliever (Bedarfs- bzw. Akutmedikamente, Beschwerdelinderer) dienen zur symptomatischen Kontrolle der akuten Atemwegsobstruktion sowie zur Vorbeugung des Anstrengungsasthmas.

Bronchodilatatoren
- kurzwirksame, inhalative β_2-Sympathomimetika,
- m-Cholinozeptorenblocker (Parasympatholytika, Anticholinergika),
- Theophyllin als Lösung.

Orale oder parenterale Steroide (inhalative Steroide sind beim akuten Asthma-Anfall wirkungslos!).

Soweit möglich sollen Reliever vom Patienten bedarfsorientiert eingesetzt werden. Beim mittelschweren bis schweren Asthma ist dagegen eine regelmäßige Gabe besser wirksam. Der behandelnde Arzt legt hierbei den Bereich fest, innerhalb dessen der Patient, jeweils unter Peak-Flow-Kontrolle, die Dosierung beim akuten Asthma-Anfall oder bei Exazerbationen bedarfsgerecht anpassen kann.

6.2 Pharmakologische Einteilung der Antiasthmatika

Der pharmakologischen Einteilung liegt das vorherrschende Wirkprinzip der Arzneistoffe zugrunde.

6.2.1 Bronchienerweiternde Mittel – Bronchodilatatoren

Bronchienerweiternde Mittel (s. Kap. 7) beeinflussen das Krankheitsgeschehen auf der Ebene der glatten Bronchialmuskulatur als Effektor und antagonisieren hier die Wirkungen bronchokonstriktorischer Stimuli oder Mediatoren.
Zu den Bronchodilatatoren zählen folgende Wirkstoffgruppen:

β_2-Sympathomimetika *(s. Kap. 7.1)*
- kurzwirksame inhalative β_2-Sympathomimetika als Reliever,
- langwirksame inhalative β_2-Sympathomimetika als Controller,
- retardierte perorale β_2-Sympathomimetika als Controller,
- parenterale Lösungen von β_2-Sympathomimetika als Reliever in der Notfallmedizin.

m-Cholinozeptorenblocker = Parasymphatholytika, Anticholinergika (s. Kap. 7.2)
- ausschließlich inhalativ als Reliever.

Tab. 6.1: Unterscheidung von Bronchodilatatoren hinsichtlich ihrer Wirkstärke und Wirkdauer

Wirkstärke	β_2-Sympathomimetika
	Theophyllin
	m-Cholinozeptorenblocker
Wirkdauer	Kurzwirksame inhalative β_2-Sympathomimetika
	Ipratropiumbromid (= kurzwirksamer m-Cholinozeptorenblocker)
	Oxitropiumbromid (= mittellangwirksamer m-Cholinozeptorenblocker)
	Langwirksame inhalative β_2-Sympathomimetika, perorale retardierte β_2-Sympathomimetika, Theophyllin

Methylxanthine: Theophyllin (s. Kap. 7.3)
- perorale Retardpräparate als Controller,
- perorale Lösungen als Reliever,
- parenterale Lösungen als Reliever in der Notfallmedizin.

Bronchodilatatoren dienen der akuten Symptomenkontrolle. Sie unterscheiden sich hinsichtlich ihrer Wirkstärke und ihrer Wirkdauer (s. Tab. 6.1).

Bei einer akuten Atemwegsobstruktion können die kurzwirksamen inhalativen Bronchodilatatoren als Reliever zu einer raschen Linderung der Symptomatik führen. Die langwirksamen inhalativen oder peroralen Bronchodilatatoren dienen demgegenüber als Controller hauptsächlich der Stabilisierung der Atemwege und der Vorbeugung von Asthmaanfällen. Da antientzündliche Wirkungen mit Ausnahme von Theophyllin bei den Bronchodilatatoren ganz, wie bei den kurzwirksamen β_2-Sympathomimetika, oder weitestgehend, wie bei den langwirksamen inhalativen β_2-Sympathomimetika, fehlen, führt eine Monotherapie mit bronchienerweiternden Mitteln zwar kurzfristig zu einer symptomatischen Besserung. Diese erfolgt jedoch langfristig zu Lasten der Prognose (ggf. Zunahme der bronchialen Hyperreagibilität). Mit Ausnahme des leichten intermittierenden Asthmas Stufe 1 und der Prophylaxe des Anstrengungsasthmas muss eine Gabe von Bronchodilatatoren daher stets von einer ausreichenden antientzündlichen Therapie flankiert werden.

6.2.2 Antientzündlich wirkende Pharmaka

Das Krankheitsgeschehen kann weiterhin auf der Ebene der Entzündungszellen oder -mediatoren beeinflusst werden (s. Kap. 8). Dies geschieht durch:

- Aufhebung der Wirkung einzelner Entzündungsmediatoren durch eine spezifische Rezeptorblockade:
  Mediator-Antagonisten: H_1-Antihistaminika (s. Kap. 8.1), Leukotrien-Antagonisten (s. Kap. 8.2); stets peroral anzuwenden.
- Spezifische Blockade der Produktion bestimmter Entzündungsmediatoren:
  5-Lipoxygenase-Inhibitoren (s. Kap. 8.3); stets peroral anzuwenden; in Deutschland noch nicht verfügbar.
- Verminderte Freisetzung präformierter Mediatoren:
  (Mast-)Zellprotektiva (s. Kap. 8.4): DNCG und Nedocromil-Natrium; stets inhalativ anzuwenden.
- Verminderte Bildung von Entzündungsmediatoren (Adhäsionsmoleküle, Enzyme, Zytokine):
  Glucocorticoide (s. Kap. 8.5); inhalativ oder peroral anzuwenden.

Trotz des weitgehenden Fehlens von Akutwirkungen sind die antientzündlichen Pharmaka unentbehrlich für eine ausreichende Kontrolle des Krankheitsgeschehens. Mit Ausnahme des leichten intermittierenden Asthmas sind sie stets die Grundlage der Therapie und entscheidend wichtig für die Prognose. Während bei leichteren Formen, insbesondere im Kindesalter, zunächst ein Therapieversuch mit den Zellprotektiva DNCG oder Nedocromil-Natrium unternommen wird, zeigen die inhalativen Steroide die umfassendste entzündungshemmende Wirkung. Wegen der deutlich schlechteren Verträglichkeit werden die oralen Steroide nur intermittierend bei akuten Exazerbationen sowie kontinuierlich beim schweren Asthma (Stufe 4) gegeben. Da Mediator-Antagonisten und Hemmstoffe der Enzymsynthese jeweils nur ausgewählte Entzündungsmediatoren beeinflussen, ist ihre Wirkung begrenzt. Sie sind beim leichten bis mittelschweren Asthma angezeigt und dienen insbesondere zur Dosiseinsparung anderer Antiasthmatika, z.B. inhalativer Steroide und zur verbesserten Symptomenkontrolle. Eine antientzündliche Wirkung wird auch bei dem Bronchodilatator Theophyllin diskutiert.

6.3 Allgemeine Aspekte

Die Behandlung des Asthma bronchiale soll *vorzugsweise inhalativ* erfolgen [5]. Perorale Darreichungsformen kommen dann in Betracht, wenn eine inhalative Gabe nicht möglich, wie bei Theophyllin und Leukotrien-Antagonisten, oder nicht ausreichend wirksam, wie bei peroralen Steroiden ist. Stehen inhalierbare Alternativen zur Verfügung, so haben diese im Regelfall Priorität: langwirksame inhalative β_2-Sympathomimetika vor oralen Retardformen. Vielfach werden die inhaltiven Darreichungsformen in maximaler Dosierung beibehalten, wenn stadienabhängig auch die peroralen Zubereitungen eingesetzt werden müssen: inhalative Steroide zur Dosisreduktion oraler Steroide.

Mit Ausnahme des leichten intermittierenden Asthmas Stufe 1 ist stets eine Kombination verschiedener antientzündlicher und bronchienerweiternder Wirkprinzipien erforderlich. Aus diesem Grund kann der Einsatz sinnvoller fixer *Kombinationen* (s. Kap. 9.1) die Compliance verbessern.

Literatur
Literatur zu Kapitel 6 siehe Seite 105.

7 Bronchodilatatorisch wirkende Asthmatherapeutika

7.1 β₂-Sympathomimetika

Wirkungsmechanismus

β_2-Sympathomimetika sind kompetitive und in therapeutischer Dosierung mehr oder weniger selektive Agonisten an β_2-Adrenozeptoren. Die β_2-Selektivität, die durch voluminöse Substituenten am Aminostickstoff verstärkt wird, ist der Dosis umgekehrt proportional. Da zusätzlich auch die Rezeptorverteilung keine absolute Größe darstellt, lassen sich unerwünschte Wirkungen an β_1-Adrenozeptoren oder an anderen Organen (z. B. Skelettmuskulatur) nicht sicher ausschließen. Neben den eingesetzten Arzneistoffen wird die Selektivität der Wirkung daher maßgeblich durch die topische Anwendung gewährleistet.

Wirkungen

- Bronchospasmolytisch = Relaxation der glatten Muskulatur von Bronchien und Trachea. Erzielung der Wirkung direkt über β_2-Rezeptoren, indirekt durch Hemmung der cholinergen Neurotransmission auf ganglionärer Ebene, indirekt durch Hemmung der Mediatorliberation aus Mastzellen, indirekt durch gesteigerte Liberation des epithelialen Relaxationsfaktors EpDRF [1].
- Antiödematöse Wirkung durch Verminderung der mikrovaskulären Permeabilität im Bereich der Venolen.
- Steigerung der mukoziliären Clearance durch Stimulation der Zilien-Motilität, durch vermehrten transmembranären Wassertransport und durch Verminderung der Sputumviskosität. Aufgrund der starken sekretomotorischen Wirkung profitieren Asthmapatienten i. d. R. kaum von der zusätzlichen Gabe von Expektorantien.
- Mastzellstabilisierende Wirkung, die Mediatorfreisetzung wird vermindert: Gute Hemmwirkung auf die allergische Sofortreaktion, verzögerte allergische Reaktion und bronchialer Entzündungsprozess praktisch unbeeinflusst, bronchiale Hyperreagibilität nimmt unter Dauertherapie zu [2]. Dies gilt sensu strictu nur für die kurzwirksamen β_2-Sympathomimetika. Für Formoterol und Salmeterol wird dagegen ein gewisser Einfluss auf die verzögerte allergische Reaktion und die Hyperreagibilität diskutiert [3].
- Steigerung der Zwerchfellmotilität, Druckminderung im Pulmonalkreislauf, positiv inotrope Wirkung.

Pharmakokinetik

Bei inhalativer Gabe gelangt nur ein kleiner Prozentsatz der freigesetzten Dosis (<20–30 %) in die zentralen und peripheren Atemwege. Der größere Anteil wird nach oropharyngealer Depositon verschluckt und aus dem Gastrointestinaltrakt resorbiert. Es gibt wie bei peroraler Gabe einen ausgeprägten First-Pass-Effekt. Bei peroraler Gabe muss daher ca. 10–25fach höher dosiert werden [13]. Wirkungseintritt nach 3–5 Minuten bei kurzwirksamen inhalativen β₂-Sympathomimetika, etwas langsamer bei Formoterol, deutlich langsamer bei Salmeterol; bei peroraler Gabe nach 15–30 Minuten. Wirkdauer ca. 3–4 h nicht retardierte perorale und inhalative Sympathomimetika bzw. >12 h Salmeterol und Formoterol. Die Ausscheidung erfolgt entweder vorzugsweise unverändert (Salbutamol > Terbutalin > Fenoterol) bzw. in Form der Phase-II-Metaboliten (Fenoterol, Terbutalin als Sulfatester, Salbutamol als Glucuronid). Das Verhältnis renaler bzw. fäkaler Elimination ist abhängig von der Darreichungsform.

Bambuterol wird nur unvollständig resorbiert (F = 20 %) und kumuliert im Lungengewebe. Die extrahepatische Bioaktivierung des Prodrugs wird durch die unspezifische Plasma-Cholinesterase katalysiert und führt in zwei Schritten (Oxidation, Hydrolyse) zu Terbutalin als Wirkform. Die lange Wirkdauer ($t_{1/2}$ = 16 h) wird mit der reversiblen Hemmung des aktivierenden Enzyms durch die Carbaminsäure-Ester erklärt. Die Ausscheidung von Bambuterol und seinen Metaboliten erfolgt vorzugsweise renal.

Anwendungsgebiete [4, 5, 6]

Kurzwirksame inhalative β₂-Sympathomimetika
Als Reliever Mittel der 1. Wahl zur bedarfsorientierten Symptomenkontrolle bei allen Asthmaformen sowie zur Prophylaxe des Anstrengungsasthmas. Mit Ausnahme leichter intermittierender Formen nicht zur Monotherapie, cave Steigerung der bronchialen Hyperreagibilität. Ob auch Formoterol als langwirksames inhalatives β₂-Sympathomimetikum mit raschem Wirkungseintritt als Reliever zugelassen wird, wird gegenwärtig diskutiert.

Langwirksame inhalative β₂-Sympathomimetika
Als Controller zur bronchienerweiternden Basistherapie nach festem Dosierungsschema zusammen mit inhalativen Steroiden, auch in fixer Kombination mit inhalativen Steroiden.

Systemische β₂-Sympathomimetika
Oral: Wegen schlechterer Verträglichkeit nur bei Gegenanzeige oder Unwirksamkeit einer topischen Gabe alternativ zu langwirksamen inhalativen β₂-Sympathomimetika; alternativ oder ergänzend zu Retard-Theophyllin; nur zusätzlich zur Inhalationstherapie.

Rektal: obsolet.

Parenteral: Gabe beim Status asthmaticus (unter engmaschiger Kontrolle, nach sorgfältigem Ausschluss von Kontraindikationen); subkutane Eigeninjektion zur Anbehandlung des schweren Asthmaanfalls bis zum Eintreffen des Notarztes.

Differentialindikation

Kindesalter
Als Bronchodilatator Mittel der Wahl bei allen Asthmaformen, insbesondere beim exogen-allergischen Asthma [7]. Bei Kindern < 18 Monate wird vereinzelt ein besseres Ansprechen auf m-Cholinozeptorenblocker berichtet [8,9]. Die Inzidenz von Nebenwirkungen ist dem Alter proportional.

Alte Patienten
Mit fortschreitendem Lebensalter sollen Patienten besser auf m-Cholinozeptorenblocker ansprechen [10].

Schwangerschaft
β_2-Sympathomimetika sind in allen Phasen der Schwangerschaft sicher und effektiv [11], jedoch sollte die Gabe vorzugsweise inhalativ erfolgen. Die Inzidenz von Schwangerschaftskomplikationen bzw. Missbildungen ist nicht erhöht [12]. β_2-Sympathomimetika unterdrücken die Wehentätigkeit.

Gegenanzeigen und Vorsichtsmaßnahmen

Kontraindiziert bei Überempfindlichkeit gegenüber dem Wirkstoff sowie in peroraler Form bei hypertropher, obstruktiver Kardiomyopathie, Tachykardie, Tachyarrhythmie, Thyreotoxikose. Vorsichtig bei frischem Myokardinfarkt, diabetischer Stoffwechsellage, ideopathischer, hypertropher, subvalvulärer Aortenstenose, bei gastroösophagalem Reflux als Asthmaauslöser. Sympathomimetika senken wie Theophyllin den Tonus des unteren Ösophagussphinkters [5].

Unerwünschte Wirkungen

Extrapulmonale Nebenwirkungen sind nach inhalativer Gabe deutlich seltener als nach peroraler, rektaler oder parenteraler Applikation. First-Pass-Effekt und Applikationsort schränken die systemische Verfügbarkeit ein, zusätzlich durch Spacer optimierbar. Die Verträglichkeit ist interindividuell und von Substanz zu Substanz verschieden. Bei Kindern altersproportionale Zunahme der Inzidenz von Nebenwirkungen einer topischen Therapie [7]. Das Auftreten systemischer Nebenwirkungen bei topischer Anwendung ist stets abzuklären: unkontrollierte Dosissteigerung? unsachgerechte Inhalationstechnik? cave KHK-Patienten.

Folgende Nebenwirkungen können z. B. auftreten:

▨ feinschlägiger Tremor der Skelettmuskulatur als häufigste, zumeist gut tolerierte Nebenwirkung.
▨ Zentrale Nebenwirkungen wie Unruhezustände, Nervosität, Agitiertheit.
▨ Stoffwechselnebenwirkungen: Hyperglykämie, Hypokaliämie, Vorsicht bei Schleifendiuretika oder peroralen Glucocorticoiden als Komedikation. Bei KHK-Patienten droht im akuten Anfall die Gefahr schwerwiegender Arrhythmien bis hin zum Sekundenherztod bei Risikokonstellation Hypoxie + Tachykardie + Hypokaliämie.
▨ Kardiovaskuläre Nebenwirkungen: Reflextachykardie infolge der Senkung des peripheren Widerstandes, z. T. direkt durch β₂-vermittelte positiv inotrope Effekte [14].

Wechselwirkungen

▨ Abschwächung der blutzuckersenkenden Wirkung von Antidiabetika,
▨ Verstärkung der hypotensiven und positiv chronotropen Wirkung (Reflextachykardie!) von Inhalationsnarkotika (Isofluran, Enfluran),
▨ Verstärkung der vaskulären Nebenwirkungen der β₂-Sympathomimetika durch Antidepressiva, gilt nur mit Einschränkung für MAO-Hemmer,
▨ Wirkungsabschwächung bis -aufhebung durch β-Adrenozeptorenblocker, dosisabhängig auch bei β₁-Blockern,
▨ Verstärkung des Hypokaliämie- und Arrhythmierisikos durch Schleifendiuretika.

Handelspräparate

Eine Übersicht über die im Handel befindlichen β₂-Sympathomimetika zeigen die Tabellen 7.1 und 7.2.

Therapiehinweise β₂-Sympathomimatika

1. Peak-Flow-Kontrolle
Der Einsatz der kurzwirksamen, inhalativen β₂-Sympathomimetika sollte nur unter Peak-Flow-Kontrolle vor und 5–10 Minuten nach Inhalation erfolgen und die Anzahl der Einzeldosen im Asthma-Tagebuch dokumentiert werden.
Das Ausmaß der Atemwegsobstruktion kann vom Patienten subjektiv nur sehr schlecht eingeschätzt und die Wirksamkeit, Wirkstärke und Wirkdauer der eingesetzten Medikamente ohne Lungenfunktionsprüfung kaum objektiviert werden. Eine beginnende Tachyphylaxie, insbesondere Abnahme der Wirkdauer und Zunahme der Dosierungsfrequenz, und die Notwendigkeit einer frühzeitigen Intervention mit antientzündlichen Präparaten lässt sich aus dem Peak-Flow-Protokoll leichter ablesen (siehe Abb. 10.2 b).

Bronchodilatorisch wirkende Asthmatherapeutika

Tab. 7.1: Inhalative β_2-Sympathomimetika. Rote Liste 2002

Kurzwirksame β_2-Sympathomimetika – Monopräparate

Wirkstoff(e)	Handelspräparate®	Darreichung
Fenoterol	Berotec N 100 µg	Dosieraerosol
	Berotec LS 0.1%	Inhalationslös.
	Berotec Inhaletten (Inhalator M)	Pulverinhalat
Salbutamol	Apsomol N, Bronchospray novo, Epaq, Salbuhexal N, Salbulair N, Salbutamol-ratiopharm N, Salbutamol STADA N, Sultanol 200 Hub FCKWfrei	Dosieraerosol
	Bronchospray Autohaler, 0,1, Salbulair N (Autohaler)	Dosieraerosol (atemzugsind.)
	Apsomol, Broncho Inhalat, Pädiamol, Salbu-Fatol, Salbuhexal, Salbupp, Salbutamol AL Inhalat, Salbutamol-ratiopharm, Salbutamol STADA, Salbutamol Trom, Sultanol	Lösung zur Inhalation
	Apsomol, Broncho Fertiginhalat, Pädiamol, Pentamol, Salbuhexal, Salbulind, Salbupp, Salbutamol-ratiopharm, Salbutamol STADA, Salbutamol Trom, Sultanol, Sultanol forte	Lösung (Fertiginhalat)
	Cyclocaps Salbutamol 200 µg/400 µg, Salbuhexal Easyhaler, Sultanol Rotadisk 200 µg/400 µg (Diskhaler) Ventilastin (Novolizer)	Pulverinhalat
Terbutalin	Bricanyl	Inhalationslös.
	Aerodur (Turbohaler)	Pulverinhalat

Kurzwirksame β_2-Sympathomimetika – Kombinationen

Wirkstoff(e)	Handelspräparate®	Darreichung
Fenoterol + DNCG	Ditec	Dosieraerosol
Reproterol + DNCG	Aarane N, Allergospasmin N	Dosieraerosol

Langwirksame β_2-Sympathomimetika – Monopräparate

Wirkstoff(e)	Handelspräparate®	Darreichung
Formoterol	Foradil P 12 µg (Aerolizer), Oxis 6/12 µg (Turbohaler)	Pulverinhalat
Salmeterol	Aeromax (Diskus)	Dosieraerosol
	Serevent (Diskus)	u. Pulverinhalat

Langwirksame β_2-Sympathomimetika – Kombinationen

Wirkstoff(e)	Handelspräparate®	Darreichung
Formoterol + Budesonid	Symbicort (Turbohaler)	Pulverinhalat
Salmeterol + Fluticason	atmadisc FCKW-frei (25/125 µg), atmadisc mite FCKW-frei (25750 µg), atmadisc forte FCKW-frei (25/250 µg)	Dosieraerosol
	atmadisc (50/250 µg, Diskus), atmadisc mite (50/100 µg, Diskus), atmadisc forte (50/500 µg, Diskus)	Pulverinhalat
	Viani (50/250 µg, Diskus), Viani mite (50/100 µg, Diskus), Viani forte (50/500 µg, Diskus)	Pulverinhalat

Tab. 7.2: Systemische β₂-Sympathomimetika. Rote Liste 2002

Wirkstoff(e)	Handelspräparate®	Darreichung
Bambuterol	▪ Bambec	Tbl.
Clenbuterol	▪ Spiropent, Spiropent mite	Tbl.
	▪ Spiropent	Saft
	▪ Spiropent	Tropfen
Reproterol	▪ Bronchospasmin	Filmtbl.
	▪ Bronchospasmin	Injektionslösung
Salbutamol	▪ Salbulair 2/-4	Tbl.
	▪ Asthmalitan	Tropfen
	▪ Apsomol 8 mg, Salbuhexal retard	Retardkps.
	▪ Loftan 4 mg/8 mg Salbupp 8 mg retard, Salbutamol Atid 8 mg retard, Salmundin 4 mg/8 mg, Volmac 4 mg/8 mg	Retardtbl.
	▪ Salbulair 0,5	Injektionslös.
	▪ Salbulair 5	Infusionskonz.
Terbutalin	▪ Arubendol, Asthmoprotect, Bricanyl/-forte, Butalitab Contimit, Terbul 2,5, Terbutalin AL 2,5, Terbutalin-ratiopharm 2,5	Tbl.
	▪ Asthmoprotect retard, Contimit retard, Terbul retard, Terbutalin AL retard, Terbutalin retard-ratiopharm, Terbutalin ret. von ct, Terbutalin STADA retard, Terbuturmant	Retardkps.
	▪ Bricanyl-Duriles	Retardtbl.
	▪ Bricanyl Exixier	Lsg.
Tulobuterol	▪ Atenos, Brelomax	Tbl.
	▪ Brelomax	Sirup
	▪ Atenos	Lösung

2. Dosissteigerung

Die Dosierung der kurzwirksamen inhalativen β₂-Sympathomimetika sollte restriktiv gehandhabt und Dosissteigerungen ohne Rücksprache mit dem Arzt nur in engen Grenzen vorgenommen werden.

Eine deutliche Steigerung des Bedarfs an topischen β₂-Sympathomimetika ist stets Ausdruck einer verschlechterten Kontrolle der Erkrankung und damit ein Alarmsignal für den Patienten. In einer solchen Situation muss nach möglichen Ursachen wie Trigger-Exposition, Atemwegsinfekt, Non-Compliance etc. gesucht und die gesamte Therapie angepasst werden. Intensivierung von Relievern und Controllern: Dosis inhalativer Steroide steigern, ggf. vorübergehend systemische Steroide geben. Der Patient sollte lernen, asymptomatische Verschlechterungen der Peak-Flow-Werte frühzeitig zu erkennen und rechtzeitig zu intervenieren. Der mögliche Umfang einer eigenmächtigen Dosissteigerung muss vom Arzt individuell festgelegt werden, vor allem für Risikopatienten (z. B. mit Herz-Kreislauf-Erkrankungen).

3. Symptomenorientierter Einsatz

Bei der Asthma-Langzeittherapie sollte die Gabe der kurzwirksamen inhalativen β_2-Sympathomimetika bei ausreichender antiinflammatorischer Basismedikation symptomenorientiert, d. h. bei Bedarf erfolgen [5]. Dies führt bei leichten bis mittelschweren Asthmaformen i. d. R. zu einer besseren Asthmakontrolle als ein starres Dosierungsschema [15,16]. Bei schweren und schwersten Asthmaformen mit konstant hohem Medikamentenbedarf ist eine derartige bedarfsorientierte Anwendung vielfach nicht möglich und ein festes Therapieregime nicht schlechter zu bewerten [17,18]. Auch bei der dann resultierenden Dauertherapie sollte eine Tagesdosis von 4 x 2 Hüben nicht überschritten werden.

4. Zeitliche Abfolge

Soweit mit dem Therapieschema vereinbar, sollte die Gabe der β_2-Sympathomimetika grundsätzlich 5–10 (kurzwirksame) bzw. 10–30 Minuten (Formoterol < Salmeterol) vor der Anwendung inhalativer Steroide oder Zellprotektiva erfolgen. Sind in der ärztlichen Verordnung jeweils mehrere Hübe eines β_2-Sympathomimetikums vorgesehen, sollten diese nicht unmittelbar hintereinander, sondern im Abstand von 3–5 Minuten erfolgen.

Die Wirksamkeit von inhalativen Steroiden und Zellprotektiva ist in wesentlich stärkerem Maße als die der β_2-Sympathomimetika von der Deposition in den zentralen und peripheren Atemwegen abhängig. Dies wird neben einer sachgerechten Inhalationstechnik auch durch eine vorangegangene Bronchodilatation unterstützt. Da die langwirksamen β_2-Sympathomimetika Formoterol bzw. Salmeterol ebenso wie die inhalativen Steroide nach einem festen Schema gegeben werden, soll die Reihenfolge hier grundsätzlich beachtet werden. Langsameren Wirkungseintritt beachten. Bei den kurzwirksamen β_2-Sympathomimetika ist eine zeitliche Abstimmung im Hinblick auf den bedarfsorientierten Einsatz nicht immer möglich.

5. Inhalationstechnik und Inhalationshilfsmittel (siehe Kap. 11.1, 11.3.6)

Die Verwendung von Applikationshilfen ist bei inhalativen β_2-Sympathomimetika i. d. R. nicht erforderlich, da diese selbst bei schlechter Inhalationstechnik meist noch eine hinreichend gute Wirkung zeigen. Der Einsatz von Expandern oder kleinvolumigen geschlossenen Applikationshilfen ist bei Patienten mit schlechter Koordination von Sprühstoßauslösung und Inhalation angezeigt. Der

Einsatz von Spacern kann sinnvoll sein, bei akuten Exazerbationen (Wirkstärke ↑) bzw. zur Vermeidung systemischer Nebenwirkungen, insbesondere bei Vorliegen kardiovaskulärer Risikofaktoren, bei hohen Dosierungen.

6. Darreichungsformen

Die verschiedenen inhalativen Darreichungsformen sind in therapeutischer Dosierung grundsätzlich gleichwertig. Die z. T. belegte bessere Wirksamkeit vernebelter Lösungen wird auf die raschere Invasionskinetik zurückgeführt. Dem steht bei der Behandlung akuter Verschlimmerungen die Frage der Verfügbarkeit der Geräte und die vergleichsweise umständliche Handhabung gegenüber. Eine **perorale oder parenterale Gabe** von β₂-Sympathomimetika kommt nur bei Gegenanzeigen für eine inhalative Therapie bzw. bei deren Unwirksamkeit in Betracht. Nachteile sind ein peroral langsamerer Wirkungseintritt und geringere Wirksamkeit bei erhöhter Inzidenz systemischer Nebenwirkungen. Orale Liquida haben trotz der Vorteile einer inhalativen Anwendung noch immer einen (unangemessen) hohen Stellenwert in der Pädiatrie. Für die Prophylaxe nächtlicher Asthma-Anfälle eignen sich perorale Retardpräparate, wobei jedoch auch hier die langwirksamen inhalativen Arzneistoffe Formoterol und Salmeterol vorzuziehen sind. Eine parenterale Gabe der Wirkstoffe sollte beim Status asthmaticus erst nach Versagen einer hohen inhalativen Dosis und unter sorgfältiger Beachtung der Gegenanzeigen und Risiken (ältere Patienten mit ausgeprägter Tachykardie, Arrhythmieneigung) erfolgen. Nur bei geschulten Patienten (!) wird die subkutane Eigeninjektion von β₂-Sympathomimetika als letzte Therapieoption bei der Behandlung des schweren Asthmaanfalls propagiert, um die Zeit bis zum Eintreffen des zuvor verständigten Notarztes zu überbrücken. Die rektale Gabe ist im Hinblick auf die schlechte Steuerbarkeit auch in der Pädiatrie als obsolet abzulehnen.

7. Sicherheit

Auf das Sicherheitsbedürfnis des Patienten muss in angemessener Weise eingegangen werden. Da Asthmaanfälle ganz plötzlich eintreten können, müssen die bronchienerweiternden Akutpräparate stets und in ausreichender Menge verfügbar sein. Es ist daher sinnvoll:

- die Füllgradkontrolle bei den verschiedenen Darreichungsformen, insbesondere bei Dosieraerosolen und nicht wiederauffüllbaren Pulverinhalatoren zu erläutern (siehe Kap. 11.3.4 und 11.4.3).
- Faktoren anzusprechen, die die Verfügbarkeit im Bedarfsfall einschränken können, z. B. Temperatureinflüsse bei Dosieraerosolen oder Feuchtigkeitseinflüsse bei Pulverinhalatoren (siehe Kap. 11.3.1 und 11.4.2).
- Hilfen zur Vermeidung von Verwechslungen zu bieten. Farbcodierung der Medikamente erläutern (siehe Kap. 11.6); Patienten auffordern, die Wirkung und Dosierung seiner Medikamente zu erklären.

■ dem Patienten den Nutzen einer Schulung und regelmäßigen Peak-Flow-Kontrolle nahezulegen, wie das Erkennen und Vermeiden von Triggern bzw. Frühwarnsymptomen, Erkennen einer beginnenden Dekompensation.

7.2 m-Cholinozeptorenblocker

Wirkungsmechanismus

Die m-Cholinozeptorenblocker, auch Parasympatholytika oder Anticholinergika genannt, sind kompetitive Antagonisten des Acetylcholins an Muskarinrezeptoren (siehe Abb. 7.1). M1-Rezeptoren modulieren auf ganglionärer Ebene die hier vorherrschende nicotinerge Transmission und verstärken so den Vagustonus und cholinerge Reflexe. Als präganglionäre Autorezeptoren drosseln M2-Rezeptoren die postganglionäre ACh-Freisetzung. Die postsynaptischen M3-Rezeptoren vermitteln eine Kontraktion der glatten Muskulatur und damit eine Bronchokonstrikton. M3 ist der vorherrschende Rezeptortyp auf submukosalen Drüsen sowie im bronchialen Gefäßendothel.

Wirkungen

Durch eine Blockade glattmuskulärer M3-Rezeptoren können m-Cholinozeptorenblocker vagusbedingte Bronchokonstriktionen aufheben oder verhindern. Die bronchospasmolytische Wirkung ist im akuten Anfall ausgeprägter als bei chronischen Zuständen und ebenfalls stärker bei Kleinkindern und alten Patienten. Die bronchodilatierende Wirkung ist im Vergleich zu β_2-Sympathomimetika schwächer, der Wirkungseintritt verzögert [20]. Die quartären m-Cholinozeptorenblocker haben anders als Atropin bzw. β_2-Sympathomimetika keinen Einfluss auf die Sputumviskosität, die mukoziliäre Clearance bzw. die erhöhte Kapillarpermeabilität. Die allergische Sofortreaktion wird nur minimal, die verzögerte allergische Reaktion überhaupt nicht beeinflusst.

Pharmakokinetik

Wegen der sehr geringen peroralen Verfügbarkeit (< 1 %) eignen sich Ipratropiumbromid und Oxitropiumbromid nur für die inhalative Gabe. Der Wirkungseintritt ist gegenüber β_2-Sympathomimetika verlangsamt, 1 – 2 Minuten im Vergleich zu < 1 Minute. Die Eliminationshalbwertszeit beträgt 3 – 4 h bei Ipratropiumbromid bzw. 6 – 8 h bei Oxitropiumbromid. Die Elimination erfolgt vorzugsweise unverändert über die Faezes. Die Substanzen sind nicht liquorgängig und treten nur in Spuren in das fetale Blut bzw. die Muttermilch über.

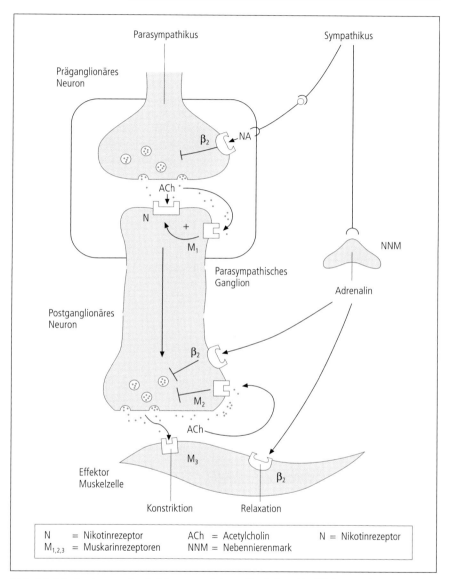

Abb. 7.1: Muskarinrezeptor-Subtypen und deren Funktion. Modifiziert nach Barnes 1993

Anwendungsgebiete

Die m-Cholinozeptorenblocker sind zur Prophylaxe bzw. Behandlung vagusbedingter Reflexbronchokonstriktionen angezeigt. Sie sind insbesondere wirksam bei bronchialer Hyperreagibilität, physikalischen Auslösern wie Kaltluft, Staub, Husten und chemisch-irritativen Auslösern wie Zigarettenrauch, Acetylcholin, Metacholin, Carbachol > Serotonin, Histamin. Deutlich schlechter ist die Schutzwirkung beim Anstrengungsasthma sowie bei allergischen Auslösern. Ihr therapeutischer Nutzen ist beim Asthma bronchiale deutlich geringer als bei der chronisch-obstruktiven Bronchitis.

Aufgrund ihrer geringeren Wirkstärke und aufgrund des verzögerten Wirkungseintritts sind m-Cholinozeptorenblocker als Bronchodilatatoren Mittel der ferneren Wahl und kaum für eine Monotherapie geeignet. Als Kombinationspartner kommen β_2-Sympathomimetika bzw. Theophyllin in Betracht. Sie eignen sich als Alternative bei Gegenanzeigen gegenüber β_2-Sympathomimetika, wegen des sehr viel langsameren Wirkungseintritts jedoch nicht im akuten Anfall [5]. Da das Ansprechen individuell schlecht vorhersehbar ist, wird zur Erfassung von „Respondern" ein Bronchospasmolysetest empfohlen [4] (siehe Kap. Kap. 3.2).

Differentialindikation

Kindesalter
Ipratropiumbromid und Oxitropiumbromid eignen sich bei sehr guter Verträglichkeit und Ansprechbarkeit sowohl für die Akut- als auch für die Dauertherapie im Säuglings- und Kleinkindalter [4,7].

Alte Patienten
Patienten sprechen mit zunehmendem Alter und fortschreitender Krankheitsdauer besser auf m-Cholinozeptorenblocker an [10].

Schwangerschaft
Der Einsatz von m-Cholinozeptorenblockern darf im 1. Trimenon der Schwangerschaft nur bei strenger Indikationsstellung erfolgen. Oxitropiumbromid zeigt im Tierversuch fetotoxische Wirkungen, Humanstudien fehlen [21].

Gegenanzeigen, unerwünschte Wirkungen, Wechselwirkungen

Ipratropium- und Oxitropiumbromid dürfen bei Überempfindlichkeit gegenüber den Wirkstoffen, bei Prostatahyperplasie mit Restharnbildung sowie beim Engwinkelglaukom nicht gegeben werden.

m-Cholinozeptorenblocker weisen eine gute, anderen Bronchodilatatoren überlegene Verträglichkeit auf. Häufige Nebenwirkungen wie Mundtrockenheit und schlechter Geschmack in 20 – 30 % der Fälle sind Folge der Mund-Rachen-Deposition und durch eine sachgerechte Inhalationstechnik mit Applikationshilfen zu vermindern. Kardiale Nebenwirkungen wie Herzpalpitationen, Tachykardie bzw. muskuläre Nebenwirkungen wie Tremor sind auch nach hohen Dosierungen kaum zu erwarten. Paradoxe Bronchokonstriktionen wurden mit der Anwendung hypertoner Inhalationslösungen erklärt, können jedoch bei hohen Dosen auch mit einer M2-Blockade in Zusammenhang stehen.

Tab. 7.3: m-Cholinozeptorenblocker. Rote Liste 2002

Monopräparate		
Wirkstoff(e)	**Handelspräparate®**	**Darreichungsform**
Ipratropiumbromid	Atrovent	Dosieraerosol
	Atrovent LS 0,025 %	Lösung zur Inhalation
	Atrovent 250 µg / 500 µg	Lösung (Fertiginhalat)
	Atrovent Inhaletten	Pulverkapseln zur Inhalation
Oxitropiumbromid	Ventilat (Ventilat Inhalator)	Dosieraerosol, Lösung zu Inhalation, Pulverkapseln zur Inhalation
Tiotropiumbromid	Spiriva (Handihaler)	Pulverkapseln zur Inhalation
Kombinationen		
Wirkstoff(e)	**Handelspräparate®**	**Darreichungsform**
Ipratropiumbromid	Berodual N	Dosieraerosol
+ Fenoterol	Berodual LS	Lösung zur Inhalation
	Berodual Inhaletten (Inhalator M)	Pulverkapseln zur Inhalation

* (nur für COPD zugelassen)

Pirenzepin sowie Pharmaka mit anticholinerger Wirkkomponente (z. B. trizyklische Antidepressiva) verstärken die unerwünschten Wirkungen, Theophyllin wirkt synergistisch.

Perspektiven

Ipratropiumbromaid und Oxitropiumbromid weisen keine Selektivität für die verschiedenen Subtypen auf. Da die gleichzeitige M2-Blockade durch Aufhebung des negativen Feed-Back nachteilig ist, konzentrieren sich die Bemühungen auf M3- bzw. M1/M3-selektive Substanzen. Bereits verfügbar ist Tiotropiumbromid, bei dem die M3-Selektivität bei gleicher Affinität zu den Rezeptorsubtypen auf einer deutlich langsameren Dissoziation vom M3-Rezeptor beruht. Tiotropiumbromid ist derzeit nur für die Behandlung von COPD-Patienten zugelassen [22,23].

Handelspräparate

Eine Übersicht über die Handelspräparate zeigt Tabelle 7.3.

7.3 Theophyllin

Aus der Gruppe der Methylxanthine wird ausschließlich Theophyllin therapeutisch genutzt. Wegen der synergistischen Wirkung und der Gefahr einer erhöhten Inzidenz von Theophyllin-Nebenwirkungen verdient die häufig parallel praktizierte und zum Teil hochdosierte Coffein-Einnahme ebenso Beachtung wie die mögliche gleichzeitige Verordnung von Pentoxifyllin bei Durchblutungsstörungen (siehe auch bei Wechselwirkungen).

Wirkungsmechanismus

Die extrapulmonalen Theophyllin-Wirkungen auf

- Herz: positiv inotrop, chronotrop, dromotrop,
- Niere: diuretisch,
- ZNS: atemstimulierend,

können mehrheitlich durch eine Antagonisierung von Adenosin-Rezeptoren erklärt werden. Bezüglich der pulmonalen Wirkungen bestehen dagegen nach wie vor Kontroversen. Die für eine Blockade von Adenosin-Rezeptoren erforderlichen Konzentrationen werden zwar in vivo erreicht ($0,03-0,05$ mMol = $5-20$ µg/ml), jedoch zeigen potente Bronchodilatatoren wie Enprophyllin nur eine sehr geringe Affinität zu den meisten Adenosin-Rezeptorsubtypen, ausgenommen zu zentralen A2b-Rezeptoren. Durch eine Phosphodiesterase-Hemmung kann zwar sowohl die bronchodilatierende als auch die entzündungshemmende Wirkung (siehe Abb. 7.2) erklärt werden, jedoch werden die für eine vollständige Enzymhemmung erforderlichen Konzentrationen ($0,1-0,2$ mMol = $40-80$ µg/ml) in vivo bei weitem nicht erreicht. Die Grenze für toxische Wirkungen liegt bei 20 µg/ml. Gegenwärtig wird der Erklärungsansatz favorisiert, dass für die klinischen Wirkungen beim Asthmatiker bereits eine partielle Phosphodiesterase-Hemmung in der Größenordnung von $5-20\%$ ausreicht [24,25]. Hierfür spricht unter anderem die vermehrte PDE-Expression bei Atopikern und der Umstand, dass endogene Aktivatoren der Adenylatcyclase (PGE_2) synergistisch wirken.

Wirkungen [1]:

- Bronchodilatatorische Wirkung, wirkt aktiv bronchodilatierend bei Plasmaspiegeln von $10-20$ µg/ml, prophylaktisch wirksam bei Spiegeln < 10 µg/ml. Mäßiger Bronchodilatator, kaum Einfluss auf Ruhetonus. Bronchokonstriktorische Wirkungen von Histamin, Metacholin, Anstrengung werden antagonisiert. Im Vergleich zu β-Sympathomimetika schwächer, aber länger und auch dann noch wirksam, wenn $β_2$-Sympathomimetika nicht mehr ansprechen.
- Gesteigerte Kontraktiliät der Atemmuskulatur.

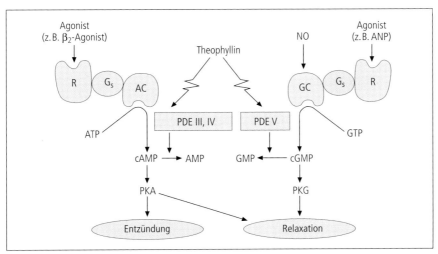

Abb. 7.2: Phosphodiesterasehemmung durch Theophyllin. Ukena, Keller et al. 1994

- Zentrale Atemstimulation, die medulläre CO_2-Empfindlichkeit steigt, Senkung des Dyspnoe-Empfindens.
- Senkung der mikrovaskulären Permeabilität und des Drucks im Pulmonalkreislauf durch Dilatation pulmonaler Arterien, Senkung der alveolären pCO_2.
- Entzündungshemmende Wirkungen (bereits bei Plasmaspiegeln < 10 µg/ml): Kaum Einfluss auf allergische Sofortreaktion, aber Abschwächung der verzögerten allergischen Reaktion. In vitro: Reduktion der Histamin-Liberation aus Mastzellen, der Peroxid-Liberation aus Monozyten und Alveolar-Makrophagen, verminderte lymphozytäre IL_2-Rezeptor-Expression, verminderte Degranulation von Eosinophilen (Peroxid-Liberation gesteigert!). Tierexperimentell Schutz vor verzögerter allergischer Reaktion und allergeninduzierter Plasmaexsudation, Verminderung der Neutrophilen-Migration und der bronchialen Hyperreagibilität.
  Klinisch Zunahme der CD8-Lymphozyten, nach Absetzen beim mit hoch dosierten topischen Steroiden stabil eingestellten Asthmatiker Verschlechterung der Symptomen-Kontrolle und Abnahme von CD4- und CD8-Lymphozyten [24,26].

Pharmakokinetik [27,29]

Theophyllin wird beim Einsatz peroraler Lösungen, nichtretardierter Tabletten bzw. von Klysmen rasch und vollständig aus dem Gastrointestinaltrakt rersorbiert. Die Bioverfügbarkeit beträgt annähernd 100 %. Trotz besserer Wasserlöslichkeit gibt es keine Vorteile von Theophyllin-Salzen. Bei Retardformulierungen sind Nahrungseinflüsse und abweichende Invasionskinetik zu beachten. Theophyllin ist plazenta-, milch- und liquorgängig.

Die Eliminationshalbwertszeit von Theophyllin beträgt bei:

- erwachsenen Nichtrauchern 7–9 h,
- Säuglingen und Kleinkindern 3–5 h,
- Rauchern 4–5 h,
- Frühgeborenen >24 h,
- Herz- und Leberinsuffizienz >24 h.

Die Elimination erfolgt zu 10–20% in unveränderter Form renal und bis zu 90% hepatisch über zwei Cytochrom-P450-Isoenzyme. Einfluss auf die Enzymaktivität haben Alter, Organstatus und Enzyminduktoren bzw. -inhibitoren (siehe Tab. 7.4).

Anwendungsgebiete [4,5,6]

Theophyllin muss grundsätzlich systemisch appliziert werden und zeigt als Bronchodilatator eine geringere Wirkstärke als die β_2-Sympathomimetika. Im Hinblick auf die vielfältigen Neben- und Wechselwirkungen und die geringe therapeutische Breite ist seine Bedeutung als Controller deutlich zurückgegangen.
Anwedungsgebiete von Theophyllin:

- Im Rahmen einer Kombinationstherapie sind Theophyllin-Retardpräparate ab der Stufe 3 (mittelschweres und schweres Asthma) angezeigt, wenn die topische Anwendung von Glucocorticoiden als Controller und von β_2-Sympathomimetika als Reliever allein keine befriedigende Symptomenkontrolle mehr erlaubt. Durch die Kombination soll zunächst eine Erhöhung der Steroiddosis vermieden werden. Als Alternativen kommen langwirksame inhalative β_2-Sympathomimetika wie Formoterol bzw. Salmeterol oder bei Gegenanzeigen retardierte orale β_2-Sympathomimetika (Bambuterol, Salbutamol) in Betracht. Neben den langwirksamen β_2-Sympathomimetika sind Theophyllin-Retardpräparate Mittel der Wahl zur Prophylaxe des nächtlichen Asthmas. Die abendliche Gabe der gesamten Tagesdosis ist zuverlässiger. Plasmaspiegel um die 10 µg/ml gelten als ausreichend.

Tab. 7.4: Korrekturfaktoren der Theophyllin-Clearance (erwachsener Nichtraucher ca. 0,04 l x kg^{-1} x h^{-1}). Taburet, Schmit 1994

Patientenalter	Erwachsene Raucher	1,6
	Kinder von 1 – 4 Jahren	2,4
	Kinder und Jugendliche von 5 – 17 Jahren	1,6
Organfunktion	Leberzirrhose	0,5
	Cor pulmonale	0,7
	Lungenödem	0,5
	Stauungs-Herzinsuffizienz	0,4

- Perorale Theophyllin-Lösungen werden als Reliever zur Behandlung des akuten Asthma-Anfalls eingesetzt. Die Wirkung setzt erst relativ langsam, nach etwa 20–30 Minuten ein. Stehen Theophyllin-Lösungen nicht zur Verfügung kommt als Alternative starker Kaffee in Betracht.
- Parenterale Gaben von Theophyllin sollen ausschließlich für Notfallsituationen wie Status asthmaticus, schweres, gegenüber inhalativen β_2-Sympathomimetika refraktäres Asthma vorbehalten bleiben. Wegen der Gefahr einer Überdosierung vor der Einleitung einer Kurzzeitinfusion Plasmaspiegel bestimmen. Obsolet sind die intramuskuläre und rektale Gabe [1].

Differentialindikation:

Kindesalter
Aufgrund einer höheren Variabilität der Blutspiegel und einer ausgeprägteren Toleranz gegenüber unerwünschten Wirkungen muss der Einsatz von Theophyllin bei *Neugeborenen und Säuglingen* vorsichtig erfolgen (Clearance ↑). Als Richtwerte gelten: Tagesdosis ca. 15–20 mg/kg KG, bei Fieber 7,5–10 mg/kg KG. Dosisfindung möglichst unter Blutspiegelkontrolle, Nebenwirkungen sind kein Indikator für Überdosierung. Theophyllin ist im Kindesalter insbesondere bei nächtlichem Asthma angezeigt, bei unzureichender Wirksamkeit langwirksamer inhalativer oder retardierter oraler Steroide [27].

Alte Patienten
Im Alter ist nur bei eingeschränkter Leber- oder Nierenfunktion mit einer Veränderung der Theophyllin-Kinetik zu rechnen. Die fortschreitende Multimorbidität und die zunehmende Komplexität der Begleitmedikation machen jedoch eine engmaschige Überwachung erforderlich.

Schwangerschaft
Theophyllin kann in der Schwangerschaft [11,28] gegeben werden. Es ist plazentagängig, aber im Gegensatz zu tierexperimentellen Befunden ist kein Hinweis auf teratogene Wirkungen zu finden. Perinatal sowie in parenteraler Form soll Theophyllin nur vorsichtig angewandt werden. Plasmaspiegel soll möglichst im Bereich von 5–15 µg/ml gehalten werden wegen der Gefahr fetaler Tachykardien.

Gegenanzeigen

Theophyllin ist bei Überempfindlichkeit gegenüber dem Wirkstoff kontraindiziert, der Einsatz muss vorsichtig erfolgen bei:

- begleitenden kardiovaskulären Erkrankungen, z.B. frischem Herzinfarkt, Cor pulmonale, Myokardinsuffizienz, schlecht kontrollierter Hypertonie,
- Hyperthyreose,

- peptischem Ulkus,
- Diabetes mellitus,
- Epilepsie,
- Virusgrippe,
- Grippeimpfung,
- hochfieberhaften Erkrankungen.

Vorsicht ist weiterhin im Alter sowie bei Zuständen geboten, die zu einer Verminderung bzw. Steigerung der Theophyllin-Clearance führen.
Zustände, die zu einer Verminderung der Theophyllin-Clearance führen:

- eingeschränkte Leber- und/oder Nierenfunktion,
- Myokardinsuffizienz,
- Einnahme von Enzyminhibitoren (s. Wechselwirkungen).

Steigerung der Theophyllin-Clearance bei:

- Rauchern,
- Säuglingen und Kleinkindern,
- Einnahme von Enzyminduktoren (s. Wechselwirkungen).

Unerwünschte Wirkungen

Da Theophyllin grundsätzlich systemisch appliziert werden muss, lassen sich die unerwünschten extrapulmonalen Wirkungen nur sehr schwer vermeiden. Die vielfältigen Störeffekte sind neben der Dosis vom Alter des Patienten sowie der Begleitmedikation abhängig und unterliegen dabei einer ausgeprägten intra- und interindividuellen Variabilität. Schwere bis lebensbedrohliche Nebenwirkungen sind bei eingeschränkter Organfunktion sowie bei zu rascher intravenöser Gabe möglich. Als Bronchodilatator eingesetzt weist Theophyllin nur eine geringe therapeutische Breite auf ($10-20$ µg/ml). Die vielfältige Sicherheitsprobleme wie Interaktionen, eingeschränkte Eliminationskapazität und die invdividuell schlecht vorhersagbare Verträglichkeit machen in diesem Bereich engmaschige Kontrollen wie therapeutisches Drug monitoring erforderlich. Mit Rücksicht auf die Therapiesicherheit wird daher vielfach propagiert, Theophyllin niedriger zu dosieren und weniger als Bronchodilatator sondern aufgrund seiner bei Plasmaspiegeln < 10 µg/ml bereits maximalen immunmodulierenden Effekte zur Steroideinsparung einzusetzen.

Nebenwirkungen im therapeutischen Dosisbereich (< 20 µg/ml)
Gastrointestinale Störeffekte sind Magenschmerzen, Übelkeit, Erbrechen sowie seltener Durchfälle. Theophyllin vermindert den Tonus des Ösophagus-Sphinkters und kann so über einen gastroösophagalen Reflux Asthmaanfälle provozieren. An zentralnervösen Nebenwirkungen sind Unruhezustände, Schlafstörungen, Tremor und Kopfschmerzen zu nennen, an kardiovaskulären Beschwerden Herzpalpitationen, Tachykardien und Extrasystolen.

Tab. 7.5: Methylxanthin-Handelspräparate. Rote Liste 2002

1. Theophyllin, wasserfrei (und Theophyllin-Natriumglycinat)

Darreichungsform	Handelspräparate®
Injektionslösung	Aerobin*, Afonilum novo*, afpred forte-Theo, Bronchoparat*, Euphylong i. v. 200 Injektionslsg., Solosin 0,42 Kurzzeitinfusion, Solosin Infusionslösungskonzentrat, Solosin Injektionslsg., theo 200 von ct*, Uniphyllin Ampullen* (* enthalten Theophyllin-Natriumglycinat)
Lösungen peroral	Afonilum-Tropfen, Solosin Trinkampullen, Solosin Tropfen
Retardkapseln	Aerobin mite 200 mg/-normo 300 mg/forte 400 mg, Afonilum Bio-R, Afonilum retard mite/ -retard/ -retard forte /-retard 500, Bronchoretard 100 junior /- 200 mite / - 350 / - 500 forte, Bronchoretard Tag 200/Nacht 350, - Tag 200/Nacht 500, Cronasma 200 / - 250 / - 350 / - 400, duraphyllin retard 150 mg / - retard / - retard 400 mg, Euphylong 125 / -200 / - 250 / -300 / - 375 / - 400 / - 500, Pulmi-dur, Pulmo-Timelets 300 mg, theo 125 / 250 von ct, Theophyllin 150 retard / - 250 retard / - 400 retard Heumann, Theophyllin AL 200 mg retard / - 300 retard, Theophyllin AZU 200 mg retard / - 300 mg retard, Theophyllin retard-ratiopharm 125 / - 250 / -350 / - 500, Theophyllin STADA 200 mg / - 300 mg / - 400 mg retard, Tromphyllin retard 300 / - 600, Unilair 200 / - 300 / -450
Retardtabletten	Contiphyllin, Cronasma 200, Solosin retard mite / - retard, Theolair retard, Uniphyllin 300 mg / - 400 mg / - 600 mg, - minor 200 mg
Tabletten (nicht retardiert)	Euphylong quick 200 (Brausetbl.)
Suppositorien	Euphylong Kinderzäpfchen 50, Euphylong Zäpfchen 250

2. Aminophyllin (Theophyllin-Ethylendiamin-1-Hydrat)

Darreichungsform	Handelspräparate®
Injektionslösung	Theophyllin-EDA-ratiopharm 0,12 / - 0,24
Retardtabletten	Phyllotemp retard
Tabletten	Aminophyllin 125

3. Cholin-Theophyllinat

Darreichungsform	Handelspräparate®
Filmtabletten	Euspirax
Retardtabletten	Euspirax forte / - retard

Toxische Nebenwirkungen

Manische Zustände, Agitiertheit, Tinnitus, Tachyarrhythmien und zerebrale Krampf-anfälle sind im Allgemeinen ab einer Plasmakonzentration $>20\ \mu g/ml$ zu erwarten.

Wechselwirkungen [29]:

- Erhöhung der Theophyllin-Clearance
  Durch eine erhöhte Theophyllin-Clearance sinken Plasmaspiegel und Wirksamkeit. Folgende Stoffe sind dafür verantwortlich: Carbamazepin, Rifampicin, Isoniazid, Phenytoin und Barbiturate sowie inhalatives Zigarettenrauchen und häufiger Verzehr von Grillprodukten, durch Röststoffe als Enzyminduktor.
- Verminderung der Theophyllin-Clearance
  Durch eine Verminderung der Theophyllin-Clearance steigt der Plasmaspiegel, die Wirksamkeit, aber auch die Nebenwirkungen. Dies kann durch folgende Stoffe verursacht werden: Allopurinol (bei Tagesdosen >600 mg), Makrolid-Antibiotika wie Erythromycin, Roxithromycin, Troleandomycin, Gyrase-Hemmstoffe (Ciprofloxacin, Enoxacin, Norfloxacin, Ofloxacin, Pefloxacin, Pipemidsäure), Cimetidin, orale Kontrazeptiva, Furosemid und Propranolol. Die gleichzeitige Gabe von Pentoxifyllin bzw. von hohen Coffeindosen, z.B. >8–10 Tassen Kaffee pro Tag führt zu einer deutlichen Steigerung der Theophyllin-Plasmaspiegel und -toxizität. Die Plasmaspiegel sind engmaschiger zu überwachen, ggf. Dosisanpassung.
- Wirkverstärkung von herzwirksamen Glykosiden (Toxizität↑), Ephedrin und Sympathomimetika (Arrhymthmierisiko)
- Abschwächung der Wirkung von Lithiumsalzen (renale Elimination↑, Lithium-Serumspiegel↓).

Handelspräparate

Eine Übersicht über die sich im Handel befindenden Theophyllin-Präparate zeigt Tabelle 7.5.

Therapiehinweise Theophyllin

Individualisierte Therapie [5,30]
Die Dosisfindung muss stets individuell erfolgen. Bei der Einstellung auf voll bronchodilatierend wirkende Blutspiegel ist eine grobe Orientierung durch die Verwendung von Nomogrammen oder Korrekturfaktoren (siehe Tab. 6.1) möglich. Das Auftreten von Nebenwirkungen eignet sich dabei nicht als Indikator, da eine starke interindividuelle Variabilität der subjektiven Verträglichkeit herrscht, ebenso ein deutlicher Einfluss des Patientenalters. Bei Vorliegen von Risikofaktoren wie Herzinsuffizienz, Leberzirrhose, Schwangerschaft, bei Verdacht auf Non-Compliance, bei schweren Neben- oder Wechselwirkungen oder unzureichender Wirksamkeit sowie bei der Einleitung einer Kurzzeitinfusion ist dagegen eine photometrische Blutspiegelkontrolle, ein therapeutisches Drug monitoring, angezeigt.

Bioverfügbarkeit peroraler Retardformulierungen [31–34]

Die verschiedenen Retardpräparate unterscheiden sich zum Teil deutlich in ihrer pharmazeutischen und biologischen Verfügbarkeit sowie hinsichtlich möglicher Nahrungseinflüsse. Da allgemein anerkannte Bioäquivalenz-Kriterien nach Ein- oder Mehrfachgabe fehlen, sollte nach erfolgter Dosisfindung nur dann substituiert werden, wenn die Bioäquivalenz konkret nachgewiesen wurde.

Einnahmemodalitäten [30]

Theophyllin-Retardpräparate sollten unter Beachtung der Herstellerangaben stets in derselben zeitlichen Relation zur Nahrung eingenommen werden. Die Resorptionsgeschwindigkeit und die Bioverfügbarkeit können durch gleichzeitige Nahrungszufuhr je nach Formulierung sowohl gesteigert als auch gesenkt werden.

Literatur

Literatur zu Kapitel 7 siehe Seite 105.

8 Antientzündlich wirkende Asthmatherapeutika

8.1 H$_1$-Antihistaminika

Wirkungsmechanismus

H$_1$-Antihistaminika sind kompetitive Antagonisten des Histamins an H$_1$-Rezeptoren.

Wirkungen [4,35]

Im Rahmen der IgE-vermittelten allergischen Sofortreaktion wird Histamin aus Mastzellen und Basophilen freigesetzt. H$_1$-Antihistaminika können die Wirkungen dieses präformierten Mediators auf die glatte Muskulatur wie Bronchien und Blutgefäße blockieren und zusätzlich die Freisetzung von Histamin und anderen Mediatoren, z. B. von Histamin, Leukotrienen und Prostaglandinen drosseln. Die über H$_2$-Rezeptoren vermittelte Steigerung der gastralen Säuresekretion bleibt unbeeinflusst, dagegen kann die Drüsensekretion bei den älteren H$_1$-Antihistaminika wie Diphenhydramin, Promethazin etc. durch begleitende anticholinerge Wirkungen vermindert sein. Dies ist unerwünscht bei Asthma bronchiale. Ketotifen wirkt zusätzlich mastzellstabilisierend. Cetirizin wirkt antientzündlich durch die Hemmung der Eosinophilen-Migration bzw. die mediatorvermittelte Eosinophilen-Rekrutierung.

Die älteren, lipophilen H$_1$-Antihistaminika sind liquorgängig und zeigen eine mehr oder weniger ausgeprägt sedierende Wirkung. Für die Therapie spielen daher nur die folgenden neueren, peripher wirkenden hydrophilen H$_1$-Antihistaminika sowie Ketotifen eine Rolle:

- Cetirizin.
- Ebastin.
- Levocetirizin, allein wirksames R-Enantiomer von Cetirizin, in halber Dosierung gleich wirksam.
- Loratadin, Halbwertszeit 8–14 h.
- Desloratadin, Hauptmetabolit von Loratadin mit längerer Halbwertszeit von 17–24 h. Die Rezeptoraffinität ist um den Faktor 158 höher als bei Loratadin, die Wirksamkeit ist 2,5- bis 4-mal größer.
- Terfenadin.
- Fexofenadin.
- Mizolastin.

Anwendungsgebiete [4]

Der therapeutische Stellenwert der H$_1$-Antihistaminika ist wegen der Vielzahl beteiligter Mediatoren begrenzt. Die peripher wirkenden hydrophilen H$_1$-Antihistaminika eignen sich zur Vorbeugung histamininduzierter Bronchospasmen, nicht aber zur Behandlung akuter Asthmaanfälle oder zur Monotherapie. Bei der Prophylaxe des Anstrengungsasthmas zeigen sie eine schwache Wirkung. Metacholininduzierte Bronchospasmen und das intrinsische Asthma werden kaum beeinflusst [36]. Im Rahmen einer Kombinationstherapie sollen sie zu einer Dosisreduktion anderer Antiasthmatika beitragen und bei begleitender allergischer Rhinitis die Allergenexposition durch die Gewährleistung der Nasenatmung vermindern. Durch den frühzeitigen Einsatz bei atopischen Kindern soll die Wahrscheinlichkeit eines Etagenwechsels vermindert und die Entwicklung einer bronchialen Hyperreagibilität verhindert werden.

Unerwünschte Wirkungen, Wechselwirkungen, Gegenanzeigen

Cetirizin, Desloratadin, Ebastin, Fexofenadin, Levocetirizin, Loratadin und Mizolastin sollen in der Schwangerschaft und Stillzeit nicht oder nur bei strenger Indikationsstellung (Terfenadin) gegeben werden. Cetirizin und Ebastin sind bei stark eingeschränkter Nierenfunktion, Ebastin und Terfenadin bei Leberinsuffizienz kontraindiziert. Bei Kindern kann Cetirizin ab dem 2. Lebensjahr, Levocetirizin ab dem 6., Desloratadin, Ebastin, Fexofenadin, Loratadin, Mizolastin und Terfenadin ab dem 12. Lebensjahr gegeben werden. Die älteren, sedierend wirkenden Anthistaminika können die Verkehrstauglichkeit sowie das Reaktionsvermögen einschränken sowie die zentral dämpfende Wirkung anderer Pharmaka verstärken. Mundtrockenheit, Harnverhalt sowie eine Steigerung des Augeninnendrucks sind mögliche Nebenwirkungen von H$_1$-Antihistaminika mit anticholinerger Wirkkomponente. Diese sind deshalb beim Engwinkelglaukom sowie bei Prostataadenom mit Restharnbildung kontraindiziert. Die Wirkung von Terfenadin und Ebastin wird durch Hemmstoffe des Cytochrom-P450-Isoenzyms CYP 3A4 verstärkt. Hemmstoffe von CYP 3A4 sind die Antimykotika Ketoconazol und Itraconazol, die Makrolid-Antiinfektiva Clarithromycin, Josamycin, Erythromycin sowie Cimetidin. Hochdosiertes Paracetamol bzw. eingeschränkte Leberfunktion verstärken ebenfalls die Wirkung. Es besteht eine Gefahr von EKG-Veränderungen bis hin zu lebensbedrohlichen Torsades-de-Pointes-Arrhythmien [37]. Das Interaktionsrisiko ist sehr viel geringer bei Loratadin [38] und seinem Hauptmetaboliten Desloratadin (zwei alternative Stoffwechselwege über die Isoenzyme CYP 3A4 und CYP 2S6) und fehlt bei Fexofenadin, Cetirizin und Levocetirizin, die unverändert biliär bzw. renal ausgeschieden werden.

Handelspräparate

Eine Liste der sich im Handel befindenden H$_1$-Anthistaminika zeigt Tabelle 8.1.

Tab. 8.1: H_1-Antihistaminika (in Auswahl). Rote Liste 2002

Wirkstoff	Handelspräparate®	Darreichung
Cetirizin	Alerid, Cetidura, Zetir, Zyrtec, Zyrtec P	Filmtbl.
	Alerid, Zyrtec, Zyrtec P	Saft
	Alerid, Zyrtec	Tropfen
Desloratadin	Aerius	Filmtbl.
Ebastin	Ebastel	Filmtbl.
Fexofenadin	Telfast 120 mg/-akut, Telfast 180 mg	Filmtbl.
Ketotifen	Ketotifen 1 Heumann, Ketotifen-ratiopharm, Pädiatifen	Tbl., Filmtbl.
	Astifat, Ketof, Ketotifen beta, Ketotifen-ratiopharm, Ketotifen STADA, Ketotifen Trom, Zaditen, Zatofug	Sirup
	Astifat, Ketof, Ketotifen STADA, Ketotifen Trom, Zaditen, Zatofug	Kps.
	Pädiatifen	Tropfen
	Ketotifen Temmler	Trinktbl.
Levocetirizin	Xusal/-A	Filmtbl.
Loratadin	Lisino S, Lobeta gegen Allergien, !Lora Basics, Loraclar, Loragalen, Loragamma 10 mg, Lorano/-akut, Loratadin 10 Heumann, Loratadura 10 mg, Vividrin Tabletten Wirkstoff Loratadin	Tbl.
	Lisino	Saft
	Lisino	Brausetbl.
Mizolastin	Mizollen, zolim	Filmtbl.
Terfenadin	Hisfedin, Terfedura, Terfemundin, Terfenadin 60 Heumann, Terfenadin STADA 60, Terfenadin AL 60, Terfenadin-ratiopharm, Terfenadin von ct/-akut von ct	Tbl.
	Hisfedin	Saft

8.2 Leukotrien-Antagonisten

Wirkungsmechanismus

Von den Metaboliten des Lipoxygenaseweges spielen insbesondere die von 5-HPETE abgeleiteten Leukotriene der 4er-Reihe (LTA_4, LTB_4, LTC_4, LTE_4, LTF_4) eine wichtige Rolle beim Asthmatiker. Leukotriene wirken stark und anhaltend bronchokonstriktorisch (ca. 1000fach stärker als Histamin). Darüber hinaus induzieren sie eine mehrere Tage anhaltende bronchiale Hyperreagibilität, sie steigern die Schleimproduktion, fördern die Ödementstehung durch eine gesteigerte vaskuläre Permeabilität und eine Erhöhung der Plasmaexsudation. Sie stimulieren die Migration von Entzündungszellen, vor allem von neutrophilen und eosinophilen Granulozyten. Die genannten Leukotrien-Wirkungen werden über verschiedene Rezeptoren vermittelt, von denen die therapeutisch genutzten Leukotrien-Antagonisten in erster Linie den CystLT1-Subtyp blockieren. Im Gegensatz zu den anfangs eingesetzten Substanzen weisen die neueren Leukotrien-Antagonisten wie z. B. Montelukast, Zafirlukast oder Panlukast eine deutlich höhere Rezeptor-Bindungsstärke, eine höhere Bioverfügbarkeit und eine bessere Verträglichkeit auf.

Wirkungen [39,40]

Leukotrien-Antagonisten zeigen eine im Vergleich zu β_2-Sympathomimetika schwache bronchodilatierende Wirkung. Sie reduzieren die bronchiale Hyperreagibilität, vermindern sowohl die allergische Sofortreaktion als auch die verzögerte allergische Reaktion und erlauben eine Dosisreduktion konkomitant gegebener β_2-Sympathomimetika und Glucocorticoide.

Anwendungsgebiete [6,39,40]

Der endgültige therapeutische Stellenwert der Leukotrien-Antagonisten kann derzeit noch nicht definiert werden. Angesichts einer nur schwach bronchienerweiternden Wirkung sind die Substanzen als Controller einzustufen, zusammen mit inhalativen Steroiden ist ihr Einsatz insbesondere bei mildem bis mittelschwerem Asthma (Stufe 2 und 3) sinnvoll, die besten Erfolge sind bei Analgetika-Intoleranz zu erwarten. Die Substanzen müssen peroral gegeben werden.

Unerwünschte Wirkungen, Wechselwirkungen, Gegenanzeigen

Leukotrien-Rezeptor-Antagonisten sind im Allgemeinen gut verträglich. Die Häufigkeit von Störwirkungen wie Kopfschmerzen, respiratorischen Effekten wie Pharyngitis, Rhinitis oder gastrointestinalen Reizwirkungen, z. B. Gastritis, Dyspepsie, Durchfälle, Magenschmerzen unterscheiden sich nicht wesentlich von Plazebogaben. Schwere hepatische oder gastrointestinale Nebenwirkungen wie bei den Antileukotrienen der ersten Generation werden nicht beobachtet. Leukotrien-Antagonisten sind bei Überempfindlichkeit gegenüber den Wirkstoffen kontraindiziert, bei schweren Lebererkrankungen sollen sie vorsichtig eingesetzt werden. Montelukast kann ab dem 2., Zafirlufast ab dem 7. Lebensjahr gegeben werden.

Handelspräparate

Eine Übersicht über die verfügbaren Handelspräparate zeigt Tabelle 8.2.

Tab. 8.2: Leukotrien-Antagonisten

Wirkstoff	Handelspräparate®	Darreichungsform
Montelukast	▪ Singulair 10 mg	Filmtabl.
	▪ Singulair junior 5 mg, Singulair mini 4 mg	Kautbl.
Zafirlukast	▪ Accolate™ (in Deutschland nicht im Handel)	Tbl.

8.3 5-Lipoxygenase-Inhibitoren

Wirkungen [39, 41–43]

Direkte 5-Lipoxygenase-Inhibitoren wie Zileuton haben eine schwache bronchodilatierende und eine antientzündliche Wirkung durch Abnahme der LTB4-Konzentration sowie der Eosinophilenzahl. Sie verhindern eine Zunahme der bronchialen Hyperreagibilität, wirken protektiv gegenüber unspezifischen Triggern und können zu einer Dosisreduktion bei β_2-Sympathomimetika und indirekt auch von inhalativen Steroiden beitragen.

Anwendungsgebiete [39, 41–43]

5-Lipoxygenase-Inhibitoren wie Zileuton sind in Deutschland noch nicht zugelassen, eine Positionierung im Stufenplanschema ist noch nicht erfolgt. Die Substanzen werden voraussichtlich wie Leukotrien-Antagonisten als Controller bei mildem bis mittelschwerem Asthma eingesetzt werden.

Unerwünschte Wirkungen, Wechselwirkungen, Gegenanzeigen

An Nebenwirkungen werden Kopfschmerzen, gastrointestinale Reizwirkungen wie Dyspepsie sowie vorübergehende Anstiege der Leberenzyme oder Leukopenien berichtet. Im Vergleich zu Leukotrien-Antagonisten gilt die Verträglichkeit als etwas schlechter.

Handelspräparate

Eine Übersicht über den 5-Lipoxygenase-Inhibitor Zileuton bietet Tabelle 8.3.

Tab. 8.3: 5-Lipoxygenase-Inhibitor Zileuton

Wirkstoff(e)	Handelspräparate®	Darreichungsform
Zileuton	▪ Zyflo™ (kein deutsches Handelspräparat)	Tbl.

8.4 Zellprotektiva, Mastzell-Stabilisatoren

Wirkungsmechanismus [4]

Die Zellprotektiva Cromoglicinsäure und Nedocromil verhindern die durch Allergene bzw. nicht-allergische Trigger (Kaltluft, Nebel, Rauch; Isocyanate, SO_2, Histamin; hyper- bzw. hypoosmotische Lösungen; Hyperventilation, Anstrengung) ausgelöste Mastzelldegranulation und damit die Freisetzung des für die allergische Sofortreaktion entscheidend wichtigen präformierten Mediators Histamin. Histamin wirkt bronchokonstriktorisch, vasokonstriktorisch und erzeugt eine gesteigerte Plasmaexsudation. Daneben wird auch noch die Liberation weiterer präformierter oder erst nach Mastzellaktivierung gebildeter Mediatoren wie Prostaglandin D2, Thromboxan A2, Leukotrien B4 und C4, PAF sowie die Rekrutierung von Entzündungszellen über Leukotrien B4 und Interleukine verhindert. Der Mechanismus der Mastzellstabilisierung ist noch unklar. Diskutiert werden eine Hemmung des aktivierenden Calcium-Influxes durch Besetzung einer spezifischen DNCG-Bindungsstelle auf dem IgE-kontrollierten Ionenkanal bzw. eine Verminderung der cAMP-Konzentration durch Phosphodiesterasehemmung. Neben der prophylaktischen Wirkung gegenüber der allergischen Sofortreaktion, weniger der verzögerten allergischen Reaktion, wird auch die bronchiale Hyperreagibilität vermindert. Bezüglich beider Effekte sind die Zellprotektiva den Glucocorticoiden deutlich unterlegen. Nedocromil ist bei nicht-allergischen Auslösern besser wirksam.

Pharmakokinetik

Zellprotektiva eignen sich wegen ihrer schlechten Bioverfügbarkeit (F < 5 %) nur für die topische Anwendung. Der endobronchial deponierte Anteil der Dosis beträgt bei DNCG etwa 5–10 %, bei Nedocromil etwa 8–10 %. Dosieraerosole sind den Pulverinhalatoren überlegen, der Anteil verringert sich bei unzureichender Inhalationstechnik, bei akuter Atemwegsobstruktion und bei Hyperkrinie. Oropharyngeal deponierte Anteile der Dosis werden verschluckt und bei minimaler Resorption über die Faezes ausgeschieden. Die pulmonal bzw. intestinal resorbierten Anteile werden zu gleichen Teilen unverändert renal bzw. biliär eliminiert; Nedocromil zu ca. 2/3 renal. DNCG weist eine Eliminationshalbwertszeit von ca. 50–100 Minuten auf, Nedocromil ca. 1,5–2,5 h. Die Wirksamkeit korreliert mit den örtlich erzielten Wirkstoffkonzentrationen und nicht mit dem Plasmaspiegel. Die Wirkstoffe treten nicht nennenswert in Liquor, Plazenta oder Muttermilch über [44,45].

Anwendungsgebiete [4-6]

Zellprotektiva werden eingesetzt zur Prophylaxe des Anstrengungsasthmas (eine Alternative sind β_2-Sympathomimetika, auch in fixer Kombination) sowie als Controller

Tab. 8.4: Zellprotektiva. Rote Liste 2002

Monopräparate		
Wirkstoff (e)	**Handelspräparate®**	**Darreichungsform**
Cromoglicinsäure	acecromol, Cromoglicin Heumann, Cromohexal, Cromopp, Cromo-ratiopharm, cromo von ct, Diffusyl, DNCG Mundipharma, DNCG STADA, DNCG Trom, Flui-DNCG, Intal N, Pentatop, Pulbil	Dosieraerosol
	acecromol, Cromohexal, Cromolind, Cromopp, Cromo-ratiopharm, cromo von ct, Diffusyl, DNCG Mundipharma, DNCG PPS, DNCG STADA, DNCG Trom, Flui-DNCG, Intal, Pädiacrom, Pulbil, Vividrin	Lösung (Fertiginhalat)
	Cromolind, Flui-DNCG, Intal	Pulverkapseln zur Inhalation
Nedocromil	Halamid, Tilade	Dosieraerosol
Kombinationen		
Wirkstoff(e)	**Handelspräparate®**	**Darreichungsform**
Cromoglicinsäure + Fenoterol	Ditec	Dosieraerosol
Cromoglicinsäure + Reproterol	Aarane N, Allergospasmin N	

beim intermittierenden oder mildem persistierendem Asthma Stufe 1 und 2. Bei schwereren Asthmaformen profitieren Patienten über die Reduktion des Steroidbedafs kaum von einer zusätzlichen Zellprotektiva-Gabe. Im Hinblick auf die sehr gute Verträglichkeit und das Dominieren allergischer Asthmaauslöser sind Zellprotektiva besonders im Kindesalter angezeigt, DNCG ab dem 3. Lebensmonat, Nedocromil ab dem 6. Lebensjahr.

Unerwünschte Wirkungen, Gegenanzeigen

Zellprotektiva weisen eine sehr gute Verträglichkeit auf [46]. Neben pulmonalen Reizwirkungen wie Husten und Heiserkeit, die sich bei Pulverinhalaten verstärken, werden gastrointestinale Reizerscheinungen wie Magenschmerzen, Übelkeit, Brechreiz sowie Juckreiz und Dermatitiden berichtet. Bei DNCG gibt es sehr selten anaphylaktische Reaktionen. Neben einer Überempfindlichkeit gegenüber den Wirkstoffen ist als Kontraindikation das 1. Trimenon der Schwangerschaft sowie ein Lebensalter von <6 Jahren (Nedocromil) zu beachten. DNCG soll bei Auftreten pneumonischer Infiltrate mit Eosinophilie abgesetzt werden.

Handelspräparate

Eine Übersicht über die vorliegenden Präparate zeigt Tabelle 8.4.

Therapiehinweise DNCG und Nedocromil

Non-Responder
Eine mögliche Unwirksamkeit von DNCG bzw. Nedocromil kann frühestens nach Erreichen des Maximaleffektes (nach sechswöchiger Dauertherapie) beurteilt werden. Indikatoren für ein frühzeitiges Erkennen von Non-Respondern fehlen [1,5].

Non-Compliance
Die fehlenden Akutwirkungen und die Erfordernis einer (dreimal bis besser) viermal täglichen Anwendung hat Compliance-Probleme zur Folge [47], die sich nur durch eine Aufklärung des Patienten vermeiden lassen (siehe Kap. 9).

Inhalationstechnik
Eine unsachgemäße Inhalationstechnik führt zu einer weiteren Verminderung der ohnehin geringen pulmonalen Deposition und damit zu einer Einschränkung der Wirksamkeit. Auch ohne örtliche oder systemische Nebenwirkungen sollte die Verwendung von Spacern propagiert werden. Darüber hinaus ist ein sorgfältiges Monitoring der Inhalationstechnik für den Behandlungserfolg wichtig. Soweit im Therapieplan vorgesehen, sollen Zellprotektiva nach den bronchienerweiternden Mitteln inhaliert werden.

Therapeutischer Stellenwert und Verwechslungsgefahr
Mastzellprotektiva sind im akuten Anfall wirkungslos. Sie haben keine bronchodilatierende Wirkung, der Maximaleffekt tritt erst nach sechswöchiger Daueranwendung ein.

8.5 Glucocorticoide

Wirkungsmechanismen [48,49]

Unterschieden werden rasch einsetzende nicht-genomische und verzögert einsetzende genomische Wirkungen. Nach Anbindung an einen zytosolischen Rezeptor diffundieren Glucocorticoide als Steroid-Rezeptor-Komplex in den Zellkern und drosseln dort die Wirkungen des proinflammatorisch wirkenden Transkriptionsfaktors NF-kappa-B, direkt über Anbindung an die p65-Untereinheit, indirekt über eine vermehrte Expression des inhibitorischen Proteins I-kappa-B-alpha. Ebenso findet eine vermehrte Expression von Lipocortin statt, einem Hemmstoff der Phospholipase A2. Die Freisetzung von Lyso-PAF und Arachidonsäure wird reduziert, ebenso die Bildung von Lipidmediatoren des Cyclooxygenase- bzw. des Lipoxygeneseweges (siehe Abb. 8.1).

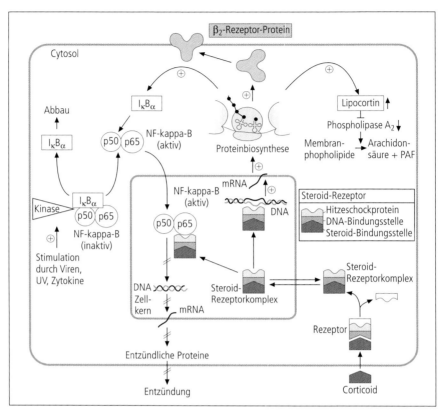

Abb. 8.1: Zellulärer Wirkungsmechanismus der genomischen Glucocorticoid-Wirkung (Erläuterung siehe Text). Kroegel et al. 1997

Wirkungen [4]

- Hemmung der verzögerten allergischen Reaktion, unter Dauertherapie auch der Sofortreaktion,
- Verminderung der bronchialen Hyperreagibilität,
- Verminderung der mikrovaskulären Permeabilität,
- verminderte Sekretbildung, Steigerung der mukociliären Clearance,
- permissive Wirkung gegenüber β_2-Sympathomimetika, wie Wirkverstärkung, Aufhebung der Tachyphylaxie, Steigerung der β-Adrenozeptorendichte.

Tab. 8.5: Schrittweise Dosissteigerung inhalativer Glucocorticoide.
    Wettengel, Berdel et al. 1998

Steroid	Stufe 2 (leicht)	Stufe 3 (mittelgradig)	Stufe 4 (schwer)
Fluticason	bis 250 µg/die	bis 500 µg/die	bis 1000 µg/die
Budesonid	bis 400 µg/die	bis 800 µg/die	bis 1600 µg/die
Beclometason-Dipropionat, Flunisolid	bis 500 µg/die	bis 1000 µg/die	bis 2000 µg/die

8.5.1   Inhalative Glucocorticoide

Anwendungsgebiete [4-6]

Inhalative Steroide sind bei allen Schweregraden des persistierenden Asthmas als Controller angezeigt, wobei die Dosis schrittweise gesteigert wird (siehe Tab. 8.5). Bei Stufe 2 kommen alternativ DNCG bzw. Nedocromil in Betracht.
Da inhalative Steroide erst nach etwa vier Wochen voll wirksam sind, eignen sie sich nicht für die Akut-Therapie. Zur Ermittlung der minimal wirksamen Dosierung kann bei stabil eingestellten Patienten in zwei- bis dreimonatigen Abständen eine 50 %ige Dosisreduktion versucht werden.

Pharmakokinetik [29]

Im Interesse einer guten Verträglichkeit sollten topische Steroide eine schlechte per-orale Bioverfügbarkeit oder eine hohe systemische Clearance aufweisen.
Bestimmend für die pulmonale Wirksamkeit sind die endobronchiale Kontaktzeit und die Rezeptorbindungsaffinität. Diese beiden Parameter verringern sich in der Reihenfolge: Fluticason > Beclometason-Monopropionat > Budesonid > Flunisolid > Beclometason-Dipropionat. Die Verträglichkeit ist abhängig von der Wirkstärke und der Eliminationshalbwertszeit der Wirkstoffe und ihrer Metaboliten, daneben auch von der Qualität der Darreichungsform. Dazu gehört die Partikelgröße und die oropharyngeale Deposition. Diese Parameter sind durch Applikationshilfen und Schulung optimierbar. Budesonid, Flunisolid und Fluticason sind direkt wirksam, Beclometason-Dipropionat wird durch Esterasen in den stärker wirksamen Metaboliten Beclometason-Monopropionat überführt. Problematisch ist es, wenn hochwirksame Metabolite im Rahmen der kurzen pulmonalen Kontaktzeit nur unvollständig gebildet werden. Die systemische Verfügbarkeit von Beclometason-Monopropionat ist hoch. Die Eliminationshalbwertszeiten liegen bei 1,8 h (Flunisolid), 2,7 h (Budesonid) bzw. 3 h (Beclometason-Dipropionat, Fluticason).

Differentialindikation

Kindesalter

Inhalative Steroide können bei allen Schweregraden des persistierenden Asthmas gegeben werden, jedoch sollte bei Stufe 2 wegen der besseren Verträglichkeit zunächst ein Therapieversuch mit Mastzellprotektiva wie DNCG oder Nedocromil ab (ab 6 Jahren), erfolgen. Bei bestehender Indikation sollen die inhalativen Steroide nicht aus Angst vor Nebenwirkungen vorenthalten werden [50,51]. Die Gabe sollte in der minimal wirksamen Dosierung, für Säuglinge 2x100 µg/die, für Kinder 200–1000 [Stufe 3] bzw. 200–2000 µg/die [Stufe 4] erfolgen (zur Auswahl der Darreichungsform siehe Kap. 11.5).

Fallbeispiel 4: Dysphonie unter topischen Steroiden

Fallbeschreibung
Patient, m, 8 Jahre, Asthma bronchiale.

Medikamente
Pulmicort Turbohaler (Budesonid) 2 x tgl. 1 Hub, Aerodur Turbohaler (Terbutalin) bei Bedarf.

Problem
Den Eltern des Kindes fallen anhaltende Heiserkeit und Stimmprobleme auf.

Anamnese, Ursachenklärung
Eine akute Virusinfektion als möglicher Auslöser ist unwahrscheinlich, wenn die Beschwerden länger als zwei Wochen persistieren. Inhalationstechnik erfragen und vom Patienten demonstrieren lassen. Es gibt keine Anhaltspunkte für Fehler: vor dem Essen, ausreichender inspiratorischer Flow, nach Inhalation wird der Mund gespült.
Dysphonie ist die zweithäufigste Nebenwirkung einer topischen Steroidanwendung (Häufigkeit ca. 5–50 %), eine Dyskinesie der Muskeln, die die Stimmbandspannung kontrollieren bzw. eine Steroid-Myopathie der Kehlkopfmuskeln gelten als mögliche Ursachen.

Maßnahmen zur Abhilfe
Die korrekt durchgeführten Schutzmaßnahmen wie Mundspülung und Inhalation vor Essen, können das Risiko einer oralen Candidiasis deutlich reduzieren. Da die pharyngeal bzw. laryngeal deponierten Anteile der Steroiddosis durch die Spülflüssigkeit nicht erreicht werden, können entsprechende Nebenwirkungen bei der Anwendung von Pulverinhalatoren nicht ausgeschlossen werden. Als Abhilfe sollte daher eine Umstellung auf ein budesonidhaltiges Dosieraerosol plus Spacer versucht werden. Bei dieser Altersgruppe sind keine Probleme mit großvolumigen Modellen mit Ventil zu erwarten. Bei der Umstellung von Pulverinhalator auf Dosieraerosol muss auf das abweichende Atemmanöver (inspiratorischer Flow!) hingewiesen und die Handhabung unter Aufsicht geübt werden. Der Erfolg der Maßnahme kann frühestens nach einigen Wochen beurteilt werden. Ggf. muss das Steroid abgesetzt werden (Peak-Flow-Kontrolle). Flankierend sollte die Stimme geschont werden. Die Inzidenz der Nebenwirkung ist bei beruflicher Belastung erhöht.

Schwangerschaft [11]

Hinweise auf fruchtschädigende Wirkungen liegen nicht vor (cave: unbehandeltes Asthma). Soweit angezeigt sollen Steroide vorzugsweise inhaliert werden.

Gegenanzeigen, Vorsichtsmaßnahmen

Lungentuberkulose, Lungenmykose, akute pulmonale Infekte (immunsuppressive Wirkung, Gefahr einer Reaktivierung), Stomatitis aphthosa.

Unerwünschte Wirkungen

Aufgrund der pharmakokinetischen Eigenschaften, wie geringe perorale Bioverfügbarkeit, hohe metabolische Clearance der zum Einsatz kommenden Arzneistoffe, gelangen praktisch nur die vom pulmonalen Zielgewebe resorbierten Dosisanteile in den systemischen Kreislauf. Das Spektrum und der Schweregrad systemischer Nebenwirkungen ist daher bei der topischen Gabe deutlich geringer, die Verträglichkeit besser. Inhalative Steroide führen nicht zu einer Atrophie der oropharyngealen oder bronchialen Schleimhäute [52]. Das Risiko einer Wachstumshemmung bei Kindern wird für die inhalativen Steroide unterschiedlich bewertet, scheint jedoch insgesamt gering zu sein. Inadäquat therapiertes Asthma ist für sich eine Gedeihstörung, die zu einer Verlangsamung bzw. Verminderung des Wachstums führen kann; in therapeutischen Dosen kommt es vermutlich nur zu einer passageren Verlangsamung des Längenwachstums, nicht aber zu einer Verminderung der zu erwartenden Zielgröße [51]. Eine Nebennierenrinden-Suppression ist bei hohen Dosierungen möglich und tritt häufiger bei Kindern als bei Erwachsenen auf.

Häufig sind dagegen örtliche Nebenwirkungen. Hierzu zählen die durch die immunsuppressive Wirkung der Steroide begünstigte oropharyngeale Candidiasis und eine Dysphonie (siehe **Fallbeispiel 4**).

Diese Störwirkungen sind Ausdruck einer unerwünschten Mund-Rachen-Deposition, die sich durch eine sachgerechte Inhalationstechnik effektiv vermeiden lässt. Zur Vorbeugung sollte auf geringe inspiratorische Atemstromstärken bei Dosieraerosolen und elektrischen Verneblern geachtet werden. Bei treibgasbetriebenen Dosieraerosolen ist die Verwendung von großvolumigen Spacern (siehe Kap. 11.3.6, Seite 135 ff.) obligat. Als weniger effektive Alternative wird eine Anwendung vor dem Essen und ein anschließendes Mundspülen progagiert. Dies hat keine Reinigungswirkung im Bereich von Pharynx und Larynx! Bei Candida-Befund sollte sorgfältig und gezielt nach möglichen Inhalationsfehlern gefahndet werden. Inhalationsfehler können sein: nicht ausreichender inspiratorischer Flow, Applikationshilfen werden nicht benutzt.

Wechselwirkungen

Bei deutlich geringer Inzidenz und schwächerer Ausprägung gelten die bei systemischen Steroiden gemachten Ausführungen (s. u.).

Handelspräparate

Eine Übersicht über die sich im Handel befindenden inhalativen Glucocorticoide zeigt Tabelle 8.6.

Tab. 8.6: Inhalative Glucocorticoide. Rote Liste 2002

Monopräparate		
Wirkstoff(e)	**Handelspräparate®**	**Darreichung**
Beclometason-Dipropionat	Aerobec N 50/100 Bronchocort novo 100, Junik 100 µg, Sanasthmax, Sanasthmyl, Ventolair mite 50/100 µg, Viarox	Dosieraerosol
	Aerobec N 50/100 Autohaler, Junik junior Autohaler/ Autohaler 50/100 µg, Ventolair mite 50 µg/100 µg Autohaler	Dosieraerosol (atemzugsind.)
	Beclomet Easyhaler, Cyclocaps Beclometason 100/200/ 400 µg, Sanasthmyl Rotadisk 200 µg	Pulverinhalat
Budesonid	Benosid, Bronchocux, Budapp, Budecort 50 junior/-200, Budefat, Budes/0,05, Budesonid acis 0,2 mg, Budesonid AL 0,2, Budesonid Azupharma, Budesonid beta 0,2, Budesonid Pädia 0,05 mg, Budesonid-ratiopharm/-junior, Budesonid STADA, budesonid von ct, Budon, Pulmicort, Respicort	Dosieraerosol
	Budecort 200 Novolizer, Budisonid-ratiopharm Jethaler, Respicort MAGtab, Cyclocaps Budesonid 200 µg/ 400 µg, Miflonide 200/400 Mikrogramm, Novopulmon 200 Novolizer, Pulmicort Turbohaler/Turbohaler 400 µg	Pulverinhalat
	Pulmicort 0,5mg/2ml bzw. 1,0 mg/2ml	Fertiginhalat
Flunisolid	Inhacort	Dosieraerosol
Fluticason	atemur junior 25/-N 125/-N forte 250, Flutide junior 25/-N 125/-N forte 250	Dosieraerosol
	atemur junior 50 Diskus/-mite 100 Diskus/-250 Diskus/ -500 forte Diskus, atemur junior 50 Rotadisk/-250 Rotadisk, Flutide Junior 50 Diskus/-mite 100 Diskus/-250 Diskus/- forte 500 Diskus, Flutide junior 50 Rotadisk/-250 Rotadisk	Pulverinhalat
Kombinationen		
Wirkstoff(e)	**Handelspräparate®**	**Darreichung**
Budesonid + Formoterol	Symbicort (Turbohaler)	Pulverinhalat
Fluticason + Salmeterol	atmadisc 125/25 µg/-mite 50/25 µg/forte 250/25 µg atmadisc (250/50 µg, Diskus), atmadisc mite (100/50 µg, Diskus), atmadisc forte (500/50 µg, Diskus), Viani (250/50 µg, Diskus), Viani mite (100/50 µg, Diskus), Viani forte (500/50 µg, Diskus)	Dosieraerosol Pulverinhalat

Therapiehinweise inhalative Glucocorticolide

Inhalative Steroide sind im akuten Asthma-Anfall unwirksam!

Compliance (siehe Kap. 10.2.2)
Wegen fehlender Akutwirkungen und verbreiteter Vorbehalte („Cortison-Angst") muss mit dem Patienten offen über die Indikation sowie Nutzen und Risiko eines topischen Steroideinsatzes gesprochen werden. Bei fehlender Entzündungshemmung ergibt sich eine schlechte Prognose, die inhalativen Corticoide sind gut verträglich, die häufigen Nebenwirkungen sind effektiv vermeidbar. Dies gilt in besonderem Maße auch für die Pädiatrie. Bei geschulten Patienten ist eine Objektivierung der Steroidwirkungen durch eine gemeinsame Auswertung der Peak-Flow-Protokolle sinnvoll.

Inhalationstechnik (siehe Kap. 11.1, 11.3.2, 11.3.6)
Inhalative Steroide sollten grundsätzlich nur nach eingehender Schulung zur Inhalationstechnik und im Falle von Dosieraerosolen nur unter Verwendung eines geeigneten großvolumigen Spacers verwendet werden. Bei Pulverinhalatoren bzw. elektrischen Verneblern sollte die Gabe vor dem Essen erfolgen und im Anschluss der Mund gespült und die Zähne geputzt werden. Das Auftreten örtlicher Nebenwirkungen (Soor, Heiserkeit) macht eine sorgfältige Überprüfung der Inhalationstechnik erforderlich. Der Patient soll die Anwendung demonstrieren! Wird der Spacer regelmäßig und richtig verwendet? Wie ist der inspiratorische Flow?

Umstellungsfragen

Im Regelfall wird die topische Steroidgabe zur Verminderung systemischer Nebenwirkungen auch unter oralen Steroiden in der dem Schweregrad entsprechenden Dosierung beibehalten. Sie ist ggf. entbehrlich bei Tagesdosen > 20 mg/Prednisolon-Äquivalent und bei sehr starker Einschränkung der Lungenfunktion mit schlechter pulmonaler Deposition wenig hilfreich. Die Gabe inhalativer Steroide soll frühzeitig vor Ausschleichen der oralen Steroide wieder aufgenommen werden. Cave Adynamie-Syndrom bei zu rascher Umstellung.

Zeitpunkt der Gabe, Komedikation

Eine Anpassung der inhalativen Steroide an die circadiane Rhythmik der Cortisol-Ausschüttung ist weder praktikabel noch erforderlich (i. d. R. zwei- bis viermal täglich). Soweit im Therapieplan vorgesehen, sollen inhalative Steroide möglichst 5–10 Minuten (kurzwirksame β_2-Sympathomimetika, Formoterol) bzw. 10–20 Minuten (Salmeterol) nach der Gabe topischer Bronchodilatatoren gegeben werden. Die pulmonale Deposition verbessert sich dadurch. Bei stabilen Atemwegen mit geringer Varianz ist dies weniger bedeutsam. Die zeitversetzte Gabe ist nicht möglich bei fixen Kombinationen wie Salmeterol + Fluticason; Formoterol + Budesonid und auch nicht bei geringgradigem Asthma (β_2-Sympathomimetika bei Bedarf).

8.5.2 Systemische Glucocorticoide

Anwendungsgebiete [1,4-6]

Intermittierende Gabe

Systemische Glucocorticoide können als **Controller** bei jedem Asthma-Schweregrad zur intermittierenden Behandlung akuter Exazerbationen eingesetzt werden. Die Wirkung tritt nach einigen Stunden ein. Orale Steroide sind notwendig, wenn eine fortschreitende Verschlechterung von Peak-Flow bzw. Symptomen nicht mehr durch eine Steigerung der inhalativen Dosis kompensiert werden kann, z. B. bei PEF < 60 %, bei erhöhtem Bedarf an β_2-Sympathomimetika, bei hoher Frequenz nächtlicher Asthmaanfälle. Ziel ist eine Verkürzung der Anfallsdauer und die Vermeidung einer stationären Behandlung. Initial werden 50 mg Prednisolon-Äquivalent bis zur Stabilisierung über mindestens drei Tage gegeben, anschließend Dosisreduktion (bei Therapiedauer < 1 Woche abrupt, sonst aussschleichend).

Im akuten Asthma-Anfall

Geschulte Patienten können orale Steroide beim akuten Asthmaanfall als **Reliever** einsetzen. Die Dosierung erfolgt in Abhängigkeit vom Schweregrad des Asthmaanfalls und gemäß den schriftlichen Anweisungen des Arztes bzw. entsprechend den in der Schulung festgelegten Plänen für die Anfallstherapie. Soweit nicht anders angeordnet werden nach unzureichender Wirkung eines inhalativen β_2-Mimetikums (PEF-Kontrolle!) 50 mg Prednisolon-Äquivalent beim leichten bis mittelschweren Anfall bzw. 100 mg Prednisolon-Äquivalent beim schweren Asthma-Anfall eingenommen, zusätzlich Theophyllin als Lösung, ggf. gefolgt von β_2-Sympathomimetikum i. m. Voraussetzungen sind Schulung, das Vorliegen eines schriftlichen Therapieplans und die Verfügbarkeit der Reliever. Bei Unwirksamkeit ist der Arzt/Notarzt zu rufen.

Kontinuierliche Gabe

Zur regelmäßigen Anwendung sind sie darüber hinaus beim schweren Asthma (Schweregrad 4) als **Controller** angezeigt. Gegeben werden initial (25–) 50 mg Prednisolon-Äquivalent, die Erhaltungsdosen liegen bei 2,5–10 mg und sollten 15 mg Prednisolon-Äquivalent möglichst nicht überschreiten.

Pharmakokinetik [29,53]

Glucocorticoide werden nach peroraler Gabe rasch aus dem Gastrointestinaltrakt resorbiert. Prednisolon und Prednison, nicht aber Methylprednisolon, weisen wegen der Plasmaeiweißbindung eine nicht-lineare Kinetik auf. Mit steigender Dosis sinkt die Plasmaeiweißbindung, der freie, biologisch aktive Anteil steigt an. Prednisolon und Prednison werden vorzugsweise hepatisch biotransformiert und in Form der Metabolite renal eliminiert. Die terminalen Eliminationshalbwertszeiten (in Klammer die längeren biologischen Halbwertszeiten) betragen für Prednisolon bzw. Prednison 2,1–3,4 h und 3,4–3,8 h (18–36 h), für Methylprednisolon 2–2,8 h (18–36 h).

Differentialindikation

Kindesalter

Beim persistierenden schweren Asthma werden bei Kindern < 14 Jahren initial 1–2 mg Prednisolon-Äquivalent/kg KG, als Erhaltungsdosis 0,25–0,5 mg/kg täglich gegeben. Die inhalativen Steroide sollen beibehalten werden. Therapiedauer möglichst < 3 Monate wegen der Gefahr einer Wachstumshemmung.

Schwangerschaft

Da eine Dauertherapie mit oralen Steroiden zu einer fetalen Wachstumshemmung führen kann, soll zu Beginn bzw. bei Planung der Schwangerschaft eine Umstellung auf inhalative Steroide versucht und inhalative Steroide zur Dosisreduktion beibehalten werden. Beim akuten Asthmaanfall sind auch hohe parenterale Steroid-Dosen möglich. Mittel der Wahl ist Prednison.

Senium

Wegen des Osteoporose-Risikos soll eine engmaschige Überwachung der Patienten stattfinden.

Gegenanzeigen, Vorsichtsmaßnahmen

- Impfungen mit Lebendimpfstoffen,
- akute Virusinfekte, z.B. Varizella,
- akute bakterielle Infekte,
- Lungentuberkulose,
- Lungenmykosen (immunsuppressive Wirkung, Glucocorticoide nur zusammen mit Kausaltherapie),
- manifeste Osteoporose,
- Diabetes mellitus besonders bei labiler Stoffwechsellage (orale Steroide soweit indiziert nicht vorenthalten: engmaschigere Blutzucker-Kontrollen und Intensivierung der Diabetes-Therapie),
- florides bzw. rezidivierendes Ulkus,
- manifeste Depressionen bzw. Manien,
- Schwangerschaft (generell vorsichtig, orale Steroide in Minimaldosis zusätzlich zu maximal dosierter topischer Therapie, vorzugsweise Prednison).

Unerwünschte Wirkungen [53, 53a]

Bei der oralen bzw. parenteralen Gabe lassen sich systemische Nebenwirkungen der Steroide nicht vermeiden. Eine auch hochdosierte Stoßtherapie wird zumeist gut toleriert.

Fallbeispiel 5: Diabetes und Asthma

Fallbeschreibung

Patient A.M., 64 Jahre, männlich, Asthma bronchiale und konservativ therapierter, insulinpflichtiger Diabetes mellitus Typ 2b.

Medikamente

Sanasthmax (2 x tgl. 2 Hübe), Berotec (bei Bedarf), retardiertes Theophyllin (1 x 350 mg abends), Volmac 4 mg (2 x tgl.); Insuman Comb 25 morgens 20 IE, abends 10 IE, Amaryl 2 mg (1 x tgl. morgens). Blutzucker-Selbstkontrolle (2 x tgl., jeweils vor Insulingabe). Keine Diabetes- oder Asthmaschulung, kein Kontakt zu Selbsthilfegruppen, hausärztlich betreut. Häufige Asthma-Anfälle (2 – 3 x wöchentlich), inhalatives Steroid wird nur unregelmäßig genommen, der Fenoterolbedarf ist hoch (nach Patientenangaben bis zu 10 Hübe am Tag, nach Verordnungsfrequenz noch höher), Peak-Flow-Aufzeichnungen lückenhaft, Inhalation ohne Spacer. HbA1c 9,5 %, häufige Hypoglykämien.

Der Patient erhält wegen interkurrenter Atemwegsinfekte wiederholt orale Steroide. Ein vorzeitiger Absetzversuch muss wegen der Verschlechterung der Lungenfunktion wieder abgebrochen werden. Der Patient bekommt in der Folge seinen Blutzucker nicht mehr in den Griff. Trotz sehr hoher Nüchternwerte klagt er beim Hausarzt über häufige schwere Hypoglykämien.

Kommentar

Im Hinblick auf die hohe Prävalenz von Asthma und Typ-2-Diabetes ist das parallele Auftreten beider Erkrankungen nicht selten. Ein Interaktionsrisiko besteht insbesondere beim schlecht eingestellten, insulinpflichtigen Diabetiker. Werden bei akuten Exazerbationen orale Steroide notwendig, kann es zu einer Stoffwechselentgleisung kommen. Die Wirkung von Insulin und Sulfonylharnstoffen wird sowohl durch β_2-Sympathomimetika (inhalativ, systemisch) als auch durch systemische Steroide abgeschwächt. Zusätzlich ist der Insulinbedarf bei Infekten deutlich erhöht.

Der Patient ist schlecht eingestellt (HbA1c!), und zeigt aufgrund fehlender Schulung eine unzureichende Compliance. Die durch den Infekt und die oralen Steroide gesteigerten Blutzuckerspiegel lassen sich mit den eingesetzten Medikamenten nur schlecht regulieren. Eine Erhöhung der Mischinsulindosis steigert interprandial das Hypoglykämierisiko.

Sinnvolle Akutmaßnahmen

Blutzucker engmaschiger überwachen, Umstellung auf Basis-Bolus-Therapie. Zeitpunkt für Reduktion der Steroiddosis durch engmaschige Peak-Flow-Protokollierung ermitteln. Nach Absetzen der Steroide meist spontane Remission, beim Diabetiker z. T. zeitverzögert.

Vorbeugende Maßnahmen

Patienten mit Asthma und Diabetes bedürfen einer besonders sorgfältigen Schulung und einer konsequenten fachärztlichen Betreuung. Inhalative Steroide (ohne Interaktionspotential!) verbessern bei regelmäßiger und ausreichend hoch dosierter Gabe die Prognose und vermindern den Bedarf an β_2-Sympathomimetika, systemische Steroide werden seltener benötigt. β_2-Sympathomimetika sollen sparsam und unter Peak-Flow-Kontrolle angewendet werden (erhöhtes Koronarrisiko des Diabetikers!). Inhalationstechnik kontrollieren und Spacereinsatz propagieren. Durch Abwehrschwäche und Xerostomie besteht ein erhöhtes Candida-Risiko beim Diabetiker, Verminderung systemischer Nebenwirkungen der β_2-Sympathomimetika durch Spacer.

Bei einer längerfristigen Gabe kann dagegen das ganze Spektrum metabolischer, kataboler oder immunsuppressiver Wirkungen auftreten. Unerwünschte Wirkungen sind daher anders als bei der topischen Anwendung häufig therapiebegrenzend.

Diabetogene Wirkung (siehe Fallbeispiel)
Als Gegenspieler des Insulins können Steroide den Blutzuckerspiegel steigern durch:

- Anstieg der Gluconeogenese,
- Verminderung der peripheren Glucoseutilisation,
- Anstieg der pankreatischen Glucagon-Liberation unter Dauertherapie.

Folgende Wirkungen sind zu beobachten:

- beim Stoffwechselgesunden häufig passagere Hyperglykämien,
- bei Patienten mit metabolischem Syndrom frühzeitige Diabetes-Manifestation möglich,
- bei manifestem Diabetes Verschlechterung der Stoffwechselführung (Gewichtszunahme, Beeiträchtigung des Diäterfolgs) oder Zuckerentgleisung bis hin zum diabetischem Koma.

Steroid-Osteoporose [54, 54 a]
Steroide stimulieren die Osteoklasten und vermindern die Osteoblastentätigkeit. Neben diesem direkten Einfluss kann die Knochendichte auch indirekt über eine Störung des Calciumhaushalts vermindert werden:

- Sinken der enteralen Calcium-Resorption,
- Anstieg der renalen Calcium-Elimination,
- verminderte tubuläre Rückresorption.

Klinisch imponieren die steroidbedingten sekundären Osteoporosen durch chronische Schmerzen, im Vollbild durch Habitusveränderungen und Spontanfrakturen. Der Knochendichteverlust tritt verstärkt in den ersten sechs Monaten auf, insbesondere trabekuläre Strukturen sind betroffen. Zur Prophylaxe ist neben Gymnastik Calcium (1500 mg/die), Vitamin-D-Hormon sowie bei Frauen in der Postmenopause eine Östrogensubstitution angezeigt. Risikopatienten wie postmenopausale Frauen, bettlägerige, heparinisierte Patienten, erfordern im Rahmen der Osteoporose-Prophylaxe eine besonders engmaschige Überwachung und eine kritische Einstellung der Steroid-Dosis. Zur Therapie der Steroid-Osteoporose eignen sich Bisphosphonate und Calcitonin.

ACTH-Suppression, Cushing-Syndrom, Steroid-Entzugs-Syndrom
Eine dauernde Gabe deutlich über der Cushing-Schwelle liegender Dosen (> 15 – 20 mg Prednisolon-Äquivalent) führt zu einer ACTH-Suppression und kann eine, auch nach Absetzen bis zu 6 – 12 Monate persistierende Hemmung der Hypophysen-Nebennierenrinden-Achse bewirken. Bei längerfristiger, hochdosierter Ste-

Tab. 8.7: Sonstige Nebenwirkungen systemischer Glucocorticoide

Nebenwirkungen	Symptome
Gastrointestinal	Vermehrt Blutungen und Schleimhauterosionen bis hin zur Perforation.
Psychiatrisch	Stimmungsaufhellung, Psychosen (Inzidenz < 5 %) [55].
Neurologisch	Pseudotumor cerebi (gutartige Steigerung des intrakraniellen Drucks), eingeschränkte kognitive Leistung, Hirnatrophie [55].
Muskulo-skeletal	Myalgien und Myopathien (substanz- und dosisabhängig), aseptische Knochennekrosen (insb. unter Dauertherapie und initial hohen Dosen, erhöhtes Risiko bei begleitendem Lupus erythematodes oder chronischer Polyarthritis).
Ophthalmologisch	Katarakte posterior-subkapsulär, seltener nukleär; Risikofaktoren sind hohe Dosis, lange Therapiedauer, begleitender Diabetes mellitus, Myopie, Mangelernährung, Rauchen, weibliches Geschlecht; augenärztliche Kontrollen mindestens einmal jährlich; selten Steigerung des Augeninnendrucks, Sehnervschäden, Papillenödem.
Dermatologisch	Hautatrophie, Striae, Steroid-Akne, Steroid-Purpura, Hirsutismus.
Sonstige	Unruhe, Nervosität, Schlafstörungen, Herzpalpitationen, Hyperhidrosis; Störungen des Wasser- und Mineralhaushaltes (Natriumretention, Ödeme, Kaliurese). Gestörte Immunabwehr (Risiko bzw. Reaktivierung bakterieller, viraler, mykotischer Infektionen), erhöhtes Thromboserisiko.

roid-Therapie ist ein iatrogenes Cushing-Syndrom möglich. Die Symptome sind: Stammfettsucht, Stiernacken, Vollmondgesicht, daneben gestörte Wundheilung, Ödemneigung, psychiatrische Störungen, Pseudotumor cerebri. Nach Absetzen sind diese Anzeichen nach Monaten reversibel.

Wachstumsretardierung

Durch Senkung des Wachstumshormonspiegels sowie vermindertes Ansprechen der Gewebe auf Somatotropin können Steroide bei Kindern eine Verminderung des Längenwachstums bewirken. Steroide sollen daher in der minimal wirksamen Dosis und soweit vermeidbar nicht kontinuierlich gegeben werden.

Sonstige unerwünschte Wirkungen systemischer Glucocorticoide werden in Tabelle 8.7 aufgezeigt.

Wechselwirkungen [53a]

Die ulzerogene Wirkung nicht-steroidaler Antirheumatika und das Hypokaliämierisiko von Schleifen- bzw. Thiaziddiuretika sowie von β_2-Sympathomimetika wird verstärkt. Umgekehrt können Steroide die blutzuckersenkende Wirkung von Insulin bzw. oralen Antidiabetika und die Wirkung von Antikoagulantien vom Cumarintyp abschwächen. Enzyminduktoren wie Rifampicin, Phenytoin bzw. Barbiturate erhöhen die metabolische Clearance von Steroiden, die entzündungshemmende Wirkung wird abgeschwächt.

Tab. 8.8: Glucocorticoide – Einzeldosierte, systemische Darreichungsformen zur perorale Anwendung (in Auswahl). Rote Liste 2002

Wirkstoff(e)	Handelspräparate®	Darreichungs-formen
Betamethason	Celestamine N 0,5	Tbl.
Cloprednol	Syntestan 2,5/5,0	Tbl.
Dexamethason	Dexamethason 0,5/-1,5/-4/-8 mg Galen, Dexamethason 0,5/-1,5, -4, -8 mg Jenapharm, Dexamonozon 0,5/1,5 mg, Fortecortin 0,5/-1,5/-4/-8 mg	Tbl.
Methylprednisolon	Medrate 2/-4/-16/-100, Methylprednisolon 4/-8/ -16 mg Jenapharm, Methylprednisolon acis 4/-8/-16, Metypred 4/-8/-16 mg Galen, Metysolon 4/-8/-16 mg, Predni M 4/-8/-16/-40 mg Tablinen, Urbason 4/-8/-16/-40	Tbl.
Prednisolon	Decortin H 1/-5/-20/-50 mg Dermosolon 5/-10/-20/-50 mg, duraprednisolon 5 mg, hefasolon, Predni H 5/-20/-50 mg Tablinen, Prednisolon 1/-5/-20/-50 mg Jenapharm, Prednisolon 2,5/-5 mg Rotexmedica, Prednisolon 1/-2/2,5/-5 mg Galen, Prednisolon 'Sanhelios' 5 mg, Prednisolon-ratiopharm 5/-50 mg	Tbl.
Prednison	Decortin 1/-5/-20/-50 mg, Prednison 5/-20/-50 mg Galen, Prednison 5 mg 'Sanhelios', Prednison-ratiopharm, Predni Tablinen	Tbl.
Prednyliden	Decortilen 6/-60 mg	Tbl.

Handelspräparate

Die Auflistung von Glucocorticoiden zur oralen Asthmatherapie zeigt Tabelle 8.8.

Therapiehinweise systemische Glucocorticoide

Bei zu rascher Dosisreduktion bzw. bei zu schneller Umstellung auf inhalative Gaben kann es zu einem Steroid-Entzugssyndrom mit Kopfschmerz, Fieber, Muskel- und Gelenkschmerzen, Übelkeit, Brechreiz, Gewichtsverlust und Lethargie kommen. Zur Vermeidung sollten die oralen Steroide ausschleichend reduziert und die inhalativen Gaben entweder maximal dosiert beibehalten oder spätestens 1 Woche vor Dosisreduktion aufgenommen werden.

Literatur
Literatur zu Kapitel 8 siehe Seite 105.

9 Fixe Arzneimittelkombinationen

Vom leichten, intermittierenden Formen abgesehen, erfordert die Behandlung des Asthma bronchiale stets eine Dauer- und eine zunehmend komplexere Kombinationstherapie. Fixe Arzneimittelkombinationen können dabei die Compliance und bei synergistischen Effekten auch die Verträglichkeit verbessern. Alle Bestandteile sollten jedoch für sich genommen sinnvoll, wirksam und notwendig, hinsichtlich ihrer pharmakokinetischen Parameter aufeinander abgestimmt sein und auch bei nicht-bestimmungsgemäßem Gebrauch bezüglich z.B. Dosierung, Dosierungsintervall, ein hinreichendes Maß an Therapiesicherheit bieten. Fixe Kombinationen sollten darüber hinaus möglichst nicht zu einer unangemessenen Steigerung der Therapiekosten führen [58].

9.1 Sinnvolle Kombinationen

Inhalative β_2-Sympathomimetika + m-Cholinozeptorenblocker

Handelspräparate
Fenoterol + Ipratropiumbromid (Berodual®). Die Kombinationspartner sind synergistisch wirksam und ergänzen sich in ihrer Kinetik. β_2-Sympathomimetika wirken rascher aber kürzer, m-Cholinozeptorenblocker sind langsamer aber länger wirksam. Keiner der Bestandteile beeinflusst die bronchiale Hyperreagibilität.

Langwirksame inhalative β_2-Sympathomimetika + inhalative Steroide

Handelspräparate
Salmeterol + Fluticason (Viani®), Formoterol + Budesonid (Symbicort®). Da beide Präparate als Controller nach einem festem Dosierungsschema 2-mal täglich gegeben werden sollen, verbessert die fixe Kombination die Compliance. Theoretisch sollte die um einige Minuten zeitversetzte Gabe der beiden Wirkstoffe zwar eine etwas bessere pulmonale Deposition des Steroids zeigen, jedoch ist dieser Aspekt bei stabilen Atemwegen vermutlich von geringer Praxis-Relevanz. Ein Einsatz als Reliever, der für Formoterol diskutiert wird, ist für die fixe Kombination kontraindiziert.

Zellprotektiva + inhalative β_2-Sympathomimetika

Handelspräparate
DNCG + Fenoterol (Ditec®), DNCG + Reproterol (Aarane N®, Allergospasmin N®). Die Kombination ist bei der Prophylaxe des Anstrengungsasthmas und des carbacholin-duzierten Bronchospasmus, beim exogen-allergischen Asthma sowie bei bronchialer Hyperreagibilität besser wirksam als die einzelnen Wirkstoffe. Voraussetzung für den Einsatz der fixen Kombinationen ist der individuelle Nachweis der Wirksamkeit bei-der Kombinationspartner (siehe Kap. 8.4.1, Non-Responder bei DNCG).
Trotz der geschilderten Vorteile und der prinzipiellen Sinnhaftigkeit derartiger Kombinationen bleiben offene Fragen. Da DNCG mit Ausnahme der Prophylaxe des Anstrengungsasthmas erst bei 4-mal täglicher Gabe optimal wirkt, ist der Einsatz der Kombination beim milden, intermittierenden Asthma (Stufe 1) wegen des nur sporadischen Reliever-Gebrauchs erklärungsbedürftig. Umgekehrt ist ein deutlich größerer Bedarf an β_2-Sympathomimetika (> 3-mal täglich) ein Indikator für einen höheren Asthmaschweregrad, bei dem nach herrschender Lehrmeinung inhalative Steroide anstelle von DNCG angezeigt sind. Der immer noch sehr breite Einsatz derartiger Kombinationen muss daher kritisch hinterfragt und deren Eignung stets individuell geprüft werden.

9.2   Nicht-sinnvolle oder problematische Kombinationen

Kurzwirksame inhalative β_2-Sympathomimetika + inhalative Steroide

Handelspräparate
Salbutamol + Beclometason-Dipropionat (Ventide™; kein deutsches Handelspräparat). Reliever (kurzwirksame β_2-Sympathomimetika) sollen vorzugsweise bedarfsorientiert, Controller (inhalative Steroide) dagegen nach einem festem Schema dosiert werden. Wird die Dosis der Kombination bei akuten Exazerbationen bedarfsorientiert gesteigert, droht eine Steroid-Überdosierung.

Orale β_2-Sympathomimetika + Expektorantien

Handelspräparate
Clenbuterol + Ambroxol (Spasmo Mucosolvan®). Beim Asthma besteht keine dauernde Indikation für eine Expektorantiengabe. Angesichts der stark sekretomotorischen Wirkung der Bronchodilatatoren (siehe Kap. 7.1) bleibt der zusätzliche Nutzen eines Expektorantien-Einsatzes erklärungsbedürftig. Auch in der Pädiatrie sollte vorzugsweise inhalativ therapiert werden.

10 Probleme in der Asthmatherapie

10.1 Medikamenteninduziertes Asthma

Eine Reihe von Pharmaka können bei topischer oder insbesondere bei systemischer Gabe die Lungenfunktion akut verschlechtern oder einen Asthmaanfall auslösen. Neben Dyspnoe oder Bronchospasmen im Rahmen allergischer Reaktionen (siehe Tab. 10.1) sind insbesondere drei Wirkstoffgruppen anzusprechen:

- β-Adrenozeptorenblocker,
- ACE-Hemmer,
- Analgetika.

Probleme können sich sowohl im Rahmen von Wechselwirkungen einer ärztlich verordneten Begleitmedikation als auch im Rahmen der Selbstmedikation ergeben.

10.1.1 Asthma induziert durch β-Adrenozeptorenblocker

β-Adrenozeptorenblocker können bereits in subtherapeutischen Dosen zu schweren Bronchospasmen führen [80]. Im Hinblick auf die sehr niedrige Dosis kann diese Nebenwirkung nicht allein mit einer Blockade postsynaptischer β_2-Adrenozeptoren erklärt werden. Diskutiert wird vielmehr eine Enthemmung der cholinergen Transmission auf ganglionärer Ebene [19,57]. Eine überschießende Acetylcholinliberation wird im Bereich der Ganglien physiologischerweise durch zwei präsynaptische Rezeptoren verhindert, M2-Cholinozeptoren und β_2-Adrenozeptoren (siehe Abb. 10.1 bzw. 7.1). Beim Asthmatiker ist dieser negative feed-back offensichtlich durch eine viral- oder entzündungsbedingte Verminderung der Dichte bzw. Ansprechbarkeit der M2-Autorezeptoren stark eingeschränkt. Eine ungezügelte Vagus-Aktivität wird dann nur noch durch die β_2-Heterorezeptoren verhindert und eine β-Blockade folglich anders als beim Lungengesunden sehr schlecht toleriert.
Der Einsatz von β-Adrenozeptorenblockern ist daher beim Asthmatiker grundsätzlich kontraindiziert und zwar unabhängig von der Art der Anwendung (topisch, systemisch) und dem Ausmaß einer möglichen β_1-Selektivität. Einen Sonderfall stellt der β_1-Blocker Celiprolol dar, der aufgrund seiner partiellen β_2-agonistischen Wirkung mehr Sicherheit bieten sollte (keine bronchokonstriktorische Wirkung [59,60], keine Verschlechterung der Lungenfunktion bei normo- bzw. hypertensiven Asthmatikern [61], keine Einschränkung der Wirkung von β_2-Sympathomimetika [61]).
Bei Vorliegen einer zwingenden (!) Indikation für einen β-Blockereinsatz kommen bei

Tab. 10.1: Pharmaka, die Dyspnoe oder Bronchospasmen auslösen

Dyspnoe oder Asthma-Anfälle als dokumentierte Nebenwirkung. Kroegel et al. 1997	
N-Acetylcystein (Expektorans)	Atracurium (Muskelrelaxans)
Benzoesäure, Benzoate (Konservierungsmittel)	Chlorhexidin (Antiseptikum)
Chinin (Malariamittel)	Cimetidin (H_2-Antihistaminikum)
Dinoprost (Wehenmittel)	Formaldehyd (Desinfektionsmittel)
Gallamin (M2-selektives Parasympatholytikum)	Glutamat in Lebensmitteln
Guarmehl (Laxans)	Hexachlorophen (Desinfektionsmittel)
Hydralazin (Antihypertonikum)	Hydrocortison-Hemisuccinat (Glucocorticoid)
Influenza-Impfstoff	Lidocain (Lokalanästhetikum)
Maprotilin (Antidepressivum)	8-Methoxy-Psoralen (Dermatikum)
Methotrexat (Immunsuppressivum)	Metoclopramid (Prokinetikum)
Nalbuphin (opioides Analgetikum)	Neostigimin (indirektes Parasympathomimetikum)
Nitrofurantoin (Antiinfektivum)	Oxatomid (H1-Antihistaminikum)
D-Penicillamin (Antirheumatikum)	Penicillin V (Antiinfektivum)
Pilocarpin (Parasympathomimetikum)	Piperazin (Anthelminthikum)
Propafenon (Antiarrhythmikum)	Psyllium-Staub (Laxans)
Retinoide (Dermatika)	Streptokinase (Fibrinolytikum)
Sulfite (Konservierungsmittel)	Suxamethonium (Muskelrelaxans)
Tartrazin (Farbstoff)	Teicoplanin (Antiinfektivum)
Tubocurarin (Muskelrelaxans)	Tyramin in Lebensmitteln

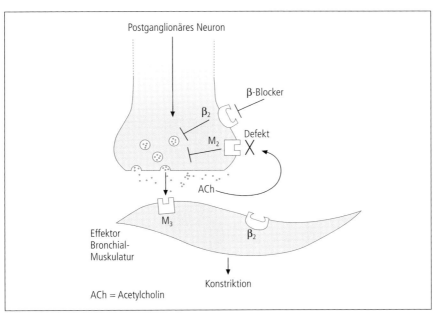

Abb. 10.1: Hypothese zur Ätiologie des β-Adrenozeptorenblocker-induzierten Asthmas. Schmidt, Martin 1994

stabilem, mildem bis mittelgradigem Asthma folglich in erster Linie Celiprolol, mit zweiter Priorität hydrophile β_1-Blocker wie Atenolol in Betracht. Atenolol verursacht im Vergleich zu Metoprolol eine geringere Akkumulation im Lungengewebe [62]. Für einen topischen Einsatz in der Ophthalmologie ist Betaxolol geeignet [63] (siehe Fallbeispiel 6). Die β-Blockergabe muss jedoch stets äußerst vorsichtig und in der minimal wirksamen Dosierung erfolgen. Eine Verträglichkeitsprüfung mit einer Testdosis des β-Blockers ist obligat. Sie muss unter klinischen Bedingungen und engmaschiger Peak-Flow-Kontrolle erfolgen. Eine β-Blockergabe ist ausgeschlossen, wenn die Sekundenkapazität um mehr als 15 % bzw. der Atemwegswiderstand um mehr als 25 % abnimmt [64]. Zu beachten ist weiterhin, dass sich eine so dokumentierte Verträglichkeit eines β-Blockereinsatzes plötzlich verschlechtern kann. Verträglichkeitsprüfungen sind daher regelmäßig zu wiederholen.

Fallbeispiel 6: Glaukompatient mit Asthma

Fallbeschreibung
Patient, m, 68 Jahre, Asthma bronchiale, Engwinkelglaukom behandelt mit pilocarpin- und timololhaltigen Augentropfen.
Problem
Deutliche Peak-Flow-Verschlechterung im Zusammenhang mit der Anwendung der Timolol-Augentropfen.
Maßnahmen
Auch die topische Anwendung von β-Blockern ist beim Asthmatiker kontraindiziert. Eine Anwendung ist nur bei zwingender Indikation und unter sorgfältiger Überwachung des Patienten vertretbar. Ist eine β-Blockergabe unumgänglich, ist der β_1-selektive β-Adrenozeptorenblocker Betaxolol dem unselektiven Timolol vorzuziehen. Bei vergleichbarer Augeninnendrucksenkung gibt es signifikant seltener bronchopulmonale Nebenwirkungen [63]. Als unterstützende Maßnahme zur Reduzierung der systemischen Verfügbarkeit sollte der Tränenkanal nach der Gabe der Augentropfen für etwa zwei bis fünf Minuten komprimiert werden (naso-lakrimale Okklusion [65]). Der Peak-Flow sollte unter Therapie engmaschig kontrolliert werden.

10.1.2 ACE-Hemmer-induzierter Husten

Ein persistierender, seltener anfallsweise auftretender trockener Reizhusten ist die häufigste unerwünschte Wirkung von ACE-Hemmern. Für den Asthmatiker ist der Husten nicht nur subjektiv störend, vielmehr können bei bronchialer Hyperreagibilität auch Bronchokonstriktionen oder Asthma-Anfälle ausgelöst werden. Die Häufigkeit der gruppenspezifischen, vom Alter und der Lungenfunktion des Patienten unabhängigen Nebenwirkung wird in der Literatur mit 0,2 bis 14 % angegeben. Frauen und Nichtraucher sind häufiger betroffen. Der Husten setzt zumeist Wochen bis Monate nach Therapiebeginn ein und verstärkt sich oft in der Nacht, ein Absetzen des auslösenden Arzneistoffs führt innerhalb von Tagen bis Wochen zur Remission [66].

Ätiologie

Durch eine Hemmung der Kininase II kumuliert Bradykinin im Gewebe. Bradykinin kann Husten sowohl direkt durch Beeinflussung vagaler C-Fasern im afferenten Anteil des Husten-Reflexbogens als auch indirekt durch Stimulation der Phospholipase A2 und konsekutive Prostaglandin-Bildung, auslösen.

Vermeidung bzw. Behandlung des ACE-Hemmer-induzierten Hustens

Vielfach führt bereits eine Dosisreduktion zur Remission. Alternativ kann der Wechsel auf einen anderen ACE-Hemmer mit geringerer pulmonaler Akkumulation wie z. B. Benazepril, angesichts gruppenspezifischer Nebenwirkung von fraglichem Nutzen, oder – effektiver – auf Angiotensin-1-Antagonisten (Losartan [67–68], Eprosartan [69], Valsartan, Irbesartan etc.) erwogen werden, bei denen Husten nicht häufiger als unter Plazebo auftritt. Darüber hinaus sind für eine Reihe von Pharmaka Effekte beim ACE-Hemmer-Husten beschrieben worden. Während Antitussiva zumeist nicht wirksam sind [70] ist eine Prophylaxe mit Cromoglicinsäure, nicht aber mit Nedocromil, möglich [71]. Der Husten kann abgeschwächt werden durch Cyclooxygenasehemmer und inhalative Lokalanästhetika (cave mögliche Intoleranz), durch Thromboxan-Antagonisten oder Hemmstoffe der Thromboxan-Synthese wie Picotamid, Ozagrel [72], durch Calcium-Antagonisten wie Nifedipin bzw. durch m-Cholinozeptorenblocker, z. B. Ipratropiumbromid.

10.1.3 Analgetika-Intoleranz

Nahezu alle nicht-opioiden Analgetika/Antiphlogistika können im Rahmen einer pseudoallergischen Reaktion zu einer akuten Verschlechterung der Lungenfunktion führen (siehe Tab. 10.2). Die Bezeichnung „Aspirin-Asthma" ist daher unkorrekt und irreführend! Daneben können Analgetika bei vielen Patienten eine chronisch-schleichende Verminderung der Lungenfunktion bewirken.
Dabei kommt es etwa 10–60 Minuten nach Einnahme zu Bronchospasmus, Rhinorrhoe und Flush, z. T. treten anaphylaktoide Reaktionen mit Urtikaria, Quincke-Ödem und Kollaps auf. Literaturangaben zur Häufigkeit der Analgetika-Intoleranz schwanken aufgrund der angelegten diagnostischen Maßstäbe in relativ weiten Grenzen (4–28 % [5], 4–44 % [4], 10–15 % [73]). Die Analgetika-Intoleranz ist bei Frauen häufiger als bei Männern und im Kindes- und Jugendlichenalter selten, der Häufigkeitsgipfel für die Erstmanifestation liegt zwischen dem 30. und 40. Lebensjahr. Analgetika-Intoleranz wird bei endogenem Asthma häufiger beobachtet, eine positive Familienanamnese erhöht das Risiko. Bei der Mehrzahl der Patienten lassen sich bereits vor der Erstmanifestation Anzeichen für eine Analgetika-Intoleranz (Urtikaria, Konjunktivitis, Fieber) ermitteln. Rezidivierende Erkrankungen der oberen Atemwege

**Tab. 10.2: Analgetika, die Asthma auslösen können und Alternativen.
Modifiziert nach Schmidt, Martin 1994**

Auslöser der Analgetika-Intoleranz (in Auswahl)		
Acemetacin	Acetylsalicylsäure	Azapropazon
Diclofenac (auch topisch)	Diflunisal	Flufenaminsäure
Flurbiprofen	Ibuprofen	Indometacin
Ketoprofen	Lonozolac	Mefenaminsäure
Metamizol-Natrium	Mofebutazon	Naproxen
Nifluminsäure	Oxyphenbutazon	Phenylbutazon
Proglumetacin	Sulfasalazin	Tiaprofensäure
Meist besser tolerierte Analgetika/Antiphlogistika (in Auswahl)		
Cholinsalicylat*	Dextrometorphan (Opioid)	Natriumsalicylat*
Paracetamol	Salicylamid*	

* nicht mehr verfügbar

wie Nasenpolypen oder vasomotorische Rhinitiden mit starker Sekretproduktion scheinen eine Indikatorfunktion zu besitzen [74].

Ätiologie

Als Ursache der Analgetika-Unverträglichkeit wird eine autosomal rezessiv vererbte Störung des Arachidonsäuremetabolismus mit einem Überwiegen bronchokonstriktorisch und sekretionsfördernd wirkender Eicosanoide (Prostaglandine PGD2, PGF2α, Leukotriene B4, C4 und D4) angenommen, wobei die quantitative Ausprägung der Symptomatik auch durch das auslösende Pharmakon mitbestimmt wird. Die Unverträglichkeit bleibt lebenslänglich bestehen [74].
Die Diagnose wird durch einen inhalativen bzw. oralen Provokationstest mit dem Lysinsalz der Acetylsalicylsäure gesichert. Kontinuierliche Dosissteigerung unter Peak-Flow-Kontrolle: Bei asymptomatischem Verlauf gilt eine Abnahme des Peak-Flow um > 15 % als beweisend. Nachweisliche Unverträglichkeiten sowie sichere Alternativen müssen in einem Medikamenten-Pass dokumentiert und die Patienten insbesondere über die Risiken einer Selbstmedikation aufgeklärt werden.

Präparate-Auswahl

Vor einer Abgabe von Analgetika im Rahmen der Selbstmedikation sollten Asthmatiker grundsätzlich und sorgfältig nach Risikofaktoren befragt werden, z. B. familiäre Belastung, urtikarielle Reaktionen auf Analgetika, Nasenpolypen etc. Sofern kein Medikamenten-Pass mit nachweislich tolerierten Analgetika vorliegt, sollte bei Verdacht einer Analgetika-Intoleranz stets zur Abklärung und Dokumentation an den Pneumologen verwiesen werden. Analgetika dürfen bei entsprechender Disposition nur äußerst vorsichtig und in möglichst geringer Dosierung gegeben werden. Mittel der Wahl ist Paracetamol, welches jedoch bei entzündlichen oder rheumatischen Schmerzen nur unzureichend wirkt und zudem von einer Minderheit (ca. 5 % [75]) der Patienten mit Analgetika-Intoleranz nicht vertragen wird. Andere in der Literatur als sicherer eingestufte Analgetika wie Salicylamid, Na-Salicylat, Cholinsalicylat sind nicht mehr oder nur noch in wenig hilfreichen Kombinationen verfügbar. Inwieweit die neueren COX-2-selektiven Antirheumatika wie Celecoxib oder Rofecoxib beim Asthmatiker mehr Sicherheit bieten, ist bislang nicht ausreichend untersucht. Sie sind bei Analgetika-Intoleranz kontraindiziert. Bei starken Schmerzen kommen alternativ auch opioide Analgetika, z.B. Dextropropoxyphen in Betracht (cave Atemdepression). Da die Unverträglichkeit lebenslänglich bestehen bleibt, kann bei chronischen Schmerzen auch eine adaptive Desaktivierung versucht werden. Hierbei wird durch steigende Dosen des Analgetikums eine, nach Absetzten rasch reversible (!), Toleranz induziert [76].

10.2   Complianceprobleme

Die Erkrankung erfordert je nach Schweregrad eine zumeist komplexe Kombinations- und Dauertherapie. Der Patient muss zahlreiche Medikamente sicher unterscheiden und entsprechend den ärztlichen Anweisungen korrekt dosieren. Vom Patienten wird der sachgerechte Gebrauch der in hohem Maße erklärungsbedürftigen Darreichungsformen ebenso erwartet wie eine Selbstkontrolle der Lungenfunktion. Im akuten Anfall muss der Patient rasch und besonnen handeln. Er muss insbesondere in der Lage sein, seinen Zustand korrekt einzuschätzen und eine bedarfsgerechte Anpassung der Medikation innerhalb der vom Arzt gezogenen Grenzen vorzunehmen. Der Asthmatiker muss meist auch im beschwerdefreien Intervall Präparate regelmäßig anwenden, die keine unmittelbar für ihn spürbare Wirkung haben, dabei jedoch im öffentlichen Diskurs für die verschiedensten Nebenwirkungen verantwortlich gemacht werden (Steroide!).

Diesen vielfältigen Aufgaben kann der Patient nur dann gerecht werden, wenn er hinreichend gut über die Natur der Erkrankung sowie über die eingesetzten Medikamente und Darreichungsformen Bescheid weiß. Darüber hinaus muss der Patient motiviert werden, die Erkrankung zu akzeptieren und seinen, ganz erheblichen und verantwortlichen Beitrag für die Erreichung des Therapieziels zu leisten [77]. Die beste Voraussetzung ist die Teilnahme an einer strukturierten Schulung (s. Kapitel 15), eine gute ärztliche und atemtherapeutische Behandlung, der Kontakt zu Selbsthilfegruppen und – von ebenfalls sehr großer Bedeutung – die pharmazeutische Betreuung.

Non-Compliance kann vielfältige Ursachen haben:

▨ fehlende Aufklärung über die Natur und Prognose der Erkrankung,
▨ fehlerhafter Umgang mit den Medikamenten (nur Bedarfstherapie),
▨ Angst vor Nebenwirkungen,
▨ Voreingenommenheit gegenüber schulmedizinischer Therapie,
▨ Kommunikationsprobleme.

10.2.1 Umgang mit der Krankheit

Asthma ist nicht heilbar. Der Umgang mit der Prognose, das Akzeptieren einer Dauer- und Kombinationstherapie muss erlernt und erarbeitet werden. Asthma bronchiale ist eine chronische Erkrankung, die die Patienten in der Mehrzahl der Fälle ihr Leben lang begleiten wird. Der betreuende Arzt muss den Patienten über die Natur und die Prognose der Erkrankung aufklären. Dabei ist es gleichermaßen schädlich, falsche Erwartungen zu wecken oder dem Patienten keinen Spielraum für Hoffnung auf eine dauerhafte Besserung zu lassen. Die Erkrankung ist *nach dem gegenwärtigen Kenntnisstand und mit den gegenwärtigen Pharmaka* nicht heilbar. Der Spontanverlauf der Erkrankung ist jedoch sehr variabel und zeigt neben Exazerbationen auch Remissionen und Phasen geringer Beschwerdeintensität. Primäres Behandlungsziel ist also nicht Heilung sondern eine möglichst dauerhafte Beschwerdefreiheit sowie die Wiederherstellung und der Erhalt der körperlichen Belastbarkeit des Patienten. Dieses Therapieziel lässt sich von sehr leichten Formen abgesehen nur durch eine Langzeit- und eine Kombinationstherapie erreichen. Zumindest ein Teil der erforderlichen Medikamente muss dabei ständig, das heißt auch vorbeugend angewandt werden.

10.2.2 Non-Compliance bei Medikamenten

Anders als bei Erkrankungen ohne Leidensdruck wie z. B. Hypertonie, Diabetes ohne Folgeerkrankungen ist das Problem der Non-Compliance in der Asthma-Therapie vielgestaltiger und deutlich von der zum Einsatz kommenden Wirkstoffgruppe abhängig [78]. Einer Übertherapie bei den Relievern (Bronchodilatatoren, siehe Fallbeispiel 7) steht im Falle der Controller (Corticoide!) eher eine Untertherapie gegenüber. Stehen bei den Bronchodilatatoren Risiken bei der Therapie des akuten Anfalls wie akute Überdosierung, kardiale Nebenwirkungen im Vordergrund, so führt die unregelmäßige oder spontan ausgesetzte Anwendung der antientzündlichen Präparate zu einer Verschlechterung der Prognose und zu einer Erhöhung des Anfallsrisikos.

β_2-Sympathomimetika

Das immer noch zitierte Diktum „An Asthma stirbt man nicht" ist sicherlich falsch, gehört doch auch die Bundesrepublik zu den Ländern mit einer hohen Asthma-Mortalität. Bei den Medikamenten werden in diesem Zusammenhang insbesondere die β_2-Sympathomimetika verdächtigt. Einer Todesfall-Debatte um Fenoterol in den achtziger Jahren sind zwanzig Jahre zuvor ähnliche Diskussionen um die Risiken des β_1/β_2-Sympathomimetikums Isoprenalin vorausgegangen. Verantwortlich für die Asthma-Todesfälle ist jedoch vermutlich mehr eine Unter- als eine Übertherapie, das heißt die Vernachlässigung einer ausreichenden antientzündlichen Therapie, die in der Folge eine Krankheitsprogression nicht verhindern kann.

Gerade dem durch eine insuffiziente Entzündungskontrolle schlecht eingestellten und ungeschulten Patienten drohen im akuten Anfall substantielle Gefahren, die erkannt und durch intensive Aufklärung vermieden oder zumindest eingeschränkt werden müssen. Abgesehen von häufiger auftretenden Tachykardien wirken inhalative β_2-Sympathomimetika bei ausreichender Sauerstoffversorgung auch im Falle einer deutlichen Überdosierung nicht arrhythmogen. Im akuten Asthma-Anfall ändert sich dagegen die Situation. Hypoxie, Hypokaliämie und die bei sehr hohen, unsachge-

Fallbeispiel 7: „Doping" im Kindesalter –
Inhalative Bronchodilatatoren bei der Prophylaxe des Anstrengungsasthmas

Fallbeschreibung
9 Jahre, m, salbutamolhaltiges Dosierspray zur Prophylaxe des Anstrengungsasthmas bei Bedarf.

Problem
Patient gibt wiederholt an, das Medikament verloren zu haben. Hoher Bedarf und Auftreten systemischer Nebenwirkungen sprechen für eigenmächtige Dosissteigerung.

Abhilfe
Zur besseren Therapiekontrolle Umstellung auf Pulverinhalator mit Dosiszählwerk (Diskus) bzw. Einzeldosisapplikation (Diskhaler, Inhalator M), mit zweiter Priorität Umstellung auf anderen Arzneistoff, z. B. DNCG. Flankierend sollte eine Schulung besucht werden.

Kommentar
Beim Anstrengungsasthma kommt es im Rahmen körperlicher Anstrengung nach etwa 5–10 Minuten zu einer Verengung der Atemwege, die maximal 5–10 Minuten nach Ende der Belastung auftritt, Spontanremission innerhalb von 15–60 Minuten. Das Anstrengungsasthma zeigt eine deutliche Alterskorrelation. Es ist häufiger bei Kindern und zunehmend seltener im Alter. Es ist häufiger bei Aktivitäten, die zu einer Abkühlung oder Austrocknung der Atemwege führen, respiratorischer Wärme- bzw. Flüssigkeitsverlust gilt als Auslöser. Zur Vorbeugung werden mit abnehmender Priorität β_2-Sympathomimetika, DNCG (auch in fixer Kombination), Theophyllin bzw. m-Cholinozeptorenblocker eingesetzt. Da Kinder sehr schnell lernen, die Belastbarkeit durch eine Dosissteigerung zu verbessern, sind Darreichungsformen problematisch, die keine Dosiskontrolle erlauben.

recht inhalierten Dosen fast regelhaft zu erwartende Tachykardie verschlechtern die kardiale Sauerstoffbilanz und setzen den Patienten einem deutlich höheren Arrhythmierisiko aus (cave KHK!).

Abhilfe
▪ Schulung mit besonderem Akzent auf die sachgerechte Anfallstherapie (schriftliche Anweisung für die Akutbehandlung, wann Arzt zuziehen?; β_2-Sympathomimetika nur unter Peak-Flow-Kontrolle; Dosisgrenzen einhalten; ab Stadium 2 Einsatz nur unter flankierender Entzündungskontrolle),
▪ Erkennen und engmaschigere Betreuung von Risikopatienten mit Hypokaliämie-Risiko oder Arzneimittelinteraktionen, z. B. Diuretika, Laxantien, KHK,
▪ Maßnahmen zur Verminderung systemischer Nebenwirkungen (Risikopatienten sollten auch β_2-Symphatomimetika möglichst nur unter Verwendung großvolumiger Spacer inhalieren).

Glucocorticoide

Inhalative Steroide haben keine Akutwirkungen. Nimmt man den beispiellos schlechten Ruf hinzu, den gerade diese Wirkstoffgruppe im öffentlichen Diskurs hat und berücksichtigt man die durch undifferenzierte Berichte in der Laienpresse geschürte, verbreitete „Cortison-Angst", so sind erhebliche Compliance-Probleme vorprogrammiert.

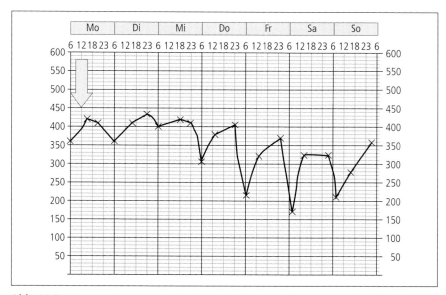

Abb. 10.2 a: Auswertung von Peak-Flow-Protokollen: Eine perorale Corticoidtherapie wurde zu früh abgesetzt. Die Werte verschlechtern sich progredient. Schmidt, Martin 1994

Abhilfe

Die Patienten werden die topischen Steroide nur dann regelmäßig und in ausreichender Dosierung anwenden, wenn ihnen die kritische Bedeutung einer ausreichenden Entzündungskontrolle und auch das individuelle Risiko unerwünschter Cortison-Wirkungen verständlich gemacht wurde. Besser als durch viel Worte kann die Indikation durch die gemeinsame Auswertung von Peak-Flow-Protokollen plausibel gemacht werden, z. B. Auswirkung einer Dosis-Reduktion bei stabilen Atemwegen (siehe Abb. 10.2 a), z. B. Kupierung der progredienten Peak-Flow-Verschlechterung beim Atemwegsinfekt durch frühzeitige Steigerung der Cortison-Dosis (siehe Abb. 10.2 b). Bezogen auf das Risiko von Nebenwirkungen sollte die gute Verträglichkeit einer topischen Cortison-Therapie herausgestrichen werden. Häufigen Nebenwirkungen wie Mundsoor und Heiserkeit kann sehr effektiv vorgebeugt werden (siehe Kap. 8.5.1, Seite 78 f., siehe Kap. 11.3.6, Seite 197 f.). Die gefürchteten Störwirkungen sind in erster Linie unter systemischen Steroiden zu erwarten, deren Einsatz vielfach durch eine konsequente inhalative Entzündungshemmung vermieden werden kann. Entscheidend wichtig ist daher eine offensive Beratung, bei der die Patienten-Ängste gezielt thematisiert werden müssen [78].

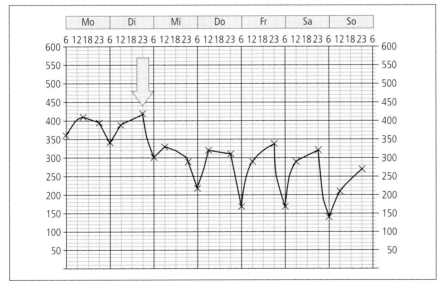

Abb. 10.2 b: Auswertung von Real-Flow-Protokollen: Die gute Asthmakontrolle wird duch einen Atemwegsinfekt durchbrochen. Schmidt, Martin 1994

10.3 Hilfen zur Verbesserung der Compliance

10.3.1 Kommunikation

„Umfassendes Halbwissen"

Chronisch kranke Patienten haben häufig eine lange Krankengeschichte und umfangreiche Erfahrungen mit unterschiedlichen Therapieansätzen. Auch wenn viele Patienten (noch) nicht an einer strukturierten Schulung teilgenommen haben, gibt es doch die verschiedensten Informationen und Informationsquellen: den Hausarzt, den oder die betreuenden Fachärzte, die Rehaklinik, Apotheker, Physiotherapeuten, Bekannte, Verwandte, zusätzlich Patientenratgeber, Berichte in der Laienpresse.

Alles zusammen ergibt für den Patienten ein geschlossenes Bild von seiner Erkrankung, die subjektive Sicherheit, seine Medikamente zu kennen und auch richtig anzuwenden. Hinzu kommt der Umstand, dass auch die ständig aktualisierten Therapiepläne und die neu hinzukommenden Arzneistoffe aus der Sicht des Patienten an der Prognose der Erkrankung nichts ändern können. Die Erkrankung bleibt unheilbar und zumindest ein Stück weit unberechenbar.

Für die Kommunikation mit dem „routinierten" Asthma-Patienten ergeben sich hieraus eine Reihe von Problemen.

Kommunikationsprobleme

Eine noch so engagierte und kenntnisreiche Beratung des Patienten, die nur einseitig erläutert, läuft Gefahr, Wissens- und Handhabungsdefizite gar nicht erst zu erkennen. Der Patient fühlt sich unnötig über Sachverhalte belehrt, die er vermeintlich schon kennt, und kommentiert dies auch mit ungeduldigen oder abwehrenden Gesten oder Äußerungen. Es ist daher wichtig, sich im Gespräch zurückzunehmen und soweit möglich, die aktive Rolle dem Patienten zuzuweisen. Statt erschöpfender, ihn rasch überfordernder Informationen soll der Patient die Wirkung seiner Medikamente selbst erläutern: Kann er sie sicher unterscheiden? Weiß er, welches Präparat im Anfall wirkt und welches nicht? Bei der Frage der Inhalationstechnik hat die alleinige Demonstration und Erläuterung der korrekten Vorgehensweise allenfalls bei der Ersteinweisung ihren Stellenwert. Bei der Verlaufskontrolle sollte dagegen der Patient aufgefordert werden, die Gerätehandhabung unter Aufsicht vorzuführen (vgl. auch Protokollbögen für Handhabungskontrollen auf beigefügter CD-ROM). Über Monate und Jahre eingeübte Fehler lassen sich oft nur auf diese Weise erkennen. Auch beim Thema „Nebenwirkungen und Verträglichkeit" sollte der Gesprächspartner nicht einfach mit einer verbindlichen Bewertung aus Expertensicht konfrontiert werden. Vielmehr sollte der Patient Gelegenheit haben, seine Ängste und Vorbehalte zu artikulieren, bevor im Gespräch eine Kommentierung und Bewertung versucht wird.

„Nicht alles auf einmal"

Zu ausführliche und umfangreiche Informationen überfordern schnell das Gedächtnis und Verständnisvermögen des Patienten. Bei der Beratung oder der Gesprächsführung sollte darauf geachtet werden, nicht mehrere Sachverhalte gleichzeitig behandeln zu wollen. Die Gespräche sollten kurz gehalten und eine Vertiefung für einen weiteren Patientenkontakt aufgespart werden.

Eingehen auf den Gesprächspartner

Die Sätze sollten präzise, kurz und in einer für den Gesprächspartner verständlichen Sprache gehalten sein. Hierbei ist es wichtig, möglichst kritisch auf die Vermeidung geläufiger Fachbegriffe zu achten. Soweit möglich sollte der Patient aufgefordert werden, das Gehörte in seinen Worten zu wiederholen und das Verständnis durch gezielte Rückfragen überprüft werden.

„Autorität ist nicht gleich autoritär"

Eine autoritäre, den Patienten mit Verboten oder Anordnungen konfrontierende Gesprächsführung „von oben herab" ist sicherlich eine der größten Hypotheken für eine gute Compliance. Der Patient erwartet von seinem Gesprächspartner, mit seinen Sorgen und Vorbehalten ernst genommen zu werden. Um erfolgreich motivieren zu können, müssen der behandelnde Arzt sowie andere Angehörige betreuender Heilberufe auch eine Vertrauen erweckende fachliche Autorität und Sachkunde ausstrahlen. Wo immer möglich, sollten Sachverhalte erläutert und Anordnungen auch begründet werden. So sollten etwa bei der Geräte-Einweisung nicht nur ermüdende Abfolgen von Einzelschritten aufgezählt werden. Entscheidend ist z. B. nicht, dass ein Pulverinhalator beim Inhalieren waagrecht gehalten wird, sondern warum dies erforderlich ist, konkret zur Vermeidung von Wirkstoffverlusten. Eine zu hohe Atemstromstärke beim Gebrauch von Dosieraerosolen wird der Patient dann konsequenter vermeiden, wenn man die möglichen Folgen erläutert, wie oropharyngeale Impaktionsverluste und mögliche örtliche oder systemische Nebenwirkungen.

10.3.2 Schriftliche Therapie-Anweisungen

Der Patient muss von seinem Arzt schriftliche Therapie-Anweisungen für die Dauer- und insbesondere für die Akuttherapie in die Hand bekommen, aus denen Zielwerte für die Selbstkontrolle, Peak-Flow-Werte, die vorgesehene Dosierung und auch ein möglicher Spielraum für eine bedarfsorientierte Dosisanpassung hervorgeht. Durch gezielte Rückfrage sollte überprüft werden, dass der Patient diese Anweisungen auch versteht und umsetzen kann. Soweit erforderlich sollten die Dosierungsanweisungen auf die Präparate übertragen werden.

10.3.3 Peak-Flow-Messung

Eine konsequente Peak-Flow-Messung (siehe Kap. 12.1) ist ein wesentliches Ziel der Patientenschulung und unentbehrliche Voraussetzung für eine effektive Umsetzung des Behandlungskonzeptes. Viele, gerade nicht geschulte Patienten besitzen zwar ein Messgerät, benutzen dieses jedoch nicht oder nur sehr unregelmäßig. Diese Form von Non-Compliance bei der Selbstkontrolle kann verschiedene Ursachen haben:

Die Notwendigkeit wurde nicht plausibel gemacht
Nur durch die Peak-Flow-Messung ist eine Objektivierung der gegenwärtigen Lungenfunktion durch Wochenprotokolle und der Wirksamkeit der Medikation durch Einzelwerte vor und nach Reliever-Gabe möglich. Die Peak-Flow-Protokolle ermöglichen es dem Patienten, progrediente Verschlechterungen, etwa im Rahmen eines Atemwegsinfektes, frühzeitig zu erkennen. Sie sind die Grundlage für die bedarfsorientierte Eskalation und Deeskalation der Therapie (siehe Kap. 5.3). Eine unregelmäßige Peak-Flow-Messung bei stabilen Atemwegen ist verbreitet und wohl auch unbedenklich, solange der Patient die Messungen bei einer Exazerbation wieder aufnimmt. Einige Patienten sind jedoch nur sehr eingeschränkt in der Lage, eine akute Verschlechterung mit einer bis zu 50 %igen Reduktion des Peak-Flow auch wahrzunehmen. Hier muss unbedingt auf eine konsequente Selbstkontrolle geachtet werden.

Kein Interesse für die Aufzeichnungen
Die Peak-Flow-Aufzeichnungen sollten mit dem Patienten zumindest dann durchgesprochen werden, wenn der Patient dies wünscht oder Fragen zur Bewertung hat. Zumindest bei den nicht geschulten Patienten ist Desinteresse des Arztes häufig der Auslöser dafür, dass die regelmäßige Messung eingestellt wird.

Keine Umsetzung der Messergebnisse
Das Peak-Flow-Messen bleibt lästige Pflicht, wenn der Patient nicht lernt, die Messergebnisse auch umzusetzen und daraus konkrete Direktiven für eine Anpassung der Therapie abzuleiten. Dies ist Gegenstand der Asthma-Schulung. Der betreuende Arzt muss dem geschulten Patienten jedoch auch den Spielraum für eine geführte Selbstbehandlung einräumen und die für die Selbstbehandlung der Exazerbation erforderlichen Akutmedikamente an die Hand geben.

10.3.4 Sachliche Betrachtung alternativer Heilmethoden

Fast alle Patienten werden sich früher oder später mit komplementären Behandlungsmöglichkeiten auseinandersetzen. Die Bereitschaft hierzu wird einerseits durch den starken Schwankungen unterworfenen Krankheitsverlauf, die Notwendigkeit einer Dauertherapie und die verbreiteten Ängste vor Arzneimittelnebenwirkungen gefördert. Auf der anderen Seite wecken undifferenzierte Medienberichte Hoffnungen, verheißen Wundermittel dauerhafte Heilung. Will man verhindern, dass sich der Patient stillschweigend fragwürdigen Alternativen zuwendet und verordnete Medikamente eigenmächtig absetzt, ist es sehr wichtig, dieses Thema offen anzusprechen. Alternative Heilverfahren sollten nicht pauschal verteufelt und der Patient nicht durch für ihn nicht nachvollziehbare Verbote bevormundet werden.

Die Atemwegsliga hat hierzu ein Positionspapier vorgelegt [79]. Demnach können nicht-schulmedizinische Verfahren wie Naturheilverfahren, alternative Methoden wirksam, fraglich wirksam, d. h. kein Wirksamkeitsnachweis, aber unschädlich, oder potentiell gefährlich sein (siehe Tab. 10.3). Bei dieser Einteilung wird jeweils voraus-

Tab. 10.3: Bewertung komplementärer Heilverfahren beim Asthma bronchiale. Deutsche Atemwegsliga

Naturheilverfahren und Phytotherapie	
Wirksamkeit erwiesen	▪ Klimatherapie (Aufenthalt in allergenarmen Zonen)
	▪ Sole-Inhalation
	▪ Schleimlösende Drogen (ätherische Öle, Saponine)
	▪ Hustenreizlindernde oder -dämpfende Drogen
Wirksamkeit fraglich	▪ Kneipp-Anwendungen
	▪ Sauna, Dampfbäder
Risiken vorhanden	▪ Kamille-Inhalation (Schleimhautreizung, Allergien)
Alternative Methoden	
Günstige Effekte	▪ Atemmuskeltraining und Atemtherapie
	▪ Autogenes Training, progressive Muskelrelaxation
	▪ Yoga
	▪ Hypnose
Weder nützlich noch schädlich	▪ Akupunktur
	▪ Asthma-Diäten, ausgenommen Meiden von Allergieauslösern bei exogen-allergischem Asthma
	▪ Bach-Blüten, Darmsanierung, Elektroakupunktur nach VOLL, Reflexzonenmassage, Homöopathie, Mikrobiologische Therapie, Musiktherapie, Sauerstoff-Mehrschritt-Therapie nach ARDENNE, Bioresonanz
Potentiell gefährlich	▪ Höhlentherapie (Gefahr durch radioaktive Strahlen)
	▪ Klassische Eigenblutbehandlung und Ozontherapie (Unverträglichkeitsreaktionen, Blutvergiftung, Schock, Infektionen etc.)
	▪ Zelltherapie (Allergien, Infektionen)
	▪ Neuraltherapie (Allergien)

gesetzt, dass eine angemessene schulmedizinische Behandlung parallel beibehalten und die Lungenfunktion überwacht wird.

Autogenes Training oder Entspannungstechniken nach JACOBSEN können von den meisten Patienten ohne großen Aufwand erlernt und praktiziert werden. Klassische Akupunktur führt in kontrollierten Studien [4] zu einer nachweislichen Abnahme des Atemwegswiderstandes, wobei jedoch selbst schwache Bronchodilatatoren wie Ipratropiumbromid bereits in niedriger Dosis vergleichbar gut wirksam sind.

Sind ernste Risiken ausgeschlossen und die Beibehaltung einer indizierten schulmedizinischen Behandlung gewährleistet, kann es zweckmäßig sein, den Patienten Erfahrungen mit Alternativverfahren sammeln zu lassen. Durch eine Überwachung der Lungenfunktion soll versucht werden, eine mögliche Wirksamkeit zu objektivieren.

10.3.5 Strategien gegen nächtliches Asthma

Das Auftreten nächtlicher Atemnot ist ein wichtiges Symptom des mittelschweren bis schweren Asthmas (s. Kap. 5.1) und häufig korreliert mit einem hohen Verbrauch an inhalativen β_2-Sympathomimetika sowie niedrigen morgendlichen Peak-Flow-Messwerten. Für das nächtliche Asthma werden sowohl exogene und endogene Ursachen verantwortlich gemacht (siehe Tab. 10.4).

Nächtliches Asthma gilt als ein Zeichen einer unzureichenden Krankheitskontrolle. Sein isoliertes Auftreten bei weitgehender Beschwerdefreiheit am Tage kann zu verhängnisvollen Fehleinschätzungen des Schweregrades führen. Für den Patienten ist das nächtliche Asthma ein für die Unberechenbarkeit der Erkrankung wesentliches Moment.

Der Vermeidung des nächtlichen Asthmas dient zum einen die Ausschaltung möglicher exogener Ursachen (siehe Tab. 10.4) sowie eine angemessene Asthmatherapie am Tag und in der Nacht. Dazu gehört der Einsatz langwirksamer Bron-

Tab. 10.4: Ursachen des nächtlichen Asthmas. Kroegel et al. 1997

Exogene Ursachen	▪ Nächtliche Allergenexposition, z. B.: Hausstaubmilbenkot
	▪ Verzögerte allergische Reaktion auf Allergenexposition am Vortag, z. B. berufsbezogene Allergene
	▪ Gastroösophagaler Reflux u. a. begünstigt durch Theophyllin
	▪ Kaltluft, Austrocknung der Schleimhäute der oberen Atemwege
Endogene Ursachen	In der zweiten Nachthälfte (24 – 6 Uhr)
	▪ Abnahme der Cortison- und der Adrenalinspiegel
	▪ Zunahme der Histaminfreisetzung
	▪ Zunahme der bronchialen Hyperreagibilität
	▪ Zunahme der Entzündungsaktivität

chodilatatoren wie inhalative β_2-Sympathomimetika und retardiertes Theophyllin und die Verminderung der bronchialen Hyperreagibilität durch inhalative Steroide. Darüber hinaus ist es wesentlich und sinnvoll, dem Patienten Strategien für eine Selbsthilfe aufzuzeigen und deren Umsetzung zu propagieren [77]. Die Empfehlungen, die sich zum Teil mit den in der Asthma-Schulung erarbeiteten Therapieplänen für den akuten Asthma-Anfall (siehe Kap. 5.4.2) decken oder diese ergänzen, sollten mit dem Patienten durchgesprochen und in schriftlicher Form mitgegeben werden.

Vor dem Zubettgehen:

▦ Hilfs- und Arzneimittel bereitlegen,
▦ ausreichend trinken,
▦ nach Anweisung des Arztes ggf. 2 Hübe des kurzwirksamen β_2-Sympathomimetikums,
▦ auf den Nachttisch gehören ein Getränk in ausreichender Menge (z. B. warmer Tee in Thermoskanne),
▦ Peak-Flow-Meter bereitlegen,
▦ kurzwirksames β_2-Sympathomimetikum und ggf. Theophyllin als perorale Lösung bereithalten.

Bei nächtlichem Hustenreiz bzw. nächtlicher Atemnot:

▦ Ruhe bewahren, Aufsetzen, atemerleichtende Haltung einnehmen (siehe Kap. 14.1.1),
▦ Hustendisziplin üben (siehe Kap. 14.1.3),
▦ 2 Hübe des kurzwirksamen β_2-Sympathomimetikums unter Peak-Flow-Kontrolle,
▦ etwas Flüssigkeit trinken,
▦ bei Unwirksamkeit Gabe des β_2-Sympathomimetikums nach 5–10 Minuten wiederholen,
▦ bei unzureichender Wirkung ggf. Theophyllin-Lösung,
▦ soweit beherrscht, sollten Entspannungstechniken praktiziert werden,
▦ Kaltluft ist ebenso zu vermeiden wie forcierte Atmung.

Literatur

[1] Ukena, D., Sybrecht, G.W. (1990): Asthma bronchiale. Neue Aspekte der Pharmakotherapie. Arzneimitteltherapie 8, 11–21.

[2] Kerrebijn, K.F., van Essen-Zandvliet, E.M., Neijens, H.J. (1987): Effect of long-term treatment with inhaled corticosteroids and beta-agonists on the bronchial hyperresponsiveness in children with asthma. J. Allergy Clin. Immunol. 79, 653–659.

[3] Ukena, D., Sybrecht, G.W. (1991): Die Zukunft in der Asthmatherapie. Arzneimitteltherapie 9, 381–391.

[4] Nolte, D. (1998): Asthma. Das Krankheitsbild, der Asthmapatient, die Therapie. 7. Auflage. Urban & Schwarzenberg: München, Wien, Baltimore.

[5] International Consensus Report on Diagnosis and Treatment of Asthma. Eur. Resp. J. 5 (1992), 601–654 (deutsche Fassung: Internationaler Konsensus-Bericht zur Diagnose und Therapie des Asthma bronchiale. Pneumologie 47 (1993), 245–288).

[6]   Wettengel, R., Berdel, D., Hofmann, D. et al. (1998): Asthmatherapie bei Kindern und Erwachsenen. Empfehlungen der Deutschen Atemwegsliga in der Deutschen Gesellschaft für Pneumologie. Med. Klinik 93, 639–650.

[7]   Berdel, D. (1988): Besonderheiten der medikamentösen Therapie im Kinder- und Jugendlichenalter. In: Schultze-Werninghaus G., Debelić, M. (Hrsg.): Asthma. Grundlagen-Diagnostik-Therapie. Springer: Berlin, Heidelberg, New York.

[8]   Lenney, W., Milner, A. D. (1978): At what age do bronchodilatators work? Arch. Dis. Child. 53, 532–535.

[9]   Riedler, J. (1990): Inhalative Bronchodilatation im Säuglingsalter. Vergleich zwischen Salbutamol und Ipratropiumbromid. Pneumologie 44, 777–780.

[10] Gross, N. J., Skorodin, M. S. (1984): Anticholingic, antimuscarinic bronchodilatators. Amer. Rev. Respir. Dis. 129, 856–870.

[11] Briggs, C. G., Bodendorfer, T. W. et. al. (1996): Drugs in Pregnancy and Lactation. A Reference Guide to Fetal and Neonatal Risk. 2nd ed. Williams & Williams: Baltimore.

[12] Schatz, M., Zeiger, R. S., Harden, K. M. et al. (1988): The safety of inhaled beta-agonist bronchodilators during pregnancy. J. Allergy Clin. Immunol. 82, 685–695.

[13] Schultze-Werninghaus, G., Debelić, M. (Hrsg.) (1988): Asthma. Grundlagen-Diagnostik-Therapie. Springer: Berlin, Heidelberg, New York.

[14] Michel, M. C. (1993): Adrenozeptor-Subtypen – Funktion und Bedeutung. Med. Mschr. Pharm. 16, 130–136.

[15] Sears, M. R. et al. (1990): Regular inhaled beta-agonist treatment in bronchial asthma. Lancet 336, 1391–1396.

[16] Van Schayck, C. P. et al. (1991): Bronchodilatator treatment in moderate asthma or chronic bronchitis: continuous or on demand. Brit. Med. J. 303, 1426–1430.

[17] Wettengel, R. (1991): Therapie mit Beta-2-Adrenergika. Neubewertung? Dt. Ärzteblatt 88, 1367–1368.

[18] Ulmer, W. T. (1991): Asthmabehandlung mit Beta-2-Sympathomimetika und was dann? Fortschritte der Medizin 109, 277–279.

[19] Barnes, P. J. (1993): Muscarinic receptor subtypes in airways. Life Sciences 52, 521–527.

[20] Gross, N. J. (1988): Ipratropium bromide. N. Engl. J. Med. 319, 486–494.

[21] Savary, M. H. (1989), Glomot R: Oral reproductive toxicology of oxitropium bromide. Oyo Yakuri 37, 413–428.

[22] Disse, B., Reichel, R., Speck, G. et al. (1993): BA 679 BR, a novel long-acting anticholinergic bronchodilatator. Life Sciences 52, 537–544.

[23] Barnes, P. J., Belvisi, M. G., Mak, J. C. W. et al. (1995): Tiotropium bromide (Ba 679 BR), a novel long-acting muscarinic antagonist for the treatment of obstructive airways disease. Life Sciences 56, 853.

[24] Ukena, D., Keller, D., Sybrecht, G. W. (1994): Theophyllin: Neues zu einem bewährten Medikament. Med. Klinik 89, 668–674.

[25] Rabe, K. F., Magnussen, H., Dent, G. (1995): Theophylline and selective PDE inhibitors as bronchodilators and smooth muscle relaxants. Eur. Resp. J. 8, 637–642.

[26] Barnes, P. J., Pauwels, R. A. (1994): Theophylline in the management of asthma: Time for reappraisal. Eur. Resp. J. 7, 579–591.

[27] McEvoy, G. K. et al. (eds.) (1995): AHFS Drug Information. American Society of Health System Pharmacists: Bethesda.

[28] Labovitz, E., Spector, S. (1982): Placental theophylline transfer in pregnant asthmatics JAMA 247, 785–788.

[29] Taburet, A. M., Schmit, B. (1994): Pharmacokinetic optimisation of asthma treatment. Clin. Pharmacokin. 26, 396–418.

[30] Ukena, D., Sybrecht, G. W. (1990): Prinzipien und Dosierung bei der Theophyllin-Therapie obstruktiver Ventilationsstörungen. In: Blume, H., Krämer, J. (Hrsg.): 6. ZL-Expertentreffen: Bioäquivalenzbewertung retardierter Theophyllin-Fertigarzneimittel. Govi-Verlag: Eschborn.

[31] Blume, H., Krämer, J. (Hrsg.) (1990): 6. ZL-Expertentreffen: Bioäquivalenzbewertung retardierter Theophyllin-Fertigarzneimittel. Govi-Verlag: Eschborn.

[32] Hendeles, L., Weinberger, M. (1986): Selection of a slow-release theophylline product. J. Allergy Clin. Immunol. 78, 743.

[33] Karim, A., Burns, T., Wearley, T. et al. (1985): Food-induced changes in theophylline absorption from controlled-release formulations. Part 1: Substantial increased and decreased absorpton with Uniphyl tablets and Theo-Dur Sprinkle. Clin. Pharmacol. Ther. 38, 77–83.

[34] Pabst, G., Weber, W., Müller, M., Barkworth, M. F. (1994): Study on the influence of food on the absorption of theophylline from a controlled-release preparation. Arzneim. Forsch./Drug Res. 44, 333–337.

[35] Mutschler, E. (2001): Arzneimittelwirkungen. 8. Auflage. Deutscher Apotheker Verlag: Stuttgart.

[36] Simons, F. E., Simons, K. J. (1988),: H1-receptor antagonist treatment of chronic rhinitis. J. Allergy Clin. Immunol. 81, 975–980.

[37] Zechnich, A. D., Haxby, D. G. (1996): Drug interactions associated with terfenadine and related non-sedating antihistamines West. J. Med. 164(1), 68–69.

[38] Yumibe, N., Huis, K., Chen, K. J. et al. (1994): Identification of human liver cytochrom P450 involved in the microsomal metabolism of the antihistaminic drug loratadine (abstract). J. Allergy Clin. Immunolog. (Suppl.) 234.

[39] Kroegel, C., Herzog, V., Julius, P. et al. (1996): Therapeutische Interventionsmöglichkeiten mit 5-Lipoxygenase-Inhibitoren und Leukotrien-Rezeptorantagonisten. Pathophysiologische Grundlagen und Erfahrungen. Arzneimitteltherapie 14, 299–309.

[40] Barnes, P. J. (1997): Behandlung des allergischen Asthma mit Leukotrien-Antagonisten. In: Kroegel C. (Hrsg.): Moderne Therapie des Asthma bronichiale. Thieme: Stuttgart, New York.

[41] Mc Gill, K. A., Busse, W. W. (1996): Zileuton. Lancet 348, 519–524.

[42] Wenzel, S. E., Kamada, A. V. (1996): Zileuton: The first 5-Lipoxygenase inhibitor for the treatment of allergic asthma. Ann. Pharmacother. 30, 858–864.

[43] Hendeles, L., Marshik, P. (1996): Zileuton: A new therapy of asthma or just the first of a new class of drugs. Ann. Pharmacother. 30, 873–875.

[44] Shapiro, G. G., König, P. (1985): Cromolyn sodium: A review. Pharmacotherapy 5, 156–170.

[45] Neale, M. G., Brown, K., Foulds, R. A. et al. (1987): The pharmacokinetics of nedocromil sodium, a new drug for the treatment of reversible airways disease. Brit. J. Clin. Pharmacol. 24, 493–501.

[46] Settipane, G., Klein, D. E., Boyd, G. K. et al. (1979): Adverse reactions to cromolyn. JAMA 241, 811–813.

[47] Toogood, J. H. (1982): Steroids and cromolyn for the treatment of chronic asthma. Chest 82, 42S–44S.

[48] Epstein, F. H. (1997): Nuclear factor kappa-B – a pivotal transcription factor in chronic inflammatory diseases. N. Engl. J. Med. 336, 1066–1071.

[49] Schimmer, B. P., Parker, K. L. (1996): Adrenocortical Steroids. In: Hardman J. G, Limbird L. E. et al. (eds.): Goodman & Gilman's. The Pharmacological Basis of Therapeutics. 9th ed. Mc Graw-Hill: New York.

[50] Warner, I. O. (1993): Use of corticosteroids in children with asthma. Eur. Resp. Rev. 3, 326–328.

[51] Zeitlin, S. R., Crowley, S., Hindmarsh, P. C., Brook, C. G. D. (1993): Inhaled corticosteroids and growth. Eur. Resp. Rev. 3, 333–337.

[52] Nakhosteen, J. A. (1979): Histologische Untersuchung von Bronchialschleimhaut-Biopsien nach Inhalation von Beclometasondipropionat über 31 Monate. Prax. Pneumolog. 33, 172–176.

[53] Kaiser, H., Kley, K. H. (1992): Cortisontherapie. 9. Aufl. Thieme: Stuttgart, New York.

[53a] Hatz, H. J. (1998): Glucocorticoide. Wiss. Verlagsges.: Stuttgart.

[54a] Ringe, J. D. (1990): Die sekundären Osteoporosen. Band 1. Praxisreihe Sandoz. 1, 24–37.

[54b] Anon. (1996): Recommendations for the prevention and treatment of glucocorticoid-induced osteoporosis. American College of rheumatology task force on Osteoporosis guidelines. Arthritis. Rheum. 39: 1791–1801.

[55] Rösener, M., Martin, E., Zipp, F. et al. (1996): Neurologische Nebenwirkungen der pharmakologischen Kortikoidtherapie. Nervenarzt 67, 983–986.

[56] Kroegel, C., Martin, E., Schmidt, M. (1997): Asthma von A bis Z. Medikon: München.

[57] Barnes, P. J. (1990): The β-adrenoceptor: structure, location and interaction with β-agonist function. In: Barnes P. J., Matthys H. (eds.): Formoterol – a new generation β_2-agonist. Hogrefe & Huber: Toronto, Bern, Göttingen.

[58] Schmidt, M., Martin, E. (1994): Asthma und Antiasthmatika. Wiss. Verlagsgesellschaft: Stuttgart.

[59] Doshan, H. D., Brown, R., Applin, W. J. (1986): Effects of high doses of celiprolol in asthmatic patients. J. Cardiovasc. Pharmacol. 8, S109–S111.

[60] Matthys, H., Doshan, H. D., Ruhle, K. H. (1986): Bronchosparing effects of celiprolol, a new beta1-alpha2-blocker in propranolol-sensitive asthmatic patients. J. Cardiovasc. Pharmacol. 8, S40–S42.

[61] Foggari, R., Zoppi, A., Tettamanti, A. et al. (1990): Comparative effects of celiprolol, propranolol, oxprenolol and atenolol on respiratory function in hypertensive patients with chronic obstructive lung disease. Drug Ther. 4, 1145–1150.

[62]   Lawrence, D. S. et al. (1983): Beta-blockers in asthma. Drugs 25 Suppl. 2, 232–236.

[63]   Schoene, R. B., Abuan, T., Ward, R. L. et al. (1984): Effects of topical betaxolol, timolol, and placebo on pulmonary function in asthmatic patients. Amer. J. Ophthalmol. 97, 86–92.

[64]   Borchard, U. (1996): Klinische Pharmakologie der ß-Rezeptorenblocker. 3. Aufl. Aesopus-Verlag: Basel.

[65]   Kircher, W. (2000): Arzneiformen richtig anwenden. 2. Auflage. Dtsch. Apoth. Verlag: Stuttgart.

[66]   Semple, P. F., Herd, G. W. (1986): Cough and wheeze caused by inhibitors of angiotensin-converting enzyme. N. Eng. J. Med. 61, 314.

[67]   Chan, P., Tomlinson, B., Huang, T.-Y. et al. (1997): Double-blind comparison of losartan, lisinopril, and metazolone in elderly hypertensive patients with previous angiotensin-converting enzyme inhibitor-induced cough. J. Clin. Pharmacol. 37, 253–257.

[68]   Paster, R. Z., Snavley, D. B., Sweet, A. R. et al. (1998): Use of losartan in the treatment of hypertensive patients with a history of cough induced by angiotensin converting enzyme inhibitors. Clin. Ther. 20, 978–989.

[69]   Oparil, S. (1999): Eprosartan versus enalapril in hypertensive patients with angiotensin converting enzyme inhibitor-induced cough. Curr. Ther. Res. 60, 1–14.

[70]   Israili, Z. H., Hall, W. D. (1992): Cough and angioneurotic edema associated with angiotensin converting enzyme inhibitor therapy. Ann. Int. Med. 117, 234–242.

[71]   Allen, T. L., Gora-Harper, M. L. (1997): Cromolyn sodium for ACE inhibitor-induced cough. Ann. Pharmacother. 31, 773–775

[72]   Malini, P. M., Strocchi, E., Zanardi, M. et al. (1997): Thromboxane antagonism and cough induced by angiotensin-converting-enzyme inhibitor. Lancet 350,15–17.

[73]   Droste, C. (1986): Medikamentöse Schmerztherapie in der Inneren Medizin. In: Wörz R. [Hrsg.]: Pharmacotherapie bei Schmerz. Edition Medizin Verlag Chemie: Weinheim, Deerfield Beach.

[74]   Lockey, R. F., Rucknagel, D. L., Vanselow, N. A. (1973): Familial occurence of asthma, nasal polyps and aspirin intolerance. Ann. Intern. Med. 78, 57–67.

[75]   Henochowicz, S. (1986): Acetaminophen induced asthma in patients with aspirin idiosyncrasy. Imm. All. Practice 8, 43–48.

[76]   Pleskow, W. W., Stevenson, D. D., Mathison, D. A. et al. (1982): Aspirin desensitization in aspirin-sensitive asthmatic patients: clinical manifestations and characterization of the refractory period. J. Allergy Clin. Immunol. 69, 11-19.

[77]   Geisler, L. S. (1990): Der Asthmakranke. Ein „schwieriger" Patient? Medikon: München.

[78]   Martin, E. (1998): Nebenwirkungen von Antiasthmatika. Allergologie 21, 545–549.

[79]   [o.V. –Atemwegsliga, Deutsche Allergie- und Asthmabund, Patientenliga Atemwegserkrankungen]: Alternative Methoden, Naturheilverfahren, Schulmedizin. Behandlungsmöglichkeiten von Asthma. O. O., o. J.

[80]   Everitt, D. E., Avorn J. (1990): Systemic side effects of medications used to treat glaucoma. Ann. Intern. Med. 112: 120–125,

11 Arzneiformen und Applikationssysteme

11.1 Endobronchiale Verfügbarkeit der Arzneistoffpartikel

Folgende drei Mechanismen bedingen eine Abscheidung der Arzneistoffpartikel aus dem Atemstrom auf die Schleimhäute des Respirationstraktes:

1. Die **Impaktion** oder Prallabscheidung, also die Tendenz der Teilchen zur geradlinigen Fortbewegung aufgrund von Trägheits- und Zentrifugalkräften trotz einer Richtungsänderung des Luftstromes. Sie führt zur Abscheidung an Engstellen und Verzweigungen, beispielsweise am Stimmapparat (Glottis) und an der Luftröhrengabelung in die beiden Hauptbronchien (Bifurcatio tracheae). Die Wahrscheinlichkeit, dass ein Teilchen durch Impaktion deponiert wird, erhöht sich mit seiner zunehmenden Größe, zunehmenden Dichte und zunehmenden Strömungsgeschwindigkeit. So ist diese Abscheidungsart im Partikelgrößenbereich über circa 5 µm besonders bedeutsam.
2. Die **Sedimentation,** also der durch die Schwerkraft bedingte Transport, ist der wesentliche Abscheidungsmechanismus für Partikel mit etwa 0,5 bis 5 µm Durchmesser. Die Wegstrecke, über die ein Aerosolteilchen sedimentiert, erhöht sich mit zunehmender Atemanhaltezeit, zunehmender Teilchengröße und zunehmender Teilchendichte; sie ist jedoch unabhängig von der Strömungsgeschwindigkeit im Atemtrakt.
3. Durch **Diffusion,** also durch Zusammenstöße mit Gasmolekülen, werden Teilchen mit einem Durchmesser kleiner als circa 0,5 µm transportiert. Die Diffusionswege erhöhen sich mit abnehmender Partikelgröße und zunehmender Atemanhaltezeit. Sie sind unabhängig von der Strömungsgeschwindigkeit und der Dichte der Teilchen.

Beim langsamen Einatmen erfolgt die Partikelabscheidung bevorzugt durch Diffusion und Sedimentation vor allem in der Bronchien- und Alveolarregion. Eine Steigerung der Atemstromstärke durch schnelle Inhalation verstärkt die Impaktionskräfte. Dadurch erhöht sich der Anteil der Partikel, der in Regionen abrupter Richtungsänderung, also bereits im Mund-Rachenraum und Kehlkopfbereich, abgelagert wird; die Wirkstofffraktion, welche die Lungenperipherie erreicht, verringert sich folglich. Eine zu hastige Einatmung soll daher insbesondere bei Verneblern und Dosieraerosolen vermieden werden. Bei Pulverinhalatoren ist dagegen gerätespezifisch eine hinreichend hohe Strömungsgeschwindigkeit zur aktiven Aerosolerzeugung erforderlich. Für gesunde Erwachsene liegen die Maximalgeschwindigkeiten bei Einatmung durch ein Inhalationsgerät etwa zwischen 30 und 120 l/min.

Inhalationstechnik

Neben der Atemstromstärke beeinflussen u. a. weitere Aspekte der Inhalationstechnik den Transport der Aerosolpartikel im Atemtrakt und den Umfang der Deposition [1]:

▨ Inhalation durch den Mund:
Da die Nasenwege als sehr wirkungsvolle Aerosolabscheider auch für lungengängige Partikelgrößen fungieren, sollte grundsätzlich nicht durch die Nase inhaliert werden (Ausnahme: Kleinkinder).

▨ Synchronisation von Einatmung und Aerosolfreigabe:
Das Aerosol muss bei Dosieraerosolen und Pulverinhalatoren zu Beginn der Einatemphase aus dem Inhalationssystem freigesetzt werden, damit es optimal mit den Atemgasen transportiert werden kann.

▨ Atemtiefe bei der Inhalation:
Es soll möglichst tief eingeatmet werden, da die Atemtiefe entscheidet, wie weit die Lunge belüftet wird und ob auch periphere Anteile von den wirkstoffbeladenen Atemgasen erreicht werden.

▨ Atempause bzw. Atemfrequenz:
Zwischen Ein- und Ausatmung sollte je nach physikalischen Eigenschaften der Aerosolpartikel ein Zeitraum zwischen drei und zehn Sekunden liegen, da die Sedimentations- und Diffusionsprozesse zeitabhängig verlaufen. Vor allem lipophile Wirkstoffpartikel, z. B. Corticosteroide, sedimentieren bei zu kurzen Atempausen nicht in ausreichendem Maß, da sie in geringerem Umfang als hydrophile Partikel, wie z. B. β_2-Sympathomimetika oder quartäre Parasympatholytika, Wasser adsorbieren und somit ihre Masse nur langsam vergrößern. Aus didaktischen Gründen sollte man jedoch Patienten bei allen Arzneistoffen und Darreichungsformen einheitlich zu einer Atempause von etwa zehn Sekunden anleiten.

▨ Ausatemgeschwindigkeit:
Mehrheitlich wird eine verringerte Geschwindigkeit mit „Lippenbremse" empfohlen. Für eine rasche Ausatmung spricht die sich daraus ergebende Impaktion noch in der Schwebe befindlicher Partikel.

▨ Streckung der Atemwege:
Legt der Patient bei der Anwendung von Dosieraerosolen ohne Inhalierhilfen wie Mundstückverlängerung oder Vorschaltkammer, den Kopf in den Nacken, vergrößert sich der nahezu rechte Winkel zwischen Mund-Rachenraum und Luftröhre zu einem stumpfen Winkel mit dem Effekt, dass ein annähernd laminares Einströmen des Aerosols ermöglicht wird.

11.2   Elektrische Vernebler

Verneblertypen

Elektrische Vernebler erzeugen aus wässrigen Lösungen und unter bestimmten Voraussetzungen auch aus Suspensionen feindisperse Aerosole mit einer lungengängigen Fraktion. Die für den häuslichen Gebrauch angebotenen Geräte lassen sich entsprechend ihrem Funktionsprinzip in druckluftbetriebene und ultraschallbetriebene Vernebler unterteilen (siehe Tab. 11.1).

11.2.1 Druckluftbetriebene Vernebler

Druckluftbetriebene Vernebler, auch als Düsen- oder Jetvernebler bezeichnet, bestehen aus einem Kompressor zur Erzeugung der Druckluft, einem druckfesten Schlauch und der Verneblerkammer mit Arzneimittelreservoir, Verneblerdüse und Mundstück. Die aus der Düse austretende Druckluft saugt Flüssigkeit aus dem Arzneimittelreservoir an, zerreißt diese durch hohe Schubspannungen an der Flüssigkeitsoberfläche zu Tröpfchen und zerteilt diese Tröpfchen an einer Prallplatte zu einem feindispersen und hochkonzentrierten Nebelaerosol. Durch eine Öffnung mit Ventil in der Verneblerkammer wird Nebenluft zugeführt und dadurch das Aerosol verdünnt. Bei einigen Geräten lässt sich durch eine Unterbrechertaste die Aerosolerzeugung auf die Einatmungsphase beschränken. Diese Unterbrechermöglichkeit vermindert Wirkstoffverluste und eine Umgebungskontamination, sie macht die Inhalation aber anfälliger für Handhabungsfehler. Meistens werden heute Verneblerkammern mit zusätzlichem Ausatemventil im Mundstück eingesetzt, die besonders vorteilhaft sind, wenn die atemsynchrone Verneblung Probleme bereitet, also etwa bei Kleinkindern und manchen älteren Patienten.
Für einige Geräte ist eine Reihe von Zubehörteilen lieferbar. So unter anderem Silikonmasken für Säuglinge und Kleinkinder, schwenkbare Winkelstücke zum Koppeln des Mundstückes oder der Maske mit dem Vernebler sowie ein Aufsatz zur PEP-Therapie für die Verneblerkammer (siehe Tab. 11.2). Die beiden letztgenannten Nachrüstteile ermöglichen ein problemloses Inhalieren im Liegen oder eine Kombination von Inhalations- und PEP-Behandlung (PEP, positive expiratory pressure = positiver Ausatmungsdruck zum Vermeiden des Kollabierens der kleinen Atemwege).

11.2.2 Ultraschallbetriebene Vernebler

Die ultraschallbetriebenen Vernebler beruhen auf dem umgekehrten piezoelektrischen Effekt. Das Anlegen einer Wechselspannung führt bei Piezokristallen wie z. B. Bariumtitanat, zu Eigenschwingungen. Diese hochfrequenten Schwingungen im Megaherz-Bereich werden direkt oder über ein Kontaktmedium auf die Arzneistoff-

Tab. 11.1: Druckluft- und ultraschallbetriebene Verneblergeräte für den Heimgebrauch (Auswahl)

Gerät (Vertriebsfirma)	PZN	Funktionsprinzip	Unterbrechung der Aerosolerzeugung durch Intervalltaste möglich	Ein-/Ausatemventil vorhanden	Stromnetzunabhängig betreibbar	In der Bedienungsanleitung empfohlenes Desinfektionsmittel/-verfahren für Mundstück und Verneblerkopf
Berocare (Medic Eschmann, 22525 Hamburg)	3427868	Druckluft	Ja	Nein	Nein	Handelsübliche Desinfektionsmittel (z. B. Sterillium®)
Erka Aero Master (Erka, 83646 Bad Tölz)	4288713	Druckluft	Ja	Nein	Nein	Handelsübliche Desinfektionslösungen (z. B. Gigasept®)
Heyer Prodomo (Heyer Anesthesia, 56130 Bad Ems)	3213050	Druckluft	Ja	Nein	Nein	Alid, Desoform, Aldasan 2000, Sekusept®, Heyer Inhalationsreiniger Spezial
Inhamat® Aerosol Inhaliergerät (G. Weinmann, 22502 Hamburg)	3467952	Druckluft	Ja	Nein	Nein	Mit Kunststoffteilen verträgliche, alkoholfreie Desinfektionsmittel, z. B. Gigasept®
Kendall Respi-Jet (Kendall Care, 93333 Neustadt/ Donau)	4577707	Druckluft	Ja	Nein	Nein	Mit thermischen Verfahren, evtl. in Desinfektionsmaschinen; Autoklavieren bis 134 °C
MBO Medineb (MBO Intern Electronics, 07740 Jena)	7484314	Druckluft	Nein	Nein	Nein	Chemische Desinfektionsmittel
MicroDrop Master Jet (MPV-Truma, 85640 Putzbrunn)	8867052	Druckluft	Ja	Nein	Nein	Mit thermischen Verfahren, evtl. Autoklavieren bis 135 °C
MICRO-Inhalator MI 7000 (Allpharm, 64409 Messel)	2403771	Hochfrequenzultraschall	Ja	Nein	Ja (Akku)	Desinfektionsmittel
Multisonic® home (O. Schill, 07330 Probstzella)	7390317	Hochfrequenzultraschall	Ja	Nein	Nein	Kaltdesinfektionslösung (z. B. Kohrsolin®, Gigasept®, Sekusept®), autoklavierbar bei 121 °C/20 Minuten
Multisonic® mobil (O. Schill, 07330 Probstzella)	1345250	Hochfrequenzultraschall	Nein	Ja	Ja (Akku/ 12 V-Autobatterie)	Siehe Multisonic®

Tab. 11.1: Druckluft- und ultraschallbetriebene Verneblergeräte für den Heimgebrauch (Auswahl) (Fortsetzung)

Gerät (Vertriebsfirma)	PZN	Funktionsprinzip	Unterbrechung der Aerosolerzeugung durch Intervalltaste möglich	Ein-/Ausatemventil vorhanden	Stromnetzunabhängig betreibbar	In der Bedienungsanleitung empfohlenes Desinfektionsmittel/-verfahren für Mundstück und Verneblerkopf
Omron® C1 Silentio (Omron, 68163 Mannheim)	4942360	Druckluft	Ja	Ja	Nein	Auskochen in Wasser, Autoklavieren bis 134 °C
Omron® U1 (Omron, 68163 Mannheim)	7310034	Niederfrequenzultraschall	Ja	Nein	Ja (1,5 V Batterien/ Akkus)	Auskochen in destill. Wasser oder Wasser-Essig-Gemisch für ca. 5 Minuten
Pari Boy[1] (Dr. Beckmann, 82229 Seefeld)	7333319	Druckluft	Ja (bei LL Vernebler; LC Plus Vernebler nachrüstbar)	Ja	Nein	Autoklavieren (136 °C), Auskochen im Wasserbad (mind. 10 Min.), Behandeln durch Wasserdampf (z. B. im Vaporisator), mit geeigneten Desinfektionsmitteln
Pari WalkBoy (Dr. Beckmann, 82229 Seefeld)	7320179	Druckluft	Nein (nachrüstbar)	Ja	Ja (Akku/ 12 V Autobatterie)	Siehe Pari Boy
Ultraschall Inhalator Optimac® (Medpro, 23923 Lüdersdorf)	0568700	Hochfrequenzultraschall	Nein	Nein	Ja (Akkus)	Handelsübliche Desinfektionslösungen

[1] Die Geräte Pari Boy, Pari JuniorBoy und Pari TurboBoy basieren auf dem gleichen Kompressor und unterscheiden sich in den jeweils gekoppelten Verneblerkammern. Jede Gerätevariante ist mit einer Vielzahl von Zubehör- und Nachrüstteilen für verschiedene Anwendungsmodalitäten kombinierbar.

lösung übertragen. Dadurch bildet sich an der Oberfläche der Lösung ein „Ultraschallsprudel", aus dem sich ein feindisperses Aerosol abtrennt. Im Gegensatz zu dieser konventionellen Ultraschallvernebelung basiert eine neuere methodische Variante, die so genannte Ultraschall-Pumptechnologie, auf wesentlich niedrigeren Schwingungen von 67 kHz. Diese werden auf ein Metallröhrchen übertragen, das mit seinem unteren Ende in die zu vernebelnde Flüssigkeit taucht und das am oberen Ende ein Keramiknetz mit extrem feinen Maschen von 4,5 μm Durchmesser auf-

Tab. 11.2: Hilfsmittel und Ergänzungsartikel für die Anwendung verschiedener Inhalationsarzneiformen (Auswahl)

Artikel (Vertriebsfirma)	PZN	Charakterisierung/Funktion
Baby Winkel für Pari Boy (Dr. Beckmann, 82229 Seefeld)	4961676	Verbindungsstück zwischen Maske und Vernebler zum Inhalieren im Liegen
BD Plastipak® Tuberkulinspritze (Becton Dickinson, 69126 Heidelberg)	7250415 (100-Stück-Packung)	Zur exakten Dosierung flüssiger Inhalativa
Dispo-Spike® Entnahme-Kanüle (Dispomed Witt, 63571 Gelnhausen)	7429918 (50-Stück-Packung)	Zur Keimfiltration der in Durchstechflaschen einströmenden Luft
EasyHaler® Schutzbox (Hexal, 83602 Holzkirchen)	3210554	Schmutz- und Feuchteschutz des Inhalators
Laerdal Silikon-Masken (Laerdal Medical, 81249 München)	–	Zur Koppelung an Vorschaltkammern
Mini-Spike plus® (B. Braun, 43212 Melsungen)	7423465	Zur Keimfiltration der in Durchstechflaschen einströmenden Luft
Monoject® Lupe für 1 ml-Spritzen (Büttner-Frank, 91002 Erlangen)	2487609	Zur leichteren Handhabung von Tuberkulin-/Feindosierspritzen durch Sehbehinderte
Nasenklemme (B. Braun, 43212 Melsungen)	1932651 (10-Stück-Packung)	Zur Verhinderung der Nasenatmung bei der Inhalation
Nasenklemme (Dr. Beckmann, 82229 Seefeld)	0632220	Zur Verhinderung der Nasenatmung bei der Inhalation
NUK Vaporisator 4/- 6 (Mapa, 27404 Zeven)	6190160/ 4243395	Zur Heißdesinfektion mittels Wasserdampf bei Normaldruck
Omnifix® F 1 ml Feindosierspritze (B. Braun, 43212 Melsungen)	2069160 (100-Stück-Packung)	Zur exakten Dosierung flüssiger Inhalativa
Pari Filter/Ventil Set (Dr. Beckmann, 82229 Seefeld)	–	Zur Verhinderung der Umgebungskontamination bei der Inhalation
Pari PEP-System I (Dr. Beckmann, 82229 Seefeld)	6982493	Zur herkömmlichen PEP-Therapie oder zur kombinierten Inhalations- und PEP-Therapie mit dem Pari Boy
Pari Prüfgerät 041 (bestehend aus Anschlussschlauch, Manometer, Referenzdüse) (Dr. Beckmann, 82229 Seefeld)	–	Zur Funktionsprüfung des Kompressors von Verneblern der Firma Dr. Beckmann
Pari Therm (ohne Vernebler) (Dr. Beckmann, 82229 Seefeld)	4961618	Zur Erwärmung des Aerosols auf Körpertemperatur

Tab. 11.2: Hilfsmittel und Ergänzungsartikel für die Anwendung verschiedener Inhalationsarzneiformen (Auswahl) – (Fortsetzung)

Artikel (Vertriebsfirma)	PZN	Charakterisierung/Funktion
Respi-Jet EOS Vernebler mit Mundstück (Kendall Care, 93333 Neustadt/Donau)	4969554	Zur kombinierten Inhalations- und Fluttertherapie mit dem Respi-Jet
Turning aid for Turbohaler® (AstraZeneca, 22876 Wedel)	–	Zur leichteren Betätigung des Dosierknopfes durch manuell behinderte Patienten

weist. Die im Rohr aufsteigende Lösung prallt mit hoher Geschwindigkeit auf das Gitter und wird dadurch zu lungengängigen Tröpfchen zerrissen.

Während Druckluftvernebler infolge der Verdunstungskälte ein kaltes Aerosol produzieren, kommt es bei den Ultraschallverneblern zu einer leichten Erwärmung des erzeugten Aerosols. Für Patienten mit ausgeprägter bronchialer Empfindlichkeit gegenüber Kältereizen ist ein Aufsatz für die Verneblerkammer eines Druckluftgerätes lieferbar, das nur das Aerosol, nicht aber die Arzneimittellösung auf Körpertemperatur erwärmt (Pari Therm, siehe Tab. 11.2).

11.2.3 Handhabung von Inhalationslösungen und -suspensionen

Bei der Handhabung inhalativer Arzneistofflösungen und -suspensionen sowie gegebenenfalls zugehöriger Verdünnungslösungen muss der Patient hygienische Richtlinien streng beachten. Nur so wird das Entstehen mikrobiell kontaminierter Aerosole und eventuell daraus resultierender broncho-pulmonaler Infektionen vermieden. Besonderes Augenmerk ist auf unkonservierte Verdünnungslösungen, wie beispielsweise isotonische Kochsalzlösung, zu richten; sie erwiesen sich wiederholt als hauptverantwortlich für verkeimte Aerosole.

Mehrdosenbehältnisse

Mehrdosenbehältnisse von Arznei- und Verdünnungslösungen sollten nach Anbruch vor Feuchte, teilweise auch vor Licht geschützt und im Kühlschrank aufbewahrt werden. Zum Abteilen der Einzeldosen sind die meisten Flaschen mit Tropfermonturen, Pipetten oder Dosierpumpen ausgerüstet (siehe Tab. 11.3). Die sachgerechte Handhabung dieser Dispensiervorrichtungen ist im Interesse der Dosierungsgenauigkeit unbedingt zu beachten, so etwa die senkrechte Position beim Entleeren von Tropfpipetten mit gerader Abtropffläche und von Flaschen mit Zentraltropfern sowie eine geneigte Haltung von Dosierpumpen- und Randtropferflaschen [2]. Aus einer falschen Haltung können Dosisminderungen bis zu 25 % der Sollmenge resultieren. Die wiederholte Entnahme aus Flaschen ohne Dosiervorrichtung erfolgt am besten mittels steriler Einmalspritzen und Kanülen. Volumina von wenigen Millilitern oder Milliliterbruchteilen lassen sich mit Tuberkulinspritzen (siehe Tab. 11.2) korrekt dosieren.

Tab. 11.3: Verschiedene Packmittel und Aufbrauchfristen von Inhalationslösungen (Auswahl)

Einzeldosisbehältnisse			
Präparat	Wirkstoff/Konservierungsmittel	Packmittel	Aufbrauchfrist laut Packungsbeilage
Dexafat-NN Lösung zur Aerosol-Inhalation	Dexamethason-21-Na.sulfobenzoat/ -	Glasfläschchen mit aufgebördeltem Gummistopfen	–
Intal® Inhalationslösung	Cromoglicinsäure, Dinatriumsalz/ -	Doppelspießbrechampullen mit Öffnungshilfe	–
Mistabronco® Lösung zur Anwendung als Aerosol und Instillat	Mesna/ -	Einspießbrechampullen	–
Pulmicort® 0,5 mg pro 2 ml/- 1,0 mg pro 2 ml Suspension	Budesonid/ -	5 Polyethyleneinzeldosisbehälter mit Drehknebelverschluss, jeweils in einem Aluminiumfolienbeutel	3 Monate (nach Öffnen des Beutels)
Salbutamol-ratiopharm® Fertiginhalat	Salbutamolsulfat/ -	Polyethyleneinzeldosisbehälter mit Drehknebelverschluss	–
Sultanol® Fertiginhalat	Salbutamolsulfat/ -	10 Polyethyleneinzeldosisbehälter mit Drehknebelverschluss jeweils in einem Aluminiumfolienbeutel	3 Monate (nach Öffnen des Beutels)

Bei Flaschen mit aufgebördeltem Gummistopfen (Durchstechflaschen) und unkonserviertem Inhalt ist die zusätzliche Verwendung einer steril belüfteten Aufziehkanüle (siehe Tab. 11.2) zweckmäßiger als jeweils erneutes Durchstechen des Gummistopfens. Bei diesem Hilfsmittel passiert die in die Flasche einströmende Luft ein 0,2 µm-Membranfilter. Überschüssig entnommene Lösungen dürfen auch bei konservierten Präparaten nicht in das Vorratsgefäß zurückgegossen werden. Aus Gründen der mikrobiologischen und/oder chemischen Stabilität liegt die Aufbrauchfrist bei den meisten Fertigarzneimitteln in Mehrdosenbehältern zwischen 4 und 12 Wochen (siehe Tab. 11.3). Das Datum der erstmaligen Öffnung ist deshalb auf der Flasche zu vermerken. Das Neue Rezeptur-Formularium (NRF, 16. Erg. 1999) nennt für konservierte Inhalationslösungen einen allgemeinen Richtwert von 4 Wochen.

Zubereitung von Mischungen

Die Zubereitung von Mischungen durch den Patienten bzw. das Pflegepersonal darf in Hinblick auf die meist eingeschränkte chemische und mikrobiologische Stabilität dieser Gemische nicht auf Vorrat, sondern erst unmittelbar vor dem Anwenden erfol-

Tab. 11.3: Verschiedene Packmittel und Aufbrauchfristen von Inhalationslösungen (Auswahl) (Fortsetzung)

Mehrdosenbehältnisse			
Präparat	Wirkstoff/Konservierungsmittel	Dosiervorrichtung	Aufbrauchfrist laut Packungsbeilage
Atrovent® LS Inhalationslösung	Ipratropiumbromid/ Benzalkoniumchlorid + Na.edetat	Dosierpumpe	12 Wochen
Bricanyl® 1 % Lösung	Terbutalinsulfat/ Chlorobutanol + Na.edetat	Tropfpipette mit gerader Abtropffläche	12 Wochen
Broncho Inhalat Lösung	Salbutamolsulfat/ Benzalkoniumchlorid	Graduierte Pipette	4 Wochen
Mibrox® Inhalationslösung	Ambroxolhydrochlorid/Methyl- u. Propylhydroxybenzoat	Dosierbecher	Keine Angaben
Mucosolvan® Inhalationslösung	Ambroxolhydrochlorid/ Benzalkoniumchlorid	Zentraltropfer und Dosierbecher	Keine Angaben
Nephulon® G Lösung	Guaifenesin/ u. a. Methylhydroxybenzoat	Randtropfer	Keine Angaben
Salbuhexal® Inhalationslösung	Salbutamolsulfat/ Benzalkoniumchlorid	Zentraltropfer	6 Wochen
Sultanol® Inhalationslösung	Salbutamolsulfat/ Benzalkoniumchlorid	Tropfpipette mit gerader Abtropffläche	12 Wochen
Tacholiquin® 1 % Inhalationslösung	Tyloxapol/ -		Wenige Tage

gen. Bei Mischungen von verschiedenen wirkstoffhaltigen Lösungen ist die Kompatibilität der enthaltenen Arznei- und Hilfsstoffe zu berücksichtigen (siehe Tab. 11.4) [3–11]. So dürfen etwa budesonid- und ambroxolhaltige Präparate nicht kombiniert werden. Das in Mehrdosenbehältnissen meist als Konservierungsmittel eingesetzte kationische Benzalkoniumchlorid kann mit dem anionenaktiven Cromoglicinsäure-Dinatriumsalz zu Unverträglichkeiten führen, die sich bei den präparateüblichen Konzentrationen meist in einer Trübung der Mischung zeigen. In den verschiedenen Publikationen beschriebene, unterschiedliche Untersuchungsmethoden wie etwa eine visuelle Prüfung auf Trübung [11], eine mikroskopische Prüfung auf ausgefallene Mikropartikel [9] oder eine Gehaltsbestimmung der einzelnen Komponenten mittels HPLC [4, 6, 8] führten bei manchen Mischungen zu widersprüchlichen Befunden. Die Prüfung auf unkontrolliert entstandene Feststoffpartikel erscheint in Hinblick auf evtl. Schleimhautirritationen durch solche Partikel und wegen ihrer größenabhängigen Deposition angebracht. Bei Untersuchungen mit HPLC-Einsatz können im Eluens wiedergelöste Feststoffpartikel zu falschen Befunden führen [9]. Auch andere ent-

Arzneiformen und Applikationssysteme

Tab. 11.4: Kompatibilität von Wirk- und Hilfsstoffen in Inhalationslösungsgemischen

Wirk-/Hilfsstoffe in der Mischung	Mischungs-verhältnis	Kompatibel/ inkompa-tibel	Literatur
Acetylcystein 20 % + Cromoglicinsäure, Na. 1 %	1 + 1	Kompatibel	[3, 5, 8]
Budesonid, susp. + Ambroxolhydrochlorid		Inkompatibel	[10]
Budesonid, susp. 0,05 % + Cromoglicinsäure, Na. 1 %	1 + 1	Kompatibel	[10, 11]
Budesonid, susp. 0,05 % + Ipratropiumbromid	1 +1	Kompatibel	[11]
Budesonid, susp. 0,05 % + Terbutalin 1 %	1 + 1	Kompatibel	[11]
Cromoglicinsäure, Na. 1 % + Benzalkoniumchlorid 0,01 bis 0,05 %	1 + 1	Inkompatibel	[3, 6, 7, 11]
Cromoglicinsäure, Na. 1 % + Natriumchlorid 0,9 %	1 + 2,5	Kompatibel	[4]
Ipratropiumbromid 0,002 % + Cromoglicinsäure, Na. 1%	1 + 1	Kompatibel	[6, 7]
Ipratropiumbromid 0,002 % + Salbutamol 0,5 %		Kompatibel	[7]
Salbutamolsulfat + Acetylcystein		Kompatibel	[10]
Salbutamolsulfat 0,5 % + Acetylcystein 10 %		Inkompatibel	[9]
Salbutamolsulfat + Ambroxol		Kompatibel	[10]
Salbutamolsulfat 0,5 % + Cromoglicinsäure, Na. 1 %	1 + 4	Kompatibel	[3, 7]
Salbutamolsulfat 0,5 % + Cromoglicinsäure, Na. 1 %		Inkompatibel	[9]
Salbutamolsulfat 0,5 % + Cromoglicinsäure, Na. 1 % + Natriumchlorid 0,9 %	0,5 + 2 + 1	Kompatibel	[4]
Salbutamolsulfat 0,5 % + Ipratropiumbromid 0,002 %		Kompatibel	[3, 5, 7]
Salbutamolsulfat + Ipratropiumbromid + Budesonid, susp.		Kompatibel	[10, 11]
Salbutamolsulfat 0,5 % + Ipratropiumbromid 0,0025 % + Cromoglicinsäure, Na. 1 %	1 + 1 + 1	Kompatibel	[6]
Salbutamolsulfat + Ipratropiumbromid + Dexpanthenol		Kompatibel	[10]
Terbutalinsulfat 0,1 %/1 % + Cromoglicinsäure, Na. 1 %		Kompatibel	[3, 5, 8]
Terbutalinsulfat 1 % + Cromoglicinsäure, Na. 1 %		Inkompatibel	[9]

scheidende Prüfparameter wie etwa Konzentration bzw. Mischungsverhältnis und Aufbewahrungstemperatur bzw. Beobachtungsdauer wurden in den verschiedenen Kompatibilitätsprüfungen unterschiedlich eingestellt oder nicht spezifiziert. Im Zweifelsfall sollte daher die betreffende Literaturstelle eingesehen werden. Es ist auch zu beachten, dass sich ungünstige Lösungsverhältnisse für die Wirkstoffe in derartigen Mischungen durch den bei druckluftbetriebenen Verneblern auftretenden Temperaturabfall der Inhalationslösung, z. B. bis zu 12 °C nach dreiminütigem Betrieb, noch verschlechtern können.

Einzeldosisbehältnisse

Einzeldosisbehältnisse aus Polyethylen mit gebrauchsfertigen Inhalationslösungen sind bei einigen Präparaten (siehe Tab. 11.3) neben der Verpackung in einem Karton zusätzlich zu fünf oder zehn Stück in Aluminiumverbundfolie eingesiegelt. Diese Folienbeutel fungieren als weiterer Lichtschutz, und vor allem verhindern sie sowohl die Diffusion von Luft in die Plastikampullen als auch die Verdunstung von Wasser aus diesen Behältnissen. Die Ampullenwandung aus Polyethylen mit niedriger Dichte (PE-LD) ist im Gegensatz zu einer Aluminiumverbundfolie sauerstoff-, kohlendioxid- und wasserdampfpermeabel. Aus diesem Grund ist nach dem Öffnen der Aluminiumbeutel bei den enthaltenen Eindosisbehältnissen eine Aufbrauchfrist, in der Regel von 3 Monaten, einzuhalten. Das Öffnungsdatum muss der Patient deshalb auf dem Beutel vermerken.

Bei den Ein- und Doppelspießampullen von Inhalativa (siehe Tab. 11.3) handelt es sich um Brechringampullen. Diese mit Sollbruchstellen versehenen Glasampullen lassen sich am besten durch gleichzeitiges, ruckartiges Biegen und Ziehen der Ampullenspitze öffnen. Legt man dabei zusätzlich ein Papiertaschentuch um den Ampullenspieß, werden die Finger geschützt, und evtl. auftretende Glassplitterchen bleiben meist am Tuch hängen. Bei Verwendung eines den meisten Präparaten beigepackten Ampullenöffners („Spießzange") ist zu beachten, dass der Ampullenspieß bis zum Anschlag in diesen eingeführt wird. Doppelspießampullen hält man nach dem Abbrechen des erstes Spießes schräg mit der geöffneten Seite nach unten über den Arzneimittelbehälter der Verneblerkammer und trennt dann die zweite Spitze ab, worauf die Lösung ausfließt. Bei Einspießampullen lässt man vor dem Öffnen eventuell im Spieß befindliche Lösungsanteile durch Schütteln der Ampulle oder Klopfen gegen den Spieß in den Ampullenunterteil zurückfließen.

Für unkonservierte Inhalationslösungen gibt das Neue Rezeptur-Formularium (NRF, 16. Erg. 1999) einen allgemeinen Richtwert für die Aufbrauchfrist von 24 Stunden an. Deshalb sollten gebrauchsfertige Inhalationslösungen ohne antimikrobiell wirksame Inhaltsstoffe innerhalb dieses Zeitraums aufgebraucht werden, auch wenn sie in Glasfläschchen mit aufgebördeltem Gummistopfen konfektioniert sind. Im konkreten Einzelfall ist unter Berücksichtigung des Infektionsrisikos beim betreffenden Patienten zu entscheiden.

11.2.4 Vorgehen bei der Inhalation

Bei ärztlich verordneten Arzneistofflösungen ist der Inhalationsmodus krankheits- und präparatespezifisch mit dem Arzt abzusprechen. In der Regel werden mit allen pneumatischen oder ultraschallbetriebenen Verneblern ein bis zwei Milliliter Lösung während maximal 15 Minuten mehrmals täglich inhaliert. Dabei muss der Patient folgende grundsätzliche Handhabungsrichtlinien beachten (vgl. auch Handzettel für Patienten auf CD-ROM) [12, 13]:

- Unmittelbar vor dem Umgang mit dem Inhalator und der Inhalationslösung die Hände waschen.
- Eine aufrechte und entspannte Sitzposition einnehmen; eine leicht gebückte Körperhaltung, etwa bedingt durch Sitzen in einem weichen Sessel, ist wegen der damit verbundenen Einengung der Atemwege ungünstig.
- Die Verneblerkammer annähernd senkrecht halten. Bei manchen Gerätetypen kann das Inhalat infolge stark geneigter Stellung nicht ordnungsgemäß in die Verneblerdüse angesaugt werden. Dies ist insbesondere von liegenden Patienten zu beachten. Erforderlichenfalls können wie bei Kleinkindern gewinkelte Verbindungsstücke eingesetzt werden (siehe Tab. 11.2).
- Inhalatormundstück fest mit den Lippen umschließen. Ein Mundstück ist einer Gesichtsmaske stets vorzuziehen, da der Patient mit einer Inhalationsmaske auch durch die Nase atmet. Wird bei Kindern auf eine Maske ausgewichen, sollte versucht werden, mit einer Nasenklemme (siehe Tab. 11.2) die Nasenatmung auszuschließen. Säuglinge haben noch unzureichend ausgebildete Choanen, sodass hier auch die Nasenatmung häufig zu einer intrabronchialen Deposition des Aerosols führt, wenn ein geeignetes Teilchenspektrum (hoher Partikelanteil mit Durchmesser < 3 μm) vorliegt. Die Maske sollte auch bei unruhigen Kindern nicht nur locker vor Mund und Nase gehalten werden, sondern möglichst auf dem Gesicht aufliegen; schon durch einen geringen Abstand von 2 cm kann nämlich die inhalierte Arzneistoffmenge auf etwa 15 % der Dosis bei eng anliegender Maske verringert werden. Dabei soll die Gesichtsmaske für Babys nur zusammen mit dem zugehörigen Winkelstück verwendet werden.
- Langsam und tief einatmen, die Luft 5 bis 10 Sekunden anhalten und mit normaler Geschwindigkeit wieder ausatmen. Falls das Gerät über eine Intervalltaste verfügt, diese während des Einatmens drücken; Mundstücke mit Ausatemventil müssen während des Ausatmens nicht aus dem Mund genommen werden.
- Nach dem Inhalieren im Gerät verbleibende Arzneimittelreste, beispielsweise aus dem Totraum, müssen aus hygienischen Gründen verworfen werden.
- Nach der Inhalation von Anticholinergika und Glucocorticoiden das Zimmer lüften, da ein gewisser Anteil der zerstäubten Arzneimittellösung in die Raumluft gelangen und bei Unbeteiligten Effekte auslösen kann. Beispielsweise können Anticholinergika-Aerosole bei einem in unmittelbarer Nähe des Inhalators sich aufhaltenden Glaukompatienten den Augeninnendruck steigern. Der Umfang der Raumkontamination hängt von der Inhalationstechnik des Patienten und den Konstruktionsmerkmalen des Inhalators (z.B. offene Gesichtsmaske) ab. Für einen Inhalatortyp ist auch ein Filter für die Ausatemluft (siehe Tab. 11.2) lieferbar.
- Unmittelbar nach beendeter Inhalation sollte sich der Patient keinem extremen Temperaturwechsel aussetzen, also etwa bei kalter Witterung nicht sofort ins Freie oder in ein unbeheiztes Zimmer gehen. Dies kann das Auftreten weiterer Bronchialinfekte begünstigen.
- Das Mundstück, evtl. Maske, und die Verneblerkammer des Inhalators dürfen jeweils nur von einer Person benützt werden. Benützen mehrere Familienangehö-

rige den gleichen Kompressor, sind die jeweiligen Verneblerkammern und Mundstücke deutlich zu kennzeichnen.

- Kinder unter etwa 12 Jahren sollten nur unter Aufsicht eines Erwachsenen inhalieren.

11.2.5 Reinigung und Desinfektion der Vernebler

Hinsichtlich Umfang und Frequenz der erforderlichen Reinigungs- und Desinfektionsmaßnahmen bei Heiminhalatoren werden kontroverse Auffassungen vertreten. Übereinstimmend erhebt man jedoch folgende Minimalforderung: Sofort nach Gebrauch sind das Mundstück oder die Maske, die Verneblerkammer und ggf. das Arzneimittelreservoir soweit möglich zu zerlegen, unter fließendem warmen bis heißem Wasser gründlich zu spülen und sehr sorgfältig zu trocknen. Um das Keimwachstum fördernde Feuchtigkeitsnester in Ecken und Vertiefungen sicher zu verhindern, empfiehlt es sich, das Gerät anschließend einige Stunden abgedeckt in zerlegtem Zustand liegen zu lassen oder – noch besser – die Einzelteile mit einem Haarfön zu trocknen. Um Wasserreste von der für eine Keimbesiedelung besonders prädestinierten Düse sicher zu entfernen, kann man sie mit Luft aus dem Kompressor des Düsenverneblers trocken blasen. Die Düsenöffnung darf niemals mit einer Bürste oder Metallinstrumenten bearbeitet werden, da dies zu sehr geringfügigen aber entscheidenden Formveränderungen führen kann [14, 15]. Vor allem bei hoher Wasserhärte sollte gelegentlich zur Entfernung von Kalkablagerungen die Verneblerkammer in eine verdünnte Zitronensäurelösung eingelegt werden (danach gründlich mit klarem Wasser nachspülen).

Die Desinfektion des Gerätes hat in Zeitabständen zu erfolgen, die unter anderem vom Hygienebewusstsein und von der Atemwegsinfektanfälligkeit des Patienten abhängen, z.B. haben Patienten mit Bronchiektasen ein erhöhtes Risiko von Infektionen der betroffenen Lungenareale. Entsprechende Fragen des Kunden sind deshalb in Abstimmung mit dem behandelnden Arzt zu beantworten.

Materialverträgliche Desinfektionslösungen, etwa auf der Basis von Alkoholen oder Bernsteinsäuredialdehyd/Dimethoxytetrahydrofuran, geben häufig die jeweiligen Betriebsanleitungen an (siehe Tab. 11.1). Nach der Einwirkungszeit des Desinfektionsmittels müssen die Geräteteile unbedingt mit klarem Wasser wieder gründlich ausgespült und sorgfältig getrocknet werden. Wegen der Rückstandsproblematik und der Disposition zur allergischen Reaktion der meisten Asthmapatienten wird die chemische Desinfektion verschiedentlich kritisch beurteilt. Erlaubt die Betriebsanleitung aufgrund guter Thermostabilität der Bauteile ihre Heißdesinfektion durch Wasserdampf, z.B. mittels NUK-Vaporisator 4/6 (siehe Tab. 11.2), ist diese zu bevorzugen. Nach einer derartigen Behandlung dürfen die Teile nicht längere Zeit im feuchten Gerät gelagert werden. Sie sind ihm mit zuvor gereinigten bzw. desinfizierten Händen zu entnehmen und, wie oben erläutert, ebenfalls gründlich zu trocknen.

Verschleiß von Verneblern

Auch Vernebler unterliegen bei regelmäßiger Anwendung über längere Zeiträume einem gewissen Materialverschleiß. Durch relativ geringfügige Veränderungen beispielsweise der Düsengeometrie oder des Kompressordrucks kann das Partikelspektrum des erzeugten Aerosols verschoben werden. Um die Aerosolqualität langfristig zu erhalten, müssen deshalb beispielsweise Luftfilter, Druckschlauch und Verneblerkammer nach Sichtprüfung oder in Zeitabständen, welche die Betriebsanleitung nennt (z. B. jährlich), erneuert werden. Betriebsparameter des Gerätes, wie etwa der Betriebs- und der Maximaldruck des Kompressors, sind nach einer gewissen Anzahl von Betriebsstunden zu überprüfen und erforderlichenfalls zu korrigieren, z. B. durch den Gerätehersteller oder von ihm autorisierte Servicestellen).

Verleihen von Verneblern

Werden druckluftbetriebene Vernebler von Apotheken an Patienten für eine limitierte Nutzungsdauer ausgeliehen, sind die Geräte nach jeder Rückgabe auf ihren hygienisch einwandfreien Zustand, ihre Funktionstüchtigkeit sowie die Vollständigkeit der Bauteile und der Gebrauchsanweisung zu überprüfen. Erforderlichenfalls müssen entsprechende Korrekturmaßnahmen durchgeführt werden.

Im Hinblick auf Hygiene und einwandfreie Gerätefunktion sind die Verneblerkammer inklusive Mundstück und auch der Druckschlauch jeweils grundsätzlich zu erneuern, sowie das Luftfilter bei Verschmutzung (Verfärbung) bzw. nach circa 1-jähriger Nutzungsdauer auszuwechseln. Zur Sicherstellung der Verneblerleistung muss der Kompressor überprüft und nötigenfalls durch die Herstellerfirma repariert werden. Auch die Luftansaugschlitze sind auf Verunreinigung zu kontrollieren. Die Leistung des Kompressors lässt sich in der Apotheke durch Messen des erzeugten Luftdrucks bei einer gleichzeitig gekoppelten Referenzdüse überprüfen. Auskünfte bezüglich des tolerierbaren Druckintervalls und der Bauart der eingesetzten Prüfapparatur (z. B. Pari Prüfgerät, siehe Tab. 11.2) sind beim jeweiligen Hersteller des Inhalators einzuholen.

11.3 Dosieraerosole

Dosieraerosole (Druckgas-Dosierinhalatoren) bestehen aus einer druckfesten Aluminiumdose mit Dosierventil und einer Dosenhalterung aus Kunststoff mit verschließbarem Mundstück. Die mit dem Ventilrohr in der Halterung steckende Dose enthält das druckverflüssigte Treibgasgemisch, in dem die Wirkstoffe meist suspendiert sind. Derzeit liegt der Wirkstoff nur in einigen wenigen HFA-Dosieraerosolen in gelöster Form vor (siehe Kap. 11.3.4). Ferner enthalten die meisten Präparate (Ausnahmen siehe Tab. 11.5) gelöste Hilfsstoffe wie Sorbitantrioleat, Ölsäure oder Lecithin, die als Suspensionsstabilisator und Ventilschmiermittel fungieren. Drückt der Anwender die

Tab. 11.5: Dosieraerosole mit Hydrofluoralkanen als Treibgas (Auswahl)

Präparat	Treibgas[1]	Weitere(r) Hilfsstoff(e)	Wirkstoff	Wirkstoff liegt in suspendierter oder gelöster Form vor
Aarane N®	Apafluran®	Macrogol-glyceroltrioleat, Ethanol, Saccharin-Na, Aromastoff	Cromoglicin-säure-Na, Reproterol-hydrochlorid	Suspendiert
AeroBec® N 50 µg/ -100 µg	entspr. Ventolair®			
Allergospasmin® N	entspr. Aarane® N			
Apsomol® N	entspr. Epaq®			
Atemur® N 125 / - forte 250	Norfluran®	–	Fluticason-17-propionat	Suspendiert
Atmadisc® /- mite/ - forte	entspr. Viani®			
Berodual® N	Norfluran®	Ethanol, Wasser, Citronensäure	Ipratropriumbromid + Fenoterolhydro-bromid	Gelöst
Berotec® N 100 µg	Norfluran®	Ethanol, Wassser, Citronensäure	Fenoterolhydro-bromid	Gelöst
Bronchocort® novo 100	entspr. Ventolair®			
Bronchospray® novo	entspr. Epaq®			
Epaq®	Norfluran®	Ethanol, Ölsäure	Salbutamolsulfat	Suspendiert
Flutide® N 125 / - forte 250	entspr. Atemur®			
Junik®/- junior	entspr. Ventolair®			
Salbuhexal® N	entspr. Sultanol® N			
Salbulair® N	entspr. Epaq®			
Salbutamol-ratiopharm® N	entspr. Sultanol® N			
Salbutamol STADA® N	entspr. Epaq®			
Sultanol® N	Norfluran®	–	Salbutamolsulfat	Suspendiert
Ventolair® 100 µg/ -mite 50 µg	Norfluran®	Ethanol	Beclometason-dipropionat	Gelöst
Viani® 25 µg 125 µg/ - forte 25 µg 250 µg/ - mite 25 µg 50 µg	Norfluran®	–	Salmeterolxinafoat + Fluticason-17-propionat	Suspendiert

[1] Apafluran® = Heptafluorpropan, HFA 227; Norfluran® = Tetrafluorethan, HFA 134 a

Dose in die Halterung, wird das Ventil betätigt, bzw. die Dosierkammer geöffnet, und damit ein definiertes Volumen an Suspension oder Lösung freigegeben. Das verflüssigte Treibgas expandiert dann bei Normaldruck explosionsartig und dispergiert eine Wirkstoffsuspension zu einem Pulveraerosol, eine Wirkstofflösung zu einem Lösungsaerosol. Das Aerosol bewegt sich jeweils mit hoher Geschwindigkeit vom Ventil weg. Die strömenden Aerosolpartikel sind dabei zunächst noch von einer Treibmittelhülle umgeben, da sich das Aerosol aufgrund der Verdunstungskälte und der Volumenexpansion so stark abkühlt, dass die Verdampfung der Treibmittelreste zunehmend langsamer erfolgt. Erst nach etwa 5 Sekunden ist das Treibmittel vollständig verdunstet.

11.3.1 Aufbewahrung der Dosieraerosole

Die Treibgasdosen der Dosieraerosole müssen je nach Präparat bei Temperaturen unter 25 °C, 30 °C oder unter 50 °C aufbewahrt werden. Ferner sind die Sicherheitsbestimmungen für Aerosolpackungen zu beachten, also folgende, gesetzlich festgelegten Warnhinweise: „Behälter steht unter Druck. Vor Sonnenbestrahlung und Temperaturen über 50 °C schützen. Auch nach Gebrauch nicht gewaltsam öffnen oder verbrennen". Der Innendruck der Dosieraerosoldosen liegt bei 20 °C in Abhängigkeit der eingesetzten Treibmittelmischungen zwischen 3 und 5,5 bar. Bei 50 °C erhöht er sich etwa auf 8 bis 13 bar. Zum Berstdruck der Dosen besteht zwar noch ein deutlicher Sicherheitsabstand, doch können bei höheren Druckwerten die Dosiervorrichtungen deformiert werden. Weiterhin besteht das Risiko von Mikroleckagen an der Crimpnaht mit der Folge, dass der Doseninhalt langsam entweicht. Dosieraerosole, die versehentlich längere Zeit bei Temperaturen über 50 °C aufbewahrt wurden, sollten nicht mehr verwendet werden, da infolge der möglichen Ventilschädigung und/oder Undichtigkeit eine exakte Dosierung und die geforderte aerodynamische Teilchengrößenverteilung nicht mehr gewährleistet sind. Die Gefahr einer hohen Wärmebelastung besteht zum Beispiel bei Aufbewahrung nahe einer Heizquelle oder in einem in der Sonne geparkten Personenwagen.

Bei sehr niedrigen Temperaturen unterhalb circa – 10 °C ist die Funktionsfähigkeit der meisten FCKW-Dosieraerosole infolge der Druckverringerung in der Dose eingeschränkt. Dies ist etwa im Zusammenhang mit Hochalpin- oder Wintersport zu beachten.

11.3.2 Anwendung der Dosieraerosole

Die Anwendung der Dosieraerosole hat in einer Reihe von Teilschritten nach folgendem Schema zu erfolgen (vgl. auch entspr. Handzettel für Patienten und Protokollbogen für Handhabungs-Kontrollen auf beigefügter CD-ROM) [1, 13, 15, 16]:

▨ Schutzkappe vom Mundstück abziehen.
▨ Dose mit Mundstück so zwischen Daumen und Zeigefinger halten, dass sich

Daumen und Mundstück bzw. Dosenventil unten befinden. Die Dose enthält kein Steigrohr zur Heranführung der Dispersion an das Ventil. Würde die Dose in der Stellung mit dem Ventil oben benützt, würde deshalb der Sprühstoß nur Treibgas alleine enthalten.

- Dose mit Mundstück kräftig schütteln, da bei fast allen Präparaten (Ausnahmen siehe Tab. 11.5) die Wirkstoffe in den flüssigen Treibmitteln suspendiert vorliegen.
- Bei möglichst stehender oder sitzender Körperstellung Oberkörper aufrichten und Kopf leicht in den Nacken beugen. Diese „Begradigung" der Mund-Rachenwege ist vor allem bei der Dosieraerosolanwendung ohne Inhalierhilfen angezeigt. Eine relativ hohe kinetische Energie der Partikel führt zu starker Impaktion an Orten einer Richtungsänderung.
- Langsam und tief ausatmen und dann das Mundstück mit den Lippen fixieren, wobei es nicht luftdicht abgeschlossen werden muss.
- Durch das Mundrohr langsam einatmen und exakt zu Beginn der Einatmung oder unmittelbar danach durch Drücken auf den Dosenboden das Ventil betätigen, weiter langsam und tief einatmen, Atem 5 bis 10 Sekunden anhalten. Das Einatmen sollte sich möglichst über eine Zeitspanne von 3 Sekunden oder länger erstrecken.
- Mundstück aus dem Mund nehmen und langsam mit „Lippenbremse" oder durch die Nase ausatmen.
- Falls ärztlich verordnet, eine weitere Inhalation nach der angegebenen Zeit, frühestens jedoch nach 30 Sekunden, in gleicher Weise durchführen.
- Staubschutzkappe wieder aufsetzen, da sonst in das Mundstück gelangte Fremdpartikel etwa aus der Hosen- oder Jackentasche bei der folgenden Inhalation mitinhaliert würden.

Ein gelegentliches Unterlassen des Schüttelns der Dose verändert die Dosierung nicht beim nächstfolgenden Sprühstoß, sondern erst bei den weiteren Ventilbetätigungen. Beim ersten Sprühstoß ist die Dosierkammer ja noch von früheren, korrekten Handhabungen mit richtig konzentrierter Suspension gefüllt. Bei Dosieraerosolen, deren mikronisierte Wirkstoffe in der Treibgas/Tensid-Mischung relativ rasch flotieren, z. B. Budesonid, Fluticason, Salbutamol, können aus unterlassenem Schütteln Minderdosierungen bis zu 50 % der Sollmenge resultieren, da das Dosierventil jeweils nur mit niedrig konzentrierter Suspension gefüllt wird. Bei einem Budesonid-Dosieraerosol beispielsweise verschlechtert sich die Homogenität der aufgeschüttelten Suspension bereits innerhalb von drei Minuten deutlich. Bei einzelnen Salbutamolpräparaten wurden nach einer Verzögerung von nur 15 Sekunden zwischen Umschütteln und Ventilbetätigung signifikante Dosisabweichungen vom Normalwert gefunden. Deshalb sollte nach dem Umschütteln stets ohne jegliche Verzögerung inhaliert werden.

Das früher generell empfohlene Anhalten des Atems nach dem Einatmen für möglichst zehn Sekunden ist nach aktuellen Erkenntnissen nur bei der Inhalation von Glucocorticoiden mit dieser Zeitspanne erforderlich. Bei hydrophilen Wirkstoffen sind wenige Sekunden ausreichend. Die Corticoidpartikel adsorbieren wegen ihrer Lipophilie in der hohen Luftfeuchte des Bronchialsystems nur wenig Wasser. Die anderen Wirkstoffe sind so hygroskopisch, dass sie infolge ihrer Massenzunahme rasch deponieren und nicht mehr ausgeatmet werden können. Aus didaktischen Gründen sollte dennoch ein einheitliches Atemmanöver mit einer Atemanhaltezeit von möglichst 10 Sekunden propagiert werden.

Bei neuen, noch nicht gebrauchten Treibgasdosen ist es wichtig, das Dosierventil zunächst zwei- bis viermal ohne Inhalation zu betätigen, um die Dosierkammer des Ventils mit Arzneistoffdispersion zu füllen. Auch nach längerem Nichtgebrauch sollte man im Interesse der Dosierungsgenauigkeit ein bis zwei Probestöße auslösen.

Corticoidhaltige Dosieraerosole

Damit das Risiko unerwünschter lokaler Corticoidwirkungen, wie Candidamykosen im Mund-Rachenraum oder eine Heiserkeit vermindert werden, ist es erforderlich, corticoidhaltige Dosieraerosole vor dem Essen zu inhalieren oder nach der Anwendung den Mund gründlich mit warmem Wasser zu spülen sowie gegebenenfalls vorhandenen Schleim aus dem Rachen abzuhusten. Ferner muss auf sorgfältige Mundhygiene geachtet werden. Dabei ist jedoch zu bedenken, dass durch Spülen oder

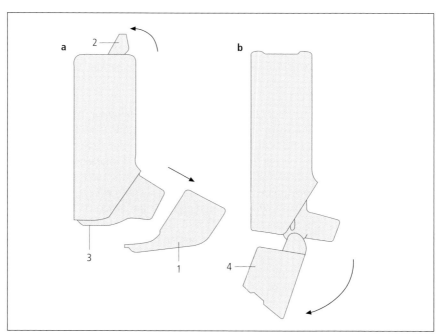

Abb. 11.1: Dosieraerosole mit atemzuggesteuerter Arzneistoffabgabe
a) Autohaler® mit abgezogener Mundstückkappe 1, Kipphebel 2 und Dosisfreigabeschieber 3;
b) Easybreathe mit aufgeklappter Mundstückkappe 4

Tab. 11.6: Dosieraerosole mit atemzuggesteuerter Arzneistoffabgabe (Auswahl)

Präparat	System	Wirkstoff
AeroBec® N[1] 50 µg/- 100 µg	Autohaler®	Beclometasondipropionat
Bronchospray®	Autohaler®	Salbutamolsulfat
Budepur®E[1]	Easybreathe	Budesonid
Junik®[1]/- junior	Autohaler®	Beclometasondipropionat
Salbulair® N[1]	Autohaler®	Salbutamolsulfat
Ventolair®[1] 100 µg/- mite 50 µg	Autohaler®	Beclometasondipropionat

[1] Präparat ist als herkömmliches (fingerdruckgesteuertes) und als atemzuggesteuertes Dosieraerosol im Handel

Gurgeln nur im Bereich der Mundhöhle deponierte Corticoidpartikel entfernt werden können, während der Rachen oder gar der Schlund auf diese Weise nicht erreichbar sind. Der spätestens bei Kontakt mit dem vorderen Gaumenbogen auftretende Würgereflex verhindert die Benetzung bzw. Reinigung tieferer Schleimhautbezirke. Gegebenenfalls, z. B. bei Patienten mit Mykosedisposition, müssen daher jeweils beide Vorsichtsmaßnahmen, Mundspülen und Essen/Trinken nach der Inhalation, angewandt werden. Diese Vorgehensweisen bei der Corticoidinhalation sind jedoch keinesfalls ein Ersatz für die noch zu schildernden Inhalierhilfen.

11.3.3 Spezielle Dosieraerosol-Systeme

Zwei spezielle Bauvarianten des Dosieraerosols zeichnen sich dadurch aus, dass das Dosierventil jeweils nicht durch Fingerdruck auf den Dosenboden, sondern direkt durch den Atemzug des Patienten ausgelöst wird (siehe Abb. 11.1; Tab. 11.6; vgl. auch entspr. Handzettel für Patienten und Protokollbogen für Handhabungs-Kontrollen auf beigefügter CD-ROM). Es reichen dazu geringe inspiratorische Strömungsgeschwindigkeiten (20 – 30 l/min) aus.
Diese Systeme mit atemzuggesteuerter Wirkstoffabgabe vermeiden Koordinationsprobleme und erleichtern etwa Kindern oder Patienten mit eingeschränkten manuellen Fähigkeiten die korrekte Anwendung eines Dosieraerosols. Natürlich dürfen nur die jeweils auf das Gerät abgestimmten Treibgasdosen verwendet werden. Ein Austausch der Orginaldosen gegen andere, auch äußerlich gleich erscheinende Dosen darf aus Gründen der Therapiesicherheit nicht vorgenommen werden. Derzeit sind diese Technologien patentbedingt nur auf drei Arzneistoffe beschränkt (siehe Tab. 11.6). Eine vollständige Versorgung des Asthmapatienten ist daher nicht in allen Fällen möglich.

Autohaler®-System

Beim Autohaler®-System spannt der Anwender nach dem Abziehen der Mundstück-kappe mittels eines kleinen Kipphebels am Oberteil des Gerätes einen Federmecha-nismus, der eine Kraft auf den Dosenboden bzw. das Ventilrohr ausübt. Ein Sperr-hebel blockiert jedoch zunächst noch die Kraftübertragung. Diese mechanische Blockierung wird erst durch den Einatmungssog des Patienten gelöst, wodurch es zu einer atemsynchronen Freigabe des Arzneimittels kommt. Der Kipphebel muss un-bedingt vor jeder einzelnen Anwendung betätigt und bei Nichtbenützung des Gerä-tes heruntergeklappt werden, so dass er in waagerechter Position steht. Zur erfor-derlichen regelmäßigen Reinigung des Mundstücks taucht man bei abgenommener Schutzkappe nur das Mundstück des senkrecht gehaltenen Autohalers® in lauwar-mes Wasser und schwenkt es hin und her. Nach dem Abschütteln anhaftender Was-sertropfen lässt man das Gerät an der Luft trocknen. Weitere Manipulationen sind zu unterlassen, da hierdurch Teile der Auslösemechanik beschädigt werden können.Will man das Dosierventil ohne Inhalation betätigen, etwa zur Funktionskontrolle oder bei erstmaliger Verwendung einer neuen Treibgasdose, so drückt man bei gespann-tem Kipphebel den Dosisfreigabeschieber an der Unterseite des Autohalers in Rich-tung des aufgedruckten Pfeiles. Aus Gründen der Systemsicherheit und Hygiene ist das Gerät jeweils nur zur Anwendung einer Dose bestimmt, es sind also keine Nach-fülldosen im Handel.

Easybreathe-System

Beim Easybreathe-System wird der Federmechanismus zur Ventilbetätigung bereits durch das Zuklappen der Mundstückschutzkappe bei der vorhergehenden Anwen-dung gespannt. Beim Öffnen der Kappe wird die Feder zwar freigegeben, die Kraft-übertragung auf die Dose bzw. das Ventilrohr verhindert zunächst aber noch ein Unterdrucksystem, das im Wesentlichen aus einer evakuierten Dose besteht. Der Ein-atemstrom des Patienten öffnet an dieser Vakuumdose eine Lüftungsklappe, wo-durch das Vakuum aufgehoben und die Blockierung der Feder gelöst wird. Dieses System ermöglicht ebenfalls manuell ausgelöste Kontrollsprühstöße, und zwar ein-fach durch Abschrauben des Geräteoberteils und Niederdrücken der Dose. Auch bei Funktionsstörungen der pneumatischen Auslösemechanik kann mit dieser konven-tionellen Ventilbetätigung inhaliert werden. Zur Reinigung des Mundstücks zieht man bei abgeschraubtem Geräteoberteil die Dose aus dem Unterteil und spült die-ses mit warmem Wasser aus. Das Oberteil ist dabei vor Spritzwasser zu schützen. Beim Easybreathe-System ist ein zweimaliges Austauschen der leeren Treibgasdose möglich, weshalb auch eine Packungsgröße (N3) mit insgesamt drei Dosen im Han-del ist. Dem Corticoidpäparat mit Easybreathe-System ist eine aufsteckbare Mund-stückverlängerung (siehe Kap. 11.3.6) beigepackt.

11.3.4 Pflege der Dosieraerosole

Falls die Mundrohröffnung und insbesondere die Ventilaustrittsöffnung von Dosier-aerosolen nach mehrmaligem Gebrauch durch Substanzablagerungen verklebt oder durch Fremdstoffe verschmutzt sind, ist das Mundstück von der Dose abzuziehen und an den betreffenden Stellen mit warmem Wasser zu reinigen sowie anschließend wieder sorgfältig zu trocknen, evtl. mit nicht zu heiß eingestelltem Haarfön. Ein der-artiges Säubern wird im täglichen bis dreitägigen Rhythmus empfohlen. Bei Präpara-ten mit hohem Wirkstoffanteil im Sprühstoß, wie cromoglicinsäure- oder nedocro-milhaltigen Präparaten ist die Gefahr von Wirkstoffablagerungen an der Düse natürlich größer als bei niedrig dosierten Sprays wie etwa Fenoterolpräparaten. Hygroskopische Wirkstoffe, z.B. Nedocromil, Reproterol, führen ebenfalls leicht zur Verklebung der Düse. Ein leicht ranziger Geruch der Ablagerungen wird durch Hydroperoxidbildung von Oleaten, welche als Hilfsstoffe wie Ölsäure oder Sorbitan-trioleat als Suspensionsstabilisator bzw. Ventilschmiermittel in der Dose enthalten sind, verursacht. Ungenügende Reinigung und Pflege des Mundrohres sind die häu-figste Ursache von nicht einwandfreien Sprühstößen und Sprühaussetzern. Ist das Dosieraerosol trotz Säuberns des Mundrohres nicht voll funktionsfähig, empfiehlt es sich, auch die seitlich am Ventilrohr angebrachte kleine Bohrung auf verstopfende Pulverpartikel zu kontrollieren und erforderlichenfalls mit Wasser zu reinigen. Mecha-nische Manipulationen am Ventil, etwa mit Scheren oder Zangen, sind unbedingt zu unterlassen, da diese zu einer Schädigung der Dosiereinrichtung führen können. Auch darf der Patient nicht das Mundrohr eines anderen Präparates anstelle eines verstopften Mundstücks verwenden, da das Sprühkopfdesign (z.B. Bohrungsdurch-messer, ohne/mit Drallkammer) das Partikelspektrum des erzeugten Aerosols wesent-lich mitbestimmen kann; innerhalb verschiedener Packungen des gleichen Fertig-arzneimittels kann das Mundrohr natürlich getauscht werden.

Füllungsgrad und Tail-off-Effekt der Dosieraerosole

Bei den verschiedenen Präparaten sind als Doseninhalt zwischen 100 und 200 Sprüh-stöße deklariert. Nach Abgabe der nominalen Anzahl an Hüben lassen sich jedoch noch problemlos weitere Aerosolstöße freisetzen. Die Zahl dieser zusätzlich mög-lichen Hübe beträgt bei vielen Präparaten etwa ein Zehntel, vereinzelt aber auch über ein Drittel der deklarierten Sprühstoßmenge. Dabei ist zu beachten, dass das Ge-wicht und damit die Wirkstoffmenge dieser zusätzlichen Aerosolstöße infolge unvollständiger und unregelmäßiger Füllung der Dosierkammer mit Wirkstoffsus-pension stark schwanken kann. So fanden sich etwa in den Hüben Nummer 205 bis 225 verschiedener Dosen eines FCKW-haltigen Salbutamolpräparates mit nominal 200 Hüben sehr stark wechselnde Wirkstoffanteile, die teilweise nur 15 bis 30 % des deklarierten Gehalts ausmachten. Der Patient kann diese als Tail-off-Effekt bezeich-nete, gravierende Dosierungsungenauigkeit einer weitgehend geleerten Dose jedoch nicht erkennen! Der Effekt scheint bei den modernen HFA-Dosieraerosolen zwar we-

Arzneiformen und Applikationssysteme

Abb. 11.2: Sprühstoßgewichte der finalen Hübe von zwei Salbutamol-Dosier-aerosolen mit jeweils 200 deklarierten Sprühstößen. ◇ Sultanol® N, ▢ Epaq®; Stichprobe an jeweils einer Dose

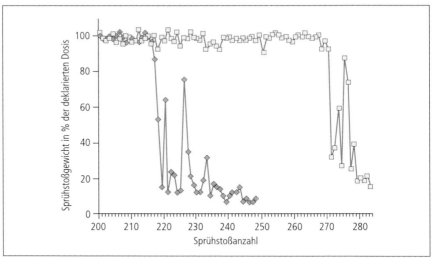

niger ausgeprägt als bei den früheren FCKW-haltigen Präparaten, doch sind auch hier bei mindestens 10 finalen Sprühstößen deutliche Dosisschwankungen zu beobachten (siehe Abb. 11.2).

Im Fall einer konstanten Anwendungsfrequenz eines Dosieraerosols, also etwa bei Corticoidpräparaten, sollte daher bei der erstmaligen Anwendung auf der Basis der Tagesdosen und der deklarierten Sprühstoßanzahl das Datum der letztmöglichen korrekten Dosisentnahme errechnet und auf der Packung vermerkt werden. Bei Präparaten mit bedarfsabhängiger Anwendung werden jedoch Patienten in der Regel die entnommenen Sprühstöße nicht mitzählen; auch ein vorzeitiges Verwerfen unvollständig entleerter Dosen ist unter ökonomischen Aspekten nicht vertretbar. Die aus dem Tail-off-Effekt der Treibgasdosen resultierende Problematik erscheint daher im Patientenalltag weitgehend ungelöst.

Die in einer angebrochenen Packung noch enthaltene Treibgasmenge, nicht jedoch die noch verfügbare Arzneistoffmenge, kann am Schwimmverhalten des von der Kunststoffhalterung abgezogenen Aluminiumbehälters grob abgeschätzt werden. Mit Treibgas vollständig gefüllte Dosen bleiben am Boden eines mit Wasser gefüllten Glases liegen, ungefähr halbvolle schwimmen in senkrechter Stellung mit dem Ventil nach unten, wobei der Dosenboden aus dem Wasser ragt, und etwa viertelvolle bis leere Dosen schließlich schwimmen an der Oberfläche. Insbesondere in dem für den Patienten interessanten letzten Viertel der Dosenfüllung erlaubt dieser Schwimmtest damit keine Aussagen über den Restgehalt an Treibmittel, geschweige denn an Wirkstoff.

Aerosol Inhalations Monitor

Es ist ein Trainingsgerät, der so genannte Aerosol Inhalations Monitor (siehe Tab. 11.7, Abb. 11.3) im Handel, mit dem der Patient die korrekte Handhabung eines Dosieraerosols kontrollieren bzw. einüben kann. Das mit einem Netzteil betriebene Tischgerät ist primär für Kliniken und niedergelassene Ärzte bestimmt, kann aber im Rahmen der pharmazeutischen Betreuung natürlich auch in Apotheken eingesetzt werden. Es ist mit einem Placebo-Dosieraerosol gekoppelt, dessen Einwegmundstücke schnell austauschbar und dessen Dosenhalterung mit Messkopf wasch- und desinfizierbar ist. Das Gerät zeigt mittels eines Zeigerinstrumentes den jeweils erreichten Inspirationsfluss an (3 Skalenbereiche: 0–10 l/min, 10–50 l/min, über 50 l/min) sowie durch Leuchtdioden die un- bzw. sachgemäße Durchführung folgender Handhabungsschritte:

▩ die Koordination zwischen Ventilauslösen und Einatmen,
▩ die Dauer des Atemzuges bei der Inhalation,
▩ die Dauer des postinspiratorischen Atemanhaltens.

Für Kinder ist ein Zusatzgerät (Bambini Trainingshilfe) verfügbar, das bei bei richtiger Anwendungstechnik eine Melodie ertönen lässt.

11.3.5 FCKW-freie Dosieraerosole

Die Ausnahmegenehmigung des Bundesinstitutes für Arzneimittel und Medizinprodukte (BfArM) bezüglich der Verwendung von FCKW-Treibgasen in Dosieraerosolen

Tab. 11.7: Artikel für die Bestimmung des Inspirationsflusses und für das Training der korrekten Anwendung verschiedener inhalativer Darreichungsformen (Auswahl)

Artikel (Vertriebsfirma)	Funktion
Aerosol Inhalations Monitor (Vitalograph, 22525 Hamburg)	Kontrolle der Koordination, des Inspirationsflusses, der Dauer des Atemzuges und des Atemanhaltens beim Üben mit einem Placebo-Dosieraerosol
Easyhaler® PIF Meter (Hexal, 83602 Holzkirchen)	Ermittlung des erreichbaren Inspirationsflusses bei der Easyhaler®-Anwendung
In-check® Inhaler Assessment Kit (Clement Clarke, Harlow, Essex, CM20 2TT, U.K.)	Ermittlung des bei der Anwendung verschiedener Inhalatortypen maximal erreichbaren Inspirationsflusses
Spinhaler® Whistle (Fisons Arzneimittel, 50829 Köln)	Kontrolle des Inspirationsflusses bei der Spinhaler®-Anwendung, Motivation zur Anwendung bei Kindern
Turbohaler® Pfeifchen (AstraZeneca, 22876 Wedel)	Kontrolle des Inspirationsflusses beim Üben mit einem Placebo-Turbohaler®
Turbohaler Usage Trainer® (AstraZeneca, 22876 Wedel)	Ermittlung des erreichbaren Inspirationsflusses bei der Turbohaler®-Anwendung

Arzneiformen und Applikationssysteme

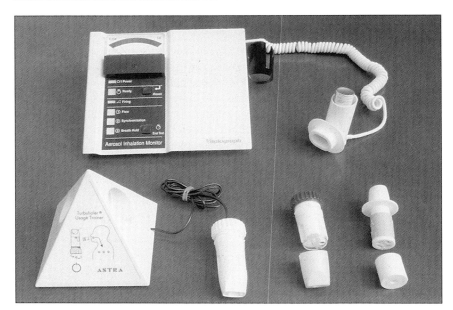

Abb. 11.3: Artikel für das Training der korrekten Anwendung von Dosieraerosolen und Pulverinhalatoren. Oben: Vitalograph Aerosol Inhalations Monitor. Unten von links nach rechts: Turbohaler Trainer®, Pfeifchen für Turbohaler®-Placebo, Pfeifchen für Spinhaler®

ist für kurzwirksame Betasympathomimetika (z. B. Fenoterol, Reproterol, Salbutamol) zum 31. 12. 2000 ausgelaufen; für inhalative Steroide (z. B. Beclometason, Budesonid) endet sie zum 31. 12. 2002.

Hydrofluoralkane

Bei den mit Hydrofluoralkanen (HFA), also unchlorierten Fluorkohlenwasserstoffen gefüllten Treibgasdosen (siehe Tab. 11.5) weicht auch meist das restliche Hilfsstoffgemisch von dem der konventionellen FCKW-Dosen ab. Aufgrund der wesentlich geringeren Dielektrizitätskonstanten der Hydrofluoralkane lösen sich in diesen die bisher verwendeten Tenside nicht in ausreichendem Maß. Bei einigen Präparaten mit Hydrofluoralkanen wird deshalb die als Netz- und Schmiermittel dienende Ölsäure zusätzlich durch Ethanol in Lösung gehalten. Auch für den Wirkstoff kann Ethanol als polares Cosolvens dienen. Andere Präparate enthalten neben den Hydrofluoralkanen keinerlei weiterer Hilfsstoffe. Bei ihnen sind die Dosiervorrichtung und die Innenbeschichtung der Dosen gegenüber den bisher eingesetzten Systemen baulich modifiziert.

Aufgrund dieser geänderten Lösungsverhältnisse liegen in einigen HFA-Dosieraerosolen die Wirkstoffe in anderer chemischer und physikalischer Form vor als im entsprechenden FCKW-Präparat. So wurde etwa bei den Salbutamol-Zubereitungen die bisher eingesetzte Wirkstoffbase durch das Sulfat substituiert. Im Falle einiger weniger Präparate sind die Wirkstoffe (Beclometasondipropionat, Fenoterol) jetzt nicht mehr im Hilfsstoffgemisch suspendiert, sondern vollständig gelöst. Ein Schütteln dieser Lösungspräparate vor der Anwendung erübrigt sich daher. Bei den Beclometasonzubereitungen wird die Mehrheit der Tröpfchen in Form extrafeiner Flüssigkeitspartikel von 1–2 µm abgegeben. Infolge dieser Partikelgrößenverteilung sind etwa 60 % der freigesetzten Beclometasonmenge lungengängig, im Vergleich zu ca. 20 % beim herkömmlichen FCKW-haltigen Dosieraerosol. Der oro-pharyngeal deponierte Wirkstoffanteil wird dadurch deutlich reduziert.

Für einige HFA-Präparate, z. B. Apsomol® N, Bronchospray® novo, Epaq®, Junik®, Salbulair® N, Ventolair® wird eine Verringerung des Tail-off-Effektes (siehe Kap. 11.3.4) beschrieben, also der Dosierungsschwankungen, die man bei den Resthüben weitgehend entleerter FCKW-Dosen beobachtet. Schließlich ist noch die Temperaturabhängigkeit der freigegebenen Wirkstoffmenge weniger ausgeprägt; die Funktionsfähigkeit dieser Dosen bleibt bis etwa −20 °C erhalten.

Hinweise zur Compliance

Auf die aus den Hilfsstoffen resultierenden Geruchs- und Geschmacksänderungen sollte der Patient beim Wechsel von einem FCKW- zu einem HFA-Dosieraerosol im Interesse der Compliance hingewiesen werden. Die verschwindend geringe Menge des in einigen Präparaten enthaltenen Ethylalkohols ist zu verdeutlichen; sie beträgt etwa bei dem Präparat Aarane® N 0,7 mg pro Hub, bei den identischen Salbutamol-Zubereitungen Apsomol® N, Bronchospray® novo und Epaq® 4,3 mg pro Hub sowie bei den identischen Beclomethason-Präparaten Junik® und Ventolair® 4,7 mg pro Hub. Unter ungünstigen Bedingungen wie schlechte Inhalationstechnik, Verabreichung von 2 aufeinander folgenden Hüben, konnte unmittelbar nach der Inhalation eines der genannten Salbutamol-Präparate in der Ausatemluft eine forensisch relevante Ethanolmenge (35 µg/100 ml) nachgewiesen werden. Bereits zwei Minuten nach der Inhalation war dieser Wert um 95 % gefallen. Entsprechende Alkoholtests sollten daher mit einem zeitlichen Abstand von 2, besser 15 Minuten nach der Inhalation durchgeführt werden. Auch sind die vom Patienten wahrgenommene „Sprühkraft" und der Kältereiz (Cold Freon effect) vieler HFA-haltigen Dosen geringer als bei den konventionellen Dosieraerosolen. Ferner kann auch noch das Geräusch bei der Ventilbetätigung etwas unterschiedlich klingen. Alle diese Wahrnehmungen werden unter Umständen vom nicht informierten Anwender als technologischer Defekt der Präparate fehlinterpretiert. Diese veränderten Eigenschaften des Sprühaerosols finden sich jedoch nicht generell bei FCKW-freien Präparaten, da ja nicht allein die Rezepturkomponenten die Aerosolcharakteristika bestimmen, sondern auch geometrische Parameter der Dosiervorrichtung, z. B. der Durchmesser der Düsenöffnung. Während etwa bei Apsomol® N, Epaq®, Junik® und Ventolair® vergleichsweise niedrige Sprühkräfte gemessen wurden, fanden sich für Flutide® und Sultanol® Werte in einer Größenordnung wie sie bei FCKW-haltigen Zubereitungen auftreten [17, 18, 19].

Aufgrund der relativ geringen Sprühkraft bzw. niedrigen Austrittsgeschwindigkeit und des kleinen Durchmessers der Lösungspartikel kommt es bei den Beclometason-Lösungspräparaten zu einer deutlich reduzierten oro-pharyngealen Deposition, weshalb bei ihnen in der Regel keine Vorschaltkammer mehr benötigt wird. Falls das Patientenalter (z. B. Kleinkinder) oder andere Umstände dieses Hilfsmittel erfordern, kann es natürlich eingesetzt werden.

Schließlich erweisen sich HFA-Lösungsdosieraerosole auch „toleranter" gegenüber Anwendungsfehlern von Patienten. Bei nicht mit dem Einatmen koordinierter Ventilauslösung und zu kurzem Luftanhalten nach der Inhalation wurde die Wirkung von HFA-Beclometasonpräparaten weniger reduziert als die von herkömmlichen Dosieraerosolen mit suspendiertem Beclometason [18].

11.3.6 Entsorgung leerer Dosieraerosoldosen

Zur sachgerechten Entsorgung leerer Druckdosen haben sich 22 Unternehmen zu einem Konsortium zusammengeschlossen und das Konzept „Grüner Karton" geschaffen. Danach werden die in die Apotheke zurückgebrachten Dosen (FCKW- und HFA-haltige Präparate) in einem speziellen Behälter, genannt „Grüner Karton", PZN 4566916, gesammelt, den der pharmazeutische Großhandel kostenlos anbietet. Die Kunststoffteile der Dosieraerosole jedoch sind vom Patienten getrennt zu entsorgen über den Hausmüll bzw. „Grüner Punkt". Der volle Sammelkarton wird ohne Kosten für die Apotheke und ohne Einzelauftrag von der Spedition Trans-o-flex zur Entsorgungsfirma gebracht. Die Metalle der Dose dienen als Sekundärrohstoff in der Stahl- bzw. Aluminiumindustrie.

11.3.7 Inhalierhilfen für Dosieraerosole

Bei den unterschiedlichen Inhalierhilfen für Dosieraerosole (siehe Tab. 11.8, Abb. 11.4) handelt es sich um Hohlraumsysteme aus Kunststoff, die zwischen Dosenventil und Mund des Patienten geschaltet werden. Sie lassen sich in Mundstückverlängerungen und Vorschaltkammern unterteilen. Diese Artikel werden teilweise vom Hersteller den entsprechenden Präparaten beigepackt, zum überwiegenden Teil müssen sie jedoch separat bezogen werden. Sie werden dann entweder über den pharmazeutischen Großhandel oder direkt von der Hersteller- bzw. Vertriebsfirma an die Apotheke geliefert. Bei einigen Inhalierhilfen erfolgt die kostenlose Abgabe auch als so genannter Praxisservice durch den Arzt.

Mundstückverlängerungen

Die Mundstückverlängerungen in Form eines etwa 10 cm langen, an der Oberseite manchmal offenen Kunststoffrohres dienen als Abstandshalter zwischen Dosierventil und Mundöffnung bzw. Rachen. Infolge des durch diese Hilfsmittel verlängerten Weges der Aerosolpartikel verringert sich die hohe Geschwindigkeit dieser Partikel von circa 100 km/h (bei FCKW-Präparaten) in Ventilnähe auf etwa ein Sechstel am Ende des Rohres. Gleichzeitig vermindert sich die Masse der Partikel infolge Verdunstens noch anhaftender Treibmittelreste. Durch diese Reduzierung der kinetischen Energie und der Masse verkleinert sich wesentlich der an der Rachenhinterwand durch Impaktion abgeschiedene Anteil der Partikel. Daraus resultieren eine größere intrabronchial deponierte Wirkstoffmenge und bei der Corticoidanwendung zusätzlich ein geringeres Risiko von Heiserkeit oder Candidamykosen im Mund-Rachenraum. Weiterhin wird der durch Treibgasreste bedingte Kältereiz im Mundrachen mit seinen möglichen Folgen, wie Reflexbronchokonstriktion oder Glottisverschluss verringert. Einige Ausführungen dieser Mundstückverlängerungen sind zum Aufstecken auf das Mundstück der Druckdosenhalterung bestimmt, andere Modelle haben eine eigene Dosenhalterung, in welche die Treibgasdose gesteckt wird (siehe Tab. 11.8). In beiden Fällen sind danach keine weiteren Änderungen des oben dargelegten Anwendungsablaufs von Dosieraerosolen notwendig.

Bemerkenswert ist, dass verschiedene deutsche Parallelimport-Präparate des gleichen britischen Budesonid-Dosieraerosols Pulmicort®, 10 ml teilweise mit und teilweise ohne Mundstückverlängerung geliefert werden. Da ferner die betreffenden Packungsbeilagen keinerlei Handhabungshinweise für dieses teleskopartig verkürzbare, eckige Rohr mit ausziehbarer Kartuschenhalterung enthalten, ist hier eine entsprechende Erläuterung in der Offizin besonders gefordert. Ferner ist darauf hinzuweisen, dass diese Mundstückverlängerung keinesfalls der bei Corticoidpräparaten obligaten Vorschaltkammer (s. unten) äquivalent ist.

Ebenso wie die Originalmundstücke der Dosieraerosole müssen auch die Mundstückverlängerungen hygienisch gehandhabt werden. Sie sind also vor Verschmutzung zu schützen (ggf. vorhandene Schutzkappe bei Nichtgebrauch aufsetzen) und analog den Mundstücken regelmäßig reinigen.

Vorschaltkammern

Bei den Vorschaltkammern, häufig auch als Spacer oder Holding chamber bezeichnet, handelt es sich um zylindrische, birnen-, kugel- oder diskusförmige Hohlraumsysteme aus verschiedenen Kunststoffen mit Volumina zwischen 50 und circa 900 cm³. Ihre Handhabung erfolgt in der Weise, dass zunächst das Aerosol vom Patienten oder einem Helfer in den Behälter gesprüht wird. Dort verringern sich entsprechend den Vorgängen in den Mundstückverlängerungen die kinetische Energie der Aerosolpartikel und die ihnen anhaftenden Treibgasreste. Beide Prozesse verlaufen jedoch aufgrund der hier vorhandenen längeren Wege und des größeren Luft-

Tab. 11.8: Auswahl von Inhalierhilfen für Dosieraerosole

Bezeichnung (Vertriebsfirma)	PZN	Typ	Baumaterial des Hohlraumsystems	Fassungsvermögen [cm³]	Geeignet für	Reinigungsmittel laut Bedienungsanleitung
AeroChamber® für Erwachsene mit/ohne Maske, für Kinder, für Säuglinge und Kleinkinder (R. Cegla, 56402 Montabaur)	4764823/ 4764817, 4764846, 4764852	Vorschaltkammer mit Ventil(en)	Ektachrom®/ Gummi	145 (alle Modelle)	Verschiedene Präparate	Warmes Wasser
Allergospasmin® Inhalierhilfe (Viatris, 60314 Frankfurt)	–	Vorschaltkammer ohne Ventil	Polyethylen	80	Allergospasmin® N	Warmes Wasser
Applikationshilfe von Fatol (Fatol, 66578 Schiffweiler)	7703472	Vorschaltkammer ohne Ventil	Polyethylen	420	Budefat®, Cromolyn-Fatol	Warmes Wasser/ Spülmittel
Babyhaler® Inhalationshilfe für Kinder (Glaxo Wellcome, 20354 Hamburg)	6180233	Vorschaltkammern mit 2 Ventilen (Zweikammersystem mit Maske)	Polycarbonat	350	Verschiedene Präparate	Warmes Wasser/ Spülmittel oder Lösung wie zum Reinigen von Babyflaschen
Fisonair® Inhaliergerät (Aventis, 65812 Bad Soden)	3804408	Vorschaltkammer mit Ventil	Polycarbonat	850	Aarane® N, Intal® N, Tilade® u. a. Präparate	Warmes Wasser
Flui® Spacer (Zambon, 50170 Kerpen)	6965431	Vorschaltkammer ohne Ventil	Polyethylen	50	Flui® DNCG	Warmes Wasser
Inhalationshilfe Boehringer Ingelheim (Boehringer Ingelheim, 55216 Ingelheim)	4928414 (Packung mit 5 Stück)	Vorschaltkammer ohne Ventil	Polyethylen	50	Atrovent® N, Berodual® N, Berotec® N 100 µg, Ventilat®	Warmes Wasser
Inhalationshilfe Budepur D®, (BC Biochemie 85737 Ismaning)	–	Vorschaltkammer ohne Ventil	Polyethylen	420	Budepur D®	Warmes Wasser/ Spülmittel

Tab. 11.8: Auswahl von Inhalierhilfen für Dosieraerosole (Fortsetzung)

Bezeichnung (Vertriebsfirma)	PZN	Typ	Baumaterial des Hohlraumsystems	Fassungsvermögen [cm³]	Geeignet für	Reinigungsmittel laut Bedienungsanleitung
Inhalationhilfe Budepur E® (BC Biochemie, 85737 Ismaning)	–	Geschlossene Mundstückverlängerung ohne Dosenhalterung	Polyethylen	420	Budepur E®	Wasser
Inhalationshilfe Epaq®/Ventolair® (3M, 46322 Borken)	–	Vorschaltkammer ohne Ventil	Polyethylen	420	Epaq®, Ventolair®	
Inhalationshilfe Hexal® (Hexal, 83607 Holzkirchen)	–	Vorschaltkammer ohne Ventil	Polyethylen	420	Budes®, Cromohexal®, Salbuhexal®	Warmes Wasser
Inhalierhilfe Farmasan (Farmasan, 76204 Karlsruhe)	–	Vorschaltkammer ohne Ventil	Polyethylen	230	Apsomol® N, Benosid®, Diffusyl®	
Inhalierhilferatiopharm® (Ratiopharm, 89070 Ulm)	7709724	Vorschaltkammer ohne Ventil	Polyethylen	450	Budesonid-ratiopharm®, Cromo-ratiopharm®, Salbutamol-ratiopharm® N	Warmes Wasser/ Spülmittel
Inhalierhilfe TAD (TAD, 27472 Cuxhaven)	–	Vorschaltkammer ohne Ventil	Polyethylen	420	Bronchocux®	Warmes Wasser
Lindspacer (Lindopharm, 40721 Hilden)	8541669	Vorschaltkammer ohne Ventil	Polyethylen	425	Budon®,	Warmes Wasser/ Spülmittel
Mundipharma® Inhalationsrohr (Mundipharma, 65549 Limburg)	–	Offene Mundstückverläng. ohne Dosenhalterung	Polyethylen	–	DNCG Mundipharma®	

Tab. 11.8: Auswahl von Inhalierhilfen für Dosieraerosole (Fortsetzung)

Bezeichnung (Vertriebs-firma)	PZN	Typ	Baumate-rial des Hohl-raum-systems	Fas-sungs-vermö-gen [cm³]	Geeignet für	Reinigungs-mittel laut Bedienungs-anleitung
Nebulator® Inhaliergerät (AstraZeneca, 22876 Wedel)	3022611	Vorschalt-kammer mit Ventil	Polycarbonat	750	Pulmicort®	Warmes Wasser/ Spülmittel
Pulmicort® Inhalationshilfe (AstraZeneca, 22876 Wedel)	–	Geschloss. Mundstück-verlänger. mit Dosen-halterung	Polyethylen	–	Pulmicort® (Importprä-paraten z. T. beigepackt)	–
Rondo® Inhala-tionsapparat (Klinge Pharma 81673 München)	6180894	Vorschalt-kammer mit Ventil	Polypropylen	300	Broncho-spray® novo, Broncho-cort® novo, Junik®, Pulbil® u. a. Präparate	Warmes Wasser/ Spülmittel
Spacer Boehrin-ger Ingelheim (Boehringer Ingelheim, 55216 Ingelheim)	4928437 (Packung mit 2 Stück)	Vorschalt-kammer ohne Ven-til (Ventile sind separat lieferbar)	Polyethylen	330	Inhacort® u. a. Dosier-aerosole von Boehringer Ingelheim KG	Warmes Wasser/ Spülmittel
Spacer für Respicort® (Mundipharma, 65549 Limburg)	–	Vorschalt-kammer ohne Ventil	Polyethylen	400	DNCG Mun-dipharma®, Respicort®	Warmes Wasser/ Spülmittel
Spacer für DNCG Trom® (Trommsdorf, 52475 Alsdorf)	–	Vorschalt-kammer ohne Ventil	Polyethylen	420	DNCG Trom®,	Warmes Wasser
Synchron-Aerosol (Viatris, 60314 Frankfurt)	–	Offene Mundstück-verländer. mit Dosen-halterung	Polyethylen	–	Halamid®	Warmes Wasser
Volumatic® Inha-lationsgerät (Cascan, 23843 Bad Oldesloe/ Glaxo Wellcome, 20347 Hamburg	4337593	Vorschalt-kammer mit Ventil	Polycarbonat	880	Atemur® N/ -forte, Fluti-de® N/ -forte, Sanasthmax®, Sanasthmyl®, Serevent®	Warmes Wasser

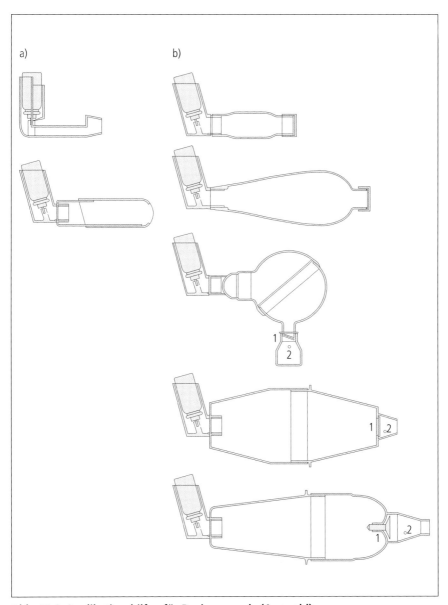

Abb. 11.4: Applikationshilfen für Dosieraerosole (Auswahl).
a) Mundstückverlängerungen. Von oben nach unten: Mundipharma® Inhalationsrohr, Pul-
micort® (Importpräparate) Inhalierhilfe; b) Geschlossene Kammern, teilweise mit Ventil 1
und Öffnung für Ausatmungsluft 2. Von oben nach unten: Flui® Spacer/Inhalationshilfe
Boehringer Ingelheim, Spacer Boehringer Ingelheim, Rondo® Inhalationsapparat,
Volumatic® Inhalationsgerät, Nebulator® Inhaliergerät

volumens (mehr Energie zum Verdunsten des Treibmittels) in größerem Umfang ab als in den Mundstücken. Darüber hinaus kommt es zu einer weitgehenden Trennung der nicht bronchiengängigen von den bronchiengängigen Partikeln, da die massereichen Teilchen relativ schnell sedimentieren oder sich an der Wandung des Spacers abscheiden, während die inhalierbaren Wirkstoffpartikel eine gewisse Zeit in der Schwebe bleiben. Der Umfang dieser Separierung in Abhängigkeit von der Partikelmasse kann bei verschiedenen Präparaten sehr unterschiedlich ausgeprägt sein. Er hängt unter anderem von der Größe und Form der Vorschaltkammer sowie den physikalischen Parametern des Aerosols ab. Durch ein Mundstück mit Ventil oder nach Entfernen einer Verschlusskappe vom Mundstück inhaliert der Patient dann langsam mit einem möglichst tiefen Atemzug aus dieser Vorschaltkammer. Die in die größeren Systeme eingebauten Ventile bewirken, dass beim Ausatmen in den Spacer die Ausatemluft nicht in die Kammer gelangt, sondern am Mundstück abgeleitet wird. Um die einwandfreie Funktion dieser Ventile zu gewährleisten, müssen die Kammern beim Inhalieren waagerecht gehalten werden.

Wegen der fortschreitenden Sedimentation auch kleiner, bronchiengängiger Partikel darf nach dem Einsprühen in das System mit dem Inhalieren keinesfalls gewartet werden, sondern es hat umgehend, jedoch ohne Hektik zu erfolgen. Auch die Entleerung der Kammer durch mehrere Atemzüge mit der jeweils erforderlichen Atempause ist daher nur eingeschränkt effektiv. Eine Ausnahme gilt für Kleinkinder mit ihrem deutlich abweichenden Atemmuster (siehe Vorschaltkammern für Kleinkinder). Ebenso kann ein Schütteln der gefüllten Vorschaltkammer die verfügbare Arzneistoffmenge senken, und zwar auf ein Drittel des ursprünglichen Wertes. Das Beladen eines Spacers mit mehreren Sprühstößen vor dem Inhalieren verminderte erstaunlicherweise ebenfalls deutlich die abgegebene Menge an bronchiengängigen Wirkstoffpartikeln. Selbst bei dreimaligem Einsprühen jeweils verschiedener Wirkstoffe in eine großvolumige, birnenförmige Vorschaltkammer gab diese nur etwa die Hälfte derjenigen Menge ab, die bei einem Sprühstoß verfügbar war! Offensichtlich versetzt der folgende Sprühstoß die lungengängigen Partikel des im Spacer vorhandenen Aerosols in starke turbulente Strömungen und deponiert sie dadurch teilweise sehr schnell an der Kammerwand. Sind mehrere Hübe pro Anwendung verordnet, müssen diese deshalb getrennt im etwa zweiminütigem Abstand in die Kammer gesprüht und dann jeweils inhaliert werden [20, 21].

Die Anwendungsmethode mit einer Vorschaltkammer erfordert keine Koordination von Ventilbetätigung und Atmung, weshalb weniger Handhabungsfehler als bei der konventionellen Verabreichungstechnik auftreten können. Neben einer Steigerung der in tiefer gelegene Abschnitte des Respirationstraktes gebrachten Wirkstoffmenge ist als weitere Konsequenz der Partikelgrößentrennung im Spacer ein vermindertes Risiko einer Candidamykose im Oropharynx bei Anwendung von Glucocorticoid-Suspensionspräparaten zu nennen. Deshalb ist der Einsatz der Vorschaltkammer bei dieser Wirkstoffgruppe obligat. Da Steroide nicht nach Bedarf, sondern nach Therapieplan morgens und/oder abends, also meist zu Hause verabreicht werden, ist die Sperrigkeit der großvolumigen Spacer nicht so nachteilig, wie sie oft vom Anwender zunächst empfunden wird. Bei der vielfach empfohlenen Anwendung bei Kleinkindern ist die eingeschränkte Transportierbarkeit ebenfalls nicht relevant.

AeroChamber®

Bei den verschiedenen Ausführungen der AeroChamber® ist jeweils eine Pfeife eingebaut, die bei zu hastiger Einatmung einen Warnton erzeugt. Die verschiedenen Vorschaltkammern mit relativ kleinem Fassungsvermögen von 50 bis 80 cm^3 sind nicht mit Einatmungsventilen, sondern nur mit abziehbaren Verschlusskappen ausgerüstet (siehe Tab. 11.8). Sie können daher bei entsprechender Handhabung auch als Mundstückverlängerung eingesetzt werden. In diesem Fall ist das Kammermundstück schon vor der Ventilbetätigung durch Abziehen der Kappe zu öffnen und mit den Lippen zu umschließen.

Austauschmöglichkeiten von Vorschaltkammern

Die diversen Vorschaltkammern sollten in der Regel immer nur für das vom Hersteller empfohlene Dosieraerosol benützt werden, da nur derartige Gerätekombinationen hinsichtlich ihres Abgabeverhaltens validiert sind. Die verschiedenen Dosieraerosolpräparate geben die Wirkstoffe beispielsweise mit sehr unterschiedlichen Teilchengrößenverteilungen ab. Relativ große Aerosolpartikel können sich in einer unpassend kleinen Kammer zu schnell niederschlagen. Auch weisen die Aerosole mit verschiedenen Wirkstoffen sehr unterschiedliche Dichten auf. Bei großvolumigen Vorschaltkammern scheinen nicht nur Größe, Form und elektrostatische Aufladung der Kammern ihr Abgabeverhalten zu bestimmen, sondern auch die Geometrie ihrer unterschiedlichen Ventile. Beispielsweise lässt ein zur Seite klappendes Kunststoff- oder Gummiplättchen ein Aerosol unter anderen Strömungsverhältnissen passieren als ein sich in Strömungsrichtung verschiebender Ventilkonus. Am wenigsten problematisch erscheint daher der Austausch von ventilfreien Polyethylenspacern mit annähernd gleich großem Fassungsvermögen, also beispielsweise von PE-Spacern mit Volumina zwischen 420 und 450 ml, wie sie für die verschiedenen Budesonid-Generika vorgesehen sind (siehe Tab. 11.8). Einige wenige größere Vorschaltkammern sind mit dehnbaren Anschlussöffnungen (z. B. AeroChamber®) oder unterschiedlich weiten Adapterstücken (z. B. Rondo® Inhalationsapparat) ausgerüstet, wodurch ihr Ankoppeln an Dosieraerosole diverser Firmen erleichtert wird.

Probleme beim Handling

Ein grundsätzliches Problem beim Einsatz der Vorschaltkammern aus Kunststoffen besteht in der möglichen Ausbildung **elektrostatischer Ladungen** auf den Innenseiten dieser Behälter und einer dadurch verstärkten Adhäsion von Wirkstoffteilchen an den Kammerwandungen. Da auch bronchiengängige Partikel von diesem Effekt betroffen sind, kann sich die aus dem Spacer verfügbare Wirkstoffmenge deutlich verringern. Prinzipiell ist diese Ausbildung von Coulombschen Ladungen bei Kontakt aller Kunststoffe mit einem Material mit unterschiedlicher Dielektrizitätskonstante möglich. Therapierelevante Wirkstoffreduzierungen infolge elektrostatischer Ladung

Fallbeispiel 8: Schlechte Compliance beim Gebrauch von großvolumigen Spacern

Fallbeschreibung

Ein Kunde, dem in der Offizin sein verordnetes Budesonid-Dosieraerosol und weitere Arzneimittel in einer Plastiktragetasche ausgehändigt werden, äußert sich über die Nützlichkeit dieses Plastikbeutels beim Inhalieren mit dem Dosieraerosol: Er müsse aus beruflichen Gründen oftmals in Hotels übernachten und empfinde dabei den vom Arzt verordneten, voluminösen Spacer als sehr unpraktisch. Auf Empfehlung eines Kollegen sprühe er jetzt statt dessen in eine solche Tragetasche, die er vorher wie einen Ballon aufblase. Dieses Hilfsmittel sei viel handlicher und, da er oftmals einen neuen Beutel verwende, auch hygienischer als der Spacer. Ferner könne er den Beutel für Budesonid-Sprays verschiedener Firmen verwenden, die er verordnet bekomme.

Problem

Die Compliance beim Gebrauch großvolumiger Spacer ist aufgrund der Sperrigkeit bzw. Unhandlichkeit dieser Hilfsmittel oft schlecht; haushaltsübliche Behälter sind als Alternative zu diesen Spacern jedoch untauglich.

Information des Kunden und Diskussion der Maßnahmen

Die früher empfohlene Inhaliertechnik mit Plastikbeuteln führt zu großen und nicht reproduzierbaren Dosierungsfehlern. Solche Tüten sind häufig elektrostatisch geladen, was zusammen mit ihrer flexiblen Wandung dazu führt, dass ein Großteil der bronchiengängigen Aerosolpartikel sich sehr schnell an der Beutelinnenseite niederschlägt. Ferner schließen die Beutel, ebenso wie andere haushaltsübliche Behälter nicht dicht am Dosieraerosol und am Mund, eine für die Funktion eines Spacers ganz entscheidende Voraussetzung. Die mit einigen Budesonid-Generika gekoppelten Vorschaltkammern aus Polyethylen sind relativ kleinvolumig und damit handlicher als der Spacer für das Orginalpräparat (siehe Tab. 11.8). Abweichend von der Regel, Dosieraerosole stets nur mit der jeweils empfohlenen Vorschaltkammer zu verwenden, können die bei den Budesonid-Generika eingesetzten Spacer ausgetauscht werden, sofern sie gleiche Volumina aufweisen und sich gut schließend an das jeweilige Dosieraerosol-Mundstück koppeln lassen.

wurden jedoch nur bei Spacern aus Polycarbonat berichtet. Dieses Material weist im Vergleich zu Polyethylen niedriger oder hoher Dichte und Polypropylen einen höheren Oberflächenwiderstand und damit eine günstigere Voraussetzung zur Ausbildung elektrostatischer Ladungen auf. Die aus einer großvolumigen Polycarbonat-Vorschaltkammer mit hoher Ladung abgegebene bronchiengängige Salbutamolmenge war um über 20 % geringer als die aus dem gleichen Spacer mit niedriger Ladung freigegebene Wirkstoffmenge. Zwischen geladenen und antistatisch behandelten Polycarbonatspacern wurden für die Wirkstoffe Budesonid und Cromoglicinsäure sogar Mengendifferenzen von knapp 60 % ermittelt [20, 21].

Hohe elektrostatische Ladungen wurden beispielsweise an neuen Polycarbonatkammern gemessen und an solchen, die mit einem trockenem Stofftuch oder einer Plastikfolie abgerieben wurden. Während das Spülen und anschließende Lufttrocknen eines Spacers mit reinem Wasser seine Aufladung nur wenig absenkte, hatte ein Spülen mit Lösungen anionischer oder kationischer Tenside eine deutliche Ladungsverringerung und eine Erhöhung der abgegebenen Wirkstoffmenge zur Folge. Von einer Autorengruppe wird daher empfohlen, Spacer einmal wöchentlich mit einer stark verdünnten wässrigen Lösung eines Geschirrspülmittels (Verdünnung ca. 1:5000) zu spülen und ohne Nachspülen mit klarem Wasser an der Luft trocknen zu lassen. Handelsübliche Geschirrspülmittel enthalten u.a. ionische, meist anionische Tenside. Diese Tensidbehandlungen erfüllen gleichzeitig die Forderung nach regelmäßiger Reinigung der Inhalierhilfen. Die trockenen Polyacrylat-Spacer sollten anschließend nicht in dem oft mitgelieferten Plastikbeutel aufbewahrt werden [22].

Bei mehrmaliger Verwendung einer Polycarbonatkammer ohne zwischengeschaltete Reinigung vermindert sich der unerwünschte Effekt der elektrostatischen Ladung ebenfalls deutlich. Das erklärt sich aus Wirk- oder Hilfsstoffanteilen, die sich auf der geladenen Spacerwandung zunehmend niederschlagen. Im Interesse hygienischer Aspekte sollte man aber die regelmäßige Reinigung beibehalten. Spült man dabei entsprechend der mehrheitlichen Autorenmeinung, jedoch entgegen der oben genannten Empfehlung, anschließend an die Tensidbehandlung mit klarem Wasser nach, so wird die elektrostatische Ladung nicht dauerhaft abgeschwächt. In diesem Fall kann die frisch gereinigte und getrocknete Kammerwandung durch einige Sprühstöße ohne anschließende Inhalation mit quasi antistatisch wirkenden Arznei- und Hilfsstoffen belegt werden.

Die Vertriebsfirmen der in Deutschland im Handel befindlichen Vorschaltkammern geben unterschiedliche Reinigungsempfehlungen für ihre Modelle (siehe Tab. 11.8), wobei im Fall einer Reinigung mit Tensidlösung anschließend immer ein gründliches Nachspülen mit klarem Wasser angeordnet wird.

11.4 Pulverinhalatoren

11.4.1 Handhabung der Pulverinhalatoren

Die inhalative Verabreichung von Pulvern aus Kapseln, Blisterreservoiren oder Mehrdosenzubereitungen geschieht mithilfe von treibgasfreien Tascheninhalatoren (siehe Tab. 11.9). Die Erzeugung des lungengängigen Pulveraerosols in den konstruktiv sehr unterschiedlichen Inhalatormodellen und dessen Transport vom Aerosolgenerator zum Wirkort erfolgen ohne Fremdenergie ausschließlich durch den Einatemstrom des Patienten. Eine Ausnahme stellt das Modell Jethaler® dar, bei dem die Aerosolgenerierung aus einem Pulverpressling mittels einer federgetriebenen Mechanik erfolgt.

Wirkstoff – Hilfsstoff

Der Wirkstoff liegt in den verschiedenen Inhalationspräparaten jeweils mikronisiert in einer der folgenden Zubereitungen vor:

1. ohne Hilfsstoffzusatz zu labilen, sphärischen Aggregaten vereinigt,
2. mit einem mikronisierten Hilfsstoff vermischt,
3. an die Oberfläche größerer Hilfsstoffpartikel adhäriert,
4. an die Oberfläche größerer Hilfsstoffpartikel adhäriert und diese Pulvermischung ist zusätzlich zu einem ringförmigen Pressling komprimiert.

Die unter 3. und 4. genannte interaktive Pulvermischung, also die vollständige Bindung des mikronisierten Wirkstoffs an einen grobkörnigen Hilfsstoff wie z.B. Lactose, ca. 100 µm Korngröße, durch Adhäsion, wird vor allem bei niedrig dosierten Wirkstoffen eingesetzt. Mit Ausnahme des unter 4. genannten Pulverpresslings liegen also jeweils pulverförmige Zubereitungen vor. Von dem Pressling wird eine definierte Menge der Wirkstoff-Hilfsstoffmischung unmittelbar vor dem Inhalationsvorgang abgeschabt.

Bei ausreichend hohen Atemstromstärken während des Inhalierens desaggregieren die genannten labilen Pulveraggregate und interaktiven Pulvermischungen infolge von Scherkräften, intensiver Vibration, Beschleunigung und Verwirbelung in die Primärteilchen. Die resultierenden freien Wirkstoffpartikel werden anschließend zu einem bronchiengängigen Aerosol dispergiert. Die vorhandene Wirkstoffdosis wird bei diesen Prozessen nicht immer vollständig in ein Aerosol überführt; geringe Arzneistoffreste können daher im Gerät verbleiben. Die Hilfsstoffpartikel, evtl. auch solche mit nicht abgelösten Wirkstoffresten, bilden infolge ihrer relativ großen Durchmesser kein bronchiengängiges Aerosol, sondern werden weitgehend im Mund-Rachenraum deponiert. Niedrige Atemstromstärken können aufgrund der dargelegten Vorgänge die Aerosolqualität und damit den therapeutischen Effekt verschlechtern [13, 23].

Einatemstromstärke

Die verschiedenen Inhalatortypen weisen unterschiedliche Werte für ihre jeweilige optimale Einatemstromstärke auf. Sie liegen bei den meisten Geräten im Bereich von 60 l/min, die kritischen Untergrenzen bewegen sich bei etwa 30 l/min. Auch bei der jeweils erforderlichen „Atemarbeit", messbar als Druckabfall im Gerät bei einer bestimmten Atemstromstärke, zeigen sich geräteabhängig gewisse Unterschiede. Während die erforderlichen Atemstromstärken von den meisten Erwachsenen selbst bei mittelschweren Asthmaanfällen noch erreicht werden, ergeben sich bei Säuglingen und Kleinkindern sowie bei Patienten mit starker Einschränkung der Lungenfunktion Probleme. Kinder sind üblicherweise erst etwa ab dem 5. Lebensjahr in der Lage, einen ausreichenden Fluss aufzubauen.

Ein einfaches mechanisches Gerät, der In-check® Inhaler Assessment Kit, (siehe Tab. 11.7) erlaubt ein rasches Messen der durch einen Patienten bei verschiedenen Pulverinhalatoren maximal erreichbaren Einatemstromstärken. Bei dem Messgerät handelt es sich im Prinzip um ein Mini-Wright Peak-Flow-Meter (siehe Kap. 12.1.1) in Reversstellung, bei dem also durch den Einatemstrom in einer Röhre ein Plättchen mit

Schleppzeiger zum Mund hin verschoben wird. Auf die Lufteinlassöffnung der Röhre können Kappen mit unterschiedlich großen Öffnungen aufgesetzt werden, deren Strömungswiderstand jeweils dem verschiedener Pulverinhalatoren wie Aerolizer®, Diskus®, Turbohaler® entsprechen. Damit lässt sich auch in der Apotheke kontrollieren, ob ein Patient in der Lage ist, den für einen bestimmten Pulverinhalator erforderlichen Atemfluss aufzubauen. Entsprechende, spezifisch für den Easyhaler® und den Turbohaler® ausgerichtete elektronische Messgeräte werden jeweils bei diesen Inhalatoren besprochen.

Die bei den Druckgasdosen übungsbedürftige Synchronisation von Arzneimittelfreigabe und Einatmung muss bei den Pulverpräparaten bis auf den Inhalator mit Pulverpressling (Jethaler®) nicht beachtet werden. Wegen der vergleichsweise geringeren Beschleunigung der Partikel sind auch keine Maßnahmen zur Verringerung ihrer kinetischen Energie erforderlich. Ferner ist das Risiko einer auftretenden Heiserkeit geringer als bei der Inhalation aus einem Dosieraerosol, da durch die saugende Inhalation die Glottis reflektorisch weitgestellt und somit die unerwünschte Partikelablagerung im Stimmbandbereich vermindert werden.

Bei den verschiedenen Inhalatortypen des Handels lassen sich unter Handhabungsaspekten zwei Grundvarianten unterscheiden, nämlich die wiederbeladbaren und die nicht wiederbeladbaren Geräte (siehe Tab. 11.9, Abb. 11.5 und 11.6).

11.4.2 Wiederbeladbare Pulverinhalatoren

Die wiederbeladbaren Inhalatoren werden mit unterschiedlichen Formen von Nachfüllpackungen gefüllt:

- Einzeldosenpackungen in Form von Hartgelatinekapseln (1 oder 6 Stück pro Füllung),
- Einzeldosenpackungen in Form scheibenförmiger Blisterfolien (mit jeweils 4 oder 8 Einzeldosen),
- Mehrdosenpackung in Form eines Pulverbehälters (Pulverpatrone mit Dosierschieber),
- Mehrdosenpackung in Form eines ringförmigen Pulverpresslings.

Damit sich die mikronisierten und damit hygroskopischen Pulver zu einem feindispersen Aerosol verteilen lassen, müssen Pulverbehälter und Inhalatoren innen völlig trocken sein. Insbesondere die Gelatinekapseln und Mehrdosenpatronen sind daher, vor adhäsionsfördernder Luftfeuchtigkeit geschützt, in der Orginalverpackung, kurzzeitig auch im Inhalatoretui, aufzubewahren. Ferner darf niemals durch den Inhalator ausgeatmet werden, damit sich kein Kondenswasser aus der Atemluft im Inhalatorinneren niederschlägt. Das Risiko einer versehentlichen Ausatmung in den Inhalator ist bei denjenigen Geräten größer, die zur Aerosolgenerierung mehr als einen Atemzug erfordern (siehe Tab. 11.9). Nach einer feuchten Reinigung wird das Gerät am besten mit einem Warmluftfön sehr gründlich getrocknet. Das mit einer

Tab. 11.9: Auswahl von Pulverinhalatoren

Bezeichnung des Inhalators (Vertriebsfirma)	Bestimmt für die Anwendung von	Eingesetzter Hilfsstoff	Inhalator wiederbeladbar	Anzahl der enthaltenen Einzeldosen	Einzeldosenverpackung	Haltung des Inhalators beim Öffnen der Einzeldosispackung	Haltung des Inhalators beim Inhalieren	Anzahl der pro Dosis erforderlichen Atemzüge
Aerolizer®[1] (Novartis 90429 Nürnberg)	Foradil® P Inhalationskapseln, Miflonide® Inhalationskapseln[2]	Lactose	Ja	1	Hartkapsel	Senkrecht, Mundstück oben	Waagerecht/leicht geneigt, Mundstück unten	1
Cromolator®[1] (Lindopharm 40721 Hilden)	Cromolind® Inhalationskapseln	Lactose	Ja	1	Hartkapsel	Senkrecht, Mundstück oben	Senkrecht, Mundstück unten	3 – 4
Cyclohaler®[1] (Jenapharm, 07745 Jena)	Cyclocaps Beclometason[2], Cyclocaps Budesonid[2], Cyclocaps Salbutamol[2]	Lactose	Ja	1	Hartkapsel	Senkrecht, Mundstück oben	Leicht geneigt, Mundstück unten	1 – 2
Diskhaler® (Cascan, 65189 Wiesbaden und Glaxo Wellcome, 20354 Hamburg)	Atemur® Rotadisk®[2], Flutide® Rotadisk®[2], Sanasthmyl Rotadisk®, Sultanol® Rotadisk®[2]	Lactose	Ja	4/8	Blisterscheibe	Waagerecht	Waagerecht	1
Diskus® (Cascan, 65189 Wiesbaden und Glaxo Wellcome, 20354 Hamburg)	Aeromax® Diskus®, Atemur® Diskus®[2], Atmadisc® Diskus®[2], Flutide® Diskus®[2], Serevent® Diskus®, Viani® Discus®[2]	Lactose	Nein	60	Blisterstreifen	Waagerecht	Waagerecht	1

Tab. 11.9: Auswahl von Pulverinhalatoren (Fortsetzung)

Bezeichnung des Inhalators (Vertriebsfirma)	Bestimmt für die Anwendung von	Eingesetzter Hilfsstoff	Inhalator wiederbeladbar	Anzahl der enthaltenen Einzeldosen	Einzeldosenverpackung	Haltung des Inhalators beim Öffnen der Einzeldosispackung	Haltung des Inhalators beim Inhalieren	Anzahl der pro Dosis erforderlichen Atemzüge
Easyhaler® (Hexal, 83602 Holzkirchen)	Beclohexal® Easyhaler®2, Budes® Easyhaler®2, Salbuhexal® Easyhaler®2	Lactose	Nein	Ca. 100/200	Mehrdosenbehältnis mit Dosierwalze	– (beim Dosieren: senkrecht, Mundstück unten)	Senkrecht, Mundstück unten	1
Flui®-Inhaler[1] (Zambon, 50170 Kerpen)	Flui®-DNCG Inhalationskapseln	Lactose	Ja	1	Hartkapsel	Senkrecht, Mundstück oben	Senkrecht, Mundstück unten	3–4
Handihaler® (Boehringer Ingelheim, 55216 Ingelheim)	Spiriva® 18 Mikrogramm	Lactose	Ja	1	Hartkapsel	Senkrecht, Mundstück oben	Waagerecht	2
Inhalator Ingelheim M (Boehringer Ingelheim, 55216 Ingelheim)	Atrovent® Inhaletten® Kapseln, Berodual® Inhaletten® Kapseln, Berotec® Inhaletten® Kapseln	Glucose	Ja	6	Hartkapsel	Senkrecht, Mundstück oben	Waagerecht	3
Jethaler (Ratiopharm, 89079 Ulm)	Budesonid-ratiopharm®	Lactose	Ja	200	Ringtablette	–	Beliebig	1

Tab. 11.9: Auswahl von Pulverinhalatoren (Fortsetzung)

Bezeichnung des Inhalators (Vertriebsfirma)	Bestimmt für die Anwendung von	Eingesetzter Hilfsstoff	Inhalator wiederbeladbar	Anzahl der enthaltenen Einzeldosen	Einzeldosenverpackung	Haltung des Inhalators beim Öffnen der Einzeldosispackung	Haltung des Inhalators beim Inhalieren	Anzahl der pro Dosis erforderlichen Atemzüge
Novolizer® (Viatris, 60314 Frankfurt und Klinge Pharma, 81610 München)	Budecort® 200, Novopulmon® 200, Salbu Novolizer®, Ventilastin®	Lactose	Ja	100/200	Mehrdosenbehältnis mit Dosierschieber	– (beim Dosieren: waagerecht)	Waagerecht	1
Spinhaler® (Aventis 65812 Bad Soden)	Intal® Pulver in Kapseln	Kein Hilfsstoff	Ja	1	Hartkapsel	Senkrecht, Mundstück unten	Waagerecht/geneigt, Mundstück unten	3 – 4
Turbohaler® (AstraZeneca, 22876 Wedel)	Aerodul® Pulver zum Inhalieren², Pulmicort® Pulver zum Inhalieren²	Kein Hilfsstoff	Nein	ca. 200	Mehrdosenbehältnis mit Dosierscheibe	– (beim Dosieren: senkrecht, Mundstück oben)	Beliebig	1
	Oxis® Pulver zur Inhalation², Symbicort® Pulver zur Inhalation²	Lactose	Nein	ca. 60/120 (Symbicort®)	Mehrdosenbehältnis mit Dosierscheibe	– (beim Dosieren: senkrecht, Mundstück oben)	Beliebig	1
Ventilat® Inhalor (Boehringer Ingelheim, 55218 Ingelheim)	Ventilat® Pulverkapseln	Glucose	Ja	1	Hartkapsel	Senkrecht, Mundstück oben	Waagerecht	3

die mit [1] bezeichneten Inhalatoren sind weitgehend baugleich
die mit [2] bezeichneten Fertigarzneimittel sind in verschiedenen Wirkstoffstärken im Handel

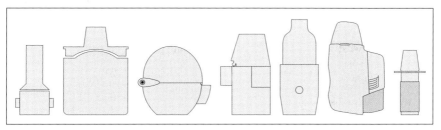

**Abb. 11.5: Auswahl von wiederbeladbaren Pulverinhalatoren (jeweils mit abgezo-
gener oder aufgeklappter Schutzkappe, Mundstück nach oben gerichtet)**
Von links nach rechts: Aerolizer®/Cromolator®/Cyclohaler®/
Flui®-Inhaler, Diskhaler®, Handihaler®, Inhalator Ingelheim M, Jethaler®,
Novolizer®, Spinhaler®

Ringtablette beladene Inhalatormodell (Jethaler®) ist dagegen deutlich weniger
feuchteempfindlich.

Anwendung

Folgender grundsätzlicher Ablauf der Anwendungsschritte ist übereinstimmend bei
den mit Kapseln oder Blisterscheiben beladenen Inhalatortypen einzuhalten; weitere
Handhabungsdetails sind den nachfolgenden Geräteschreibungen und Tab. 11.9 zu
entnehmen (vgl. auch entspr. Handzettel für Patienten und Protokollbögen für Handhabungs-Kontrollen auf beigefügter CD-ROM):

▦ Kapsel(n) oder Blisterscheibe mit gewaschenen, aber trockenen Händen in den
Inhalator einsetzen, Gerät schließen.
▦ Kapselhülle oder Blisterfolie perforieren, Durchstechdorn(e) wieder in Ausgangsposition bringen. Würde der Anwender das vollständige Rückstellen der Dorne
unterlassen, blieben nicht nur die gestanzten Öffnungen weitgehend verschlossen, sondern im Falle der mit Hartgelatinekapseln gefüllten Inhalatoren würde die

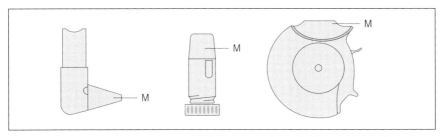

**Abb. 11.6: Auswahl von nicht wiederbeladbaren Pulverinhalatoren (jeweils mit
abgezogener Schutzkappe bzw. geöffnet)**
Von links nach rechts: Easyhaler®, Turbohaler®, Diskus®;
M = Mundstücköffnung

betreffende Kapsel arretiert und könnte nicht die erforderlichen Vibrationen und (Dreh-)Bewegungen ausführen.

▨ Vollständig ausatmen, Mundstück mit den Lippen dicht umschließen und durch den Inhalator mit normaler bis leicht erhöhter Geschwindigkeit tief einatmen, Atem wenige Sekunden anhalten.

▨ Korrekte Haltung des Inhalators beim Perforieren der Einzeldosispackung und beim Inhalieren beachten (siehe Tab. 11.9).

▨ Inhalator vom Mund absetzen, erst dann mit normaler oder leicht erhöhter Geschwindigkeit ausatmen.

▨ Inhalationsvorgang gegebenenfalls so oft wiederholen, bis das Pulverreservoir der jeweiligen Dosiskammer leer ist.

▨ Gegebenenfalls leere Kapsel dem Gerät entnehmen oder Magazin mit mehreren Einzeldosen um eine Position weitertransportieren.

▨ Nach mehrmaliger Anwendung Inhalator von eventuell verbliebenen Pulverresten reinigen.

▨ Inhalator nie ohne Schutzgehäuse transportieren, da in das Gerät gelangte Schmutzpartikel bei der nächsten Anwendung mitinhaliert würden.

Im Gegensatz zur Anwendung von Dosieraerosoldosen ist also im Fall der Pulverinhalatoren auf einen luftdichten Lippenschluss um das Mundstück und auf ein vergleichsweise schnelleres Einatmen zu achten. Das bei der Inhalation von Flüssigkeitströpfchen und von Corticoidpartikeln aus Druckgasdosen beschriebene Anhalten des Atems für möglichst 10 Sekunden kann hier verkürzt werden. Die trockenen, hygroskopischen Pulverpartikel adsorbieren bei der hohen relativen Luftfeuchte im Atemtrakt rasch Wasser und schlagen sich dann nahezu vollständig auf der broncho-pulmonalen Schleimhaut nieder. Auch ein weites Zurücklegen des Kopfes erübrigt sich meist, da im Vergleich zu den stark beschleunigten Partikeln aus der Treibgasdose die Teilchen des Pulverinhalators ja eine geringere kinetische Energie aufweisen. Auf diese unterschiedlichen Inhalationsmanöver müssen insbesondere Patienten hingewiesen werden, die parallel Dosieraerosole und Pulverinhalatoren verwenden.

Die nach der Anwendung von Corticoid-Dosieraerosolen im Mund-Rachenraum zu treffenden Maßnahmen zur Vermeidung lokaler Nebenwirkungen wie Mundspülen und/oder Essen, müssen trotz des vergleichsweise geringeren oro-pharyngeal deponierten Wirkstoffanteils auch bei Pulverinhalatoren unbedingt beachtet werden. Wegen der sauren und damit zahnschmelzschädigenden Eigenschaften fast aller Inhalationspulver empfehlen einige Autoren vor allem Kindern, generell nach einer Pulverinhalation den Mund zu spülen und mindestens zweimal täglich die Zähne mit einer fluorhaltigen Zahnpasta zu putzen. Messungen bei Dosieraerosolen und Pulverinhalatoren ergaben, dass die meisten Inhalationspulver an den Zähnen pH-Werte unter 5,5 einstellen und damit ein Milieu schaffen, in dem Erosionen des Zahnschmelzes auftreten.

Die in den meisten Präparaten neben den Wirkstoffen enthaltenen Trägersubstanzen Glucose oder Lactose-Monohydrat nimmt der Patient infolge ihrer relativ großen Partikeldurchmesser von ca. 100 µm beim Einatmen sensorisch wahr. Sie ermöglichen somit eine Kontrolle des Inhalationsvorganges. Reine Wirkstoffe ohne Hilfsstoffzusatz werden dagegen mittels des Spinhalers® und des Turbohalers® (jedoch nicht im Falle aller Turbohaler®-Präparate) verabreicht. Bei Glucocorticoiden ist mitunter, bedingt durch größere oral deponierte Partikel, ein bitterer Geschmack einige Sekunden nach der Inhalation feststellbar.

Spinhaler®

Beim Spinhaler® steckt man nach dem Abschrauben des röhrenförmigen Gehäuseteils vom Mundstück eine Hartkapsel mit dem farbigen Kapselende auf den Propeller. Danach wird der Inhalator wieder geschlossen, durch einmaliges Hin- und Herschieben der grauen Manschette die eingesetzte Kapsel seitlich angestochen und aus dem waagerecht bis leicht geneigt gehaltenen Gerät mit drei bis vier Atemzügen inhaliert. Besteht beim Patienten eine Unsicherheit über das korrekt erfolgte Perforieren der Kapsel, kann die entsprechende Bewegung der Manschette ohne Bedenken wiederholt werden. Durch den inspiratorischen Atemfluss wird die perforierte Kapsel nicht nur in Rotation (spin), sondern auch in eine hochfrequente Vibration versetzt, welche die Aerosolbildung zusätzlich fördert. Als Zubehör ist eine kleine Pfeife, das Spinhaler® Whistle, (siehe Tab. 11.7, Abb. 11.3) lieferbar, die auf die Lufteinsaugöffnung des Spinhalers® gesteckt wird und dann einen von der Inspirationsstärke abhängigen Pfeifton erzeugt. Damit ist eine akustische Kontrolle der Inhalationstechnik möglich. Auch die Motivation von Kindern zur regelmäßigen Anwendung gelingt damit leichter. Einmal pro Woche sollte der Spinhaler® gründlich gereinigt werden, indem man nach dem Zerlegen alle Bauteile mit warmem Wasser spült [13, 23].

Aerolizer® und baugleiche Modelle

Die Inhalatormodelle Aerolizer®, Cromolator®, Cyclohaler® und Flui®-Inhaler sind weitgehend baugleich. Bei der Benutzung zieht man zunächst die Schutzkappe ab, dreht bei senkrecht gehaltenem (Mundstück oben) Gerät das Mundrohr nach links weg und öffnet damit die Kammer zur Aufnahme einer Hartkapsel. Nach dem Schließen der gefüllten Kammer perforiert der Anwender die eingelegte Gelatinekapsel an beiden Enden durch gleichzeitiges, kurzes und kräftiges Betätigen zweier Druckknöpfe. Sollten die Knöpfe nach dem Loslassen ausnahmsweise nicht von selbst wieder zurückspringen, zieht man sie wieder vorsichtig zurück. Als nächstes wird das Gerät umgedreht, also mit dem Mundrohr nach unten geschwenkt. Dadurch fällt die perforierte Kapsel in eine Rotationskammer, wo sie sich dann infolge des inspiratorischen Atemflusses rasch um ihre Querachse dreht, was der Patient an einem summenden Geräusch erkennt. Während des Inhalierens mit ein bis vier Atemzügen kann der Inhalator in waagerechter, geneigter oder nahezu senkrechter (Mundstück unten) Position gehalten werden. Bei den meisten Präparaten wird eine mit dem Mundrohr leicht nach unten geneigte Stellung empfohlen (siehe Tab. 11.9); der Patient legt dabei den Kopf nur leicht in den Nacken. Bleibt das summende Geräusch während des Einatmens aus, befindet sich die Kapsel nicht in der richtigen Position oder ist verklemmt. Lässt sich dies durch ein leichtes Klopfen gegen den Inhalator nicht beheben, entnimmt man die Kapsel vorsichtig der Kammer und wiederholt die genannten Schritte zum richtigen Positionieren. Die Druckknöpfe sollten zum Lockern nicht betätigt werden.

Zur Reinigung des Inhalators kann das vom Kammergehäuse abgezogene Mundstück mit warmem Wasser gespült werden. Rückstände im Gehäuse dürfen dagegen nicht mit Wasser, sondern nur mit einem kleinen, trockenen Pinsel, der einigen Geräten beigepackt ist, oder trockenen Wattestäbchen entfernt werden. Manche Präparatehersteller verbieten vorsichtshalber generell die Reinigung von Inhalatorteilen mit Wasser. Auch zur Verwendbarkeitsdauer des Inhalators werden bei den einzelnen Präparaten unterschiedliche Empfehlungen gegeben. Während bei den meisten Präparaten Nachfüllpackungen ohne Gerät im Handel sind, wird im Fall der Foradil® P-Kapseln angeordnet, den Inhalator in Hinblick auf die Betriebssicherheit nur für 50 Kapseln zu verwenden. Z. B. können bei zu langer Anwendung die Durchstechdorne stumpf werden. Die Verwendbarkeitsdauer des Cyclohalers® wird auf einen Zeitraum von 3 bis 6 Monaten limitiert.

Inhalator M®

Der Inhalator M® verfügt über ein Vorratsmagazin für sechs Hartkapseln, das nach Wegklappen des Mundstücks beladen werden kann. Da die Gelatinekapseln in diesem Magazin jedoch nicht ausreichend vor erhöhter Luftfeuchte geschützt sind, ist die Beschickung nur für maximal 3 Tage zulässig. Füllt man den Inhalator mit weniger als sechs Kapseln, ist die erste in die der weißen Drucktaste am nähesten gelegene Kammer einzulegen. Die restlichen Kapseln werden entgegen dem Uhrzeigersinn eingefüllt. Durch kurzes und kräftiges Drücken der weißen Taste in senkrechter Position (Mundstück oben) des Inhalators durchlöchert man die geladene Kapsel an zwei Stellen. Zur Applikation wird der Inhalator waagerecht gehalten und der Kapselinhalt in drei Atemzügen inhaliert, wobei die Kapselentleerung und Pulverdispergierung auch hier durch Vibration der lose im Magazinfach sitzenden Kapsel erleichtert wird. Der Weitertransport der Hartkapseln erfolgt durch Drehen des Vorratsmagazins ähnlich dem Patronenmagazin eines Revolvers, wobei eine Numerierung der Magazinfächer die Kontrolle der noch verbliebenen Dosen erleichtert. Der Inhalator M® ist für die Anwendung folgender Präparate bestimmt: Atrovent® (Wirkstoff: Ipratropium), Berodual® (Ipratropium, Fenoterol) und Berotec® (Fenoterol), jeweils in Form der Inhaletten® Kapseln. Zur Reinigung des Gerätes wird empfohlen, es nach Abziehen des Magazins mit lauwarmem Wasser zu spülen [13, 23].

Handihaler®

Der **Handihaler**® entspricht im Aufbau und der Handhabung prinzipiell dem Inhalator M®. Der Wirkstoff Tiotropium des mit ihm verabreichten Präparates Spiriva® 18 Mikrogramm ist sehr ausgeprägt hygroskopisch, weshalb die Kapseln erst unmittelbar vor der Anwendung der Blisterpackung entnommen werden dürfen und nicht in einem Vorratsmagazin verbleiben können. Weiterhin wird in der Regel nur eine Kapsel alle 24 Stunden inhaliert. Aus diesen Gründen ist der Handihaler® anstelle des Vorratsmagazins nur mit einer Kapselkammer ausgerüstet. Weiterhin verfügt er über eine das Mundstück abdeckende, wegklappbare Schutzkappe. Zum Spülen des Gerätes mit warmen Wasser (etwa monatlich) und anschließendem 24-stündigem Trocknen können nicht nur die Schutzkappe und das Mundstück aufgeklappt werden, sondern auch die Kapselkammer mit der Drucktaste zur Kapselperforation lässt sich aus dem Inhalatorgehäuse herausschwenken. Dazu drückt man von unten gegen die Drucktaste. Als Verwendbarkeitsdauer des Handihalers® wird ein Zeitraum von bis zu einem Jahr empfohlen.

Ventilat®

Der **Ventilat**® Inhalator verfügt ebenfalls nur über eine Kapselkammer, entspricht aber ansonsten hinsichtlich Aufbau und Handhabung vollständig dem Inhalator M®. Er ist nur für die Anwendung des Präparates Ventilat® (Wirkstoff: Oxitropiumbromid) bestimmt.

Diskhaler®

Der Diskhaler® wird mit einer sog. Rotadisk®-Scheibe beladen. Diese ist im Wesentlichen aus zwei Aluminiumfolien, analog einer Blisterpackung aufgebaut. Die Näpfe in der unteren Folie zur Aufnahme der Pulvermischung sind mit der Deckfolie verschweißt. Der Diskhaler® wird für die Asthmatherapie in zwei Größen und unterschiedlichen Farben geliefert: Als große Variante zur Aufnahme von Blisterscheiben mit jeweils 8 Einzeldosen in grau/blauer Färbung für die Präparate Sultanol® Rotadisk® 200/400 (Wirkstoff: Salbutamol) und in beige/brauner Tönung für Sanasthmyl® Rotadisk® 200 (Wirkstoff: Beclometason). Die kleine Ausführung in lachsfarben/ dunkelroter Färbung ist für Blisterscheiben mit jeweils 4 Einzeldosen ausgelegt, und zwar für die beiden Fluticason-Präparate Atemur® 250/junior 50 Rotadisk® und Flutide® 250/junior 50 Rotadisk®. Der Farbton der Rotadisk®-Oberseite entspricht dabei jeweils der Färbung des passenden Inhalators.
Zum Einsetzen einer Rotadisk®-Scheibe in den Inhalator entfernt der Patient zunächst die Schutzkappe, zieht dann das Innenteil mit Mundrohr bis zum Anschlag aus dem Gehäuse heraus, wobei an jeder Seite eine weiße Lasche mit Riffelung sichtbar wird. Drückt man mit Daumen und Zeigefinger auf diese Riffelungen, lässt sich das Innenteil vollständig herausziehen und derart mit einer Rotadisk®-Scheibe beladen, dass

die Pulvernäpfe nach unten in die entsprechenden Bohrungen der Lochscheibe des Inhalators ragen. Nach dem Zurückstecken des beladenen Innenteils in das Gehäuse wird es so oft bis zum Anschlag herausgezogen und wieder hineingeschoben, bis die höchste Nummer der Scheibe im Anzeigefeld erscheint. Sie steht für die Anzahl der noch möglichen Inhalationen.

Zum Inhalieren wird der Inhalator waagrecht gehalten, der Magazindeckel kurz auf- und zugeklappt und mit **einem** Atemzug inhaliert. Beim Aufklappen des Deckels durchstößt ein dornförmiger Fortsatz die Basis- und die Deckfolie des Pulvernapfes, wodurch sein Inhalt in den Luftkanal fällt. Während des Inhalierens dürfen die seitlich am Mundstück befindlichen Lufteintrittsöffnungen nicht abgedeckt werden. Der Weitertransport der Rotadisk®-Scheibe erfolgt dann wieder durch Vor- und Zurückschieben des weißen Geräteinnenteils. Im Anzeigenfeld erscheint dabei die nächstniedrigere Nummer. Beim Auswechseln der leeren Rotadisk®-Scheibe darf nicht versehentlich auch die weiße Lochscheibe des Inhalators weggeworfen werden; man kann sie nämlich vor allem bei der größeren Inhalatorversion relativ leicht von ihrer Achse abziehen.Vor dem Einlegen einer neuen Blisterscheibe ist der Inhalator mit einem beigepackten Pinselchen zu reinigen. Das eventuell verschmutzte Mundrohr kann mit lauwarmem Wasser gespült werden [13, 23].

Novolizer®

Zum Beladen des Novolizers® wird zunächst der Deckel des Gerätes nach Verschieben in Richtung des Mundstücks abgehoben. Die dem Liefergefäß entnommene Nachfüllpatrone mit 100, 200 oder 300 Einzeldosen und integrierter Dosiervorrichtung, ein verschiebbares Plättchen mit Öffnung zur Volumendosierung, steckt man dann in den geöffneten Inhalator, wobei das Zahlenfenster in die Richtung des Mundstücks zeigen muss. Zum Wiederverschließen des Inhalators wird der Deckel in die seitlichen Führungen gesetzt und bis zum Einrasten nach hinten verschoben. Die im Fenster angezeigte Nummer entspricht der Anzahl der in der Patrone (noch) enthaltenen Einzeldosen.

Zur Vorbereitung der Inhalation zieht der Patient die Schutzkappe des Mundstücks ab und drückt die farbige Gerätetaste, rot gefärbt beim Budesonid-, blau beim Salbutamol-Präparat, bis er ein deutliches Doppelklicken hört. Durch diesen Tastendruck wird zunächst ein Stoß auf das Pulverbehältnis ausgeübt, wodurch der integrierte Dosierschieber vollständig mit Pulver gefüllt wird; danach entleert der Schieber das Pulver in einen Kanal, der zur Zyklon-Dispergierkammer, einer Dosierkammer mit radialer Luftzufuhr, führt. Die Anzeige unterhalb des Zahlenfensters signalisiert duch Wechsel nach grün, dass das Gerät nun zur Inhalation vorbereitet ist. Ein versehentliches Mehrfachdosieren ist nicht möglich. Beim Inhalationsmanöver ist einmal solange einzuatmen bis ein klickendes Geräusch auftritt und die Anzeige auf ihre ursprüngliche Farbe zurückspringt. Bei allen Bedienungsschritten muss das Gerät annähernd waagerecht gehalten werden; die Aufbewahrung kann in beliebiger Position erfolgen.

Zur Reinigung des Gerätes, die mindestens bei jedem Patronenwechsel erfolgen sollte, entfernt man die Mundstück-Schutzkappe vom Gerät und schraubt das Mundstück durch kurzes Drehen gegen den Uhrzeigersinn ab. Danach stellt man den Inhalator auf den Kopf und zieht die locker sitzende Dispergierkammer inklusive Zufuhrkanal nach vorne und oben vom Inhalator ab. Die Einzelteile werden durch leichtes Beklopfen und mittels eines weichen trockenen Tuches, jedoch keinesfalls mit Wasser gereinigt. Nach der Säuberung setzt man die Kammer mit Kanal schräg von oben ein und drückt dieses Teil vorsichtig in seine Position. Das Mundstück setzt man mit dem Stift links in die Aussparung und dreht es bis zum Einrasten nach rechts. Die Aufbrauchfrist der Patrone beträgt 3 Monate, der Inhalator soll nicht länger als ein Jahr in Gebrauch sein.

Jethaler®

Der Jethaler® weicht von den bisher beschriebenen Pulverinhalatoren insofern ab, als bei ihm die Einzeldosen nicht abgeteilt vorliegen, sondern mittels einer mechanischen Abriebvorrichtung erst unmittelbar vor der Inhalation von einem ringförmigen, nicht porösen Pulverpressling abgeschabt werden. Die mikronisierten Abriebpartikel werden anschließend sofort im Luftstrom dispergiert und können daher nicht mehr agglomerieren. Zur Herstellung der porenfreien Ringtablette komprimiert man eine Wirkstoff-Laktose-Mischung in einem speziellen Verfahren unter sehr hohem Pressdruck. Infolge dieses nicht hygroskopischen Wirkstoffdepots ist dieses System im Vergleich zu dem anderer Pulverinhalatoren weniger feuchtempfindlich. Die beiden wesentlichen Baukomponenten des Jethalers® sind ein für den Dauergebrauch vorgesehener Pulvergenerator, bestehend aus einer motorgetriebenen, scheibenförmigen Fräse aus Keramik, sowie ein austauschbares Mundstück, in dem der ringförmige Pulverpressling befestigt ist. Löst man den federgetriebenen Pulvergenerator aus, wird mit Hilfe der Frässcheibe unter definierter Drehzahl und definiertem Anpressdruck eine bestimmte Menge der Wirkstoff-Hilfsstoff-Mischung freigesetzt [24]. Vor dem Aufsetzen des Mundstücks mit der integrierten Ringtablette auf den Pulvergenerator sollte man zunächst sicherheitshalber den Auslöserknopf drücken, um eine Fehlauslösung des Inhalators während der Mundstückmontage zu vermeiden. Danach zieht man den Deckel von der transparenten Mundstück-Schutzkappe ab, entnimmt aber das Mundstück nicht, sondern steckt die Schutzkappe mit dem enthaltenen Mundstück so auf den Pulvergenerator, dass sie hörbar einrastet. Dadurch wird nicht nur die Schutzkappe fixiert, sondern auch das Mundstück rastet in die Verankerung ein. Die im Mundstück enthaltene Ringtablette ist während dieser Manipulation vor Verunreinigungen und mechanischen Beschädigungen zu schützen. Sie darf daher nicht berührt oder mit fremden Gegenständen in Kontakt gebracht werden. Das Mundstück mit der Ringtablette sollte daher auch nicht unnötigerweise wieder abgezogen werden, sondern bis zum erforderlichen Austausch auf dem Pulvergenerator verbleiben.
Zur Vorbereitung der Inhalation zieht der Patient zunächst die transparente Schutz-

kappe vom Mundstück ab und spannt durch Drehen eines Drehknopfes am Boden des Gerätes in Pfeilrichtung (im Uhrzeigersinn) die Feder des Antriebsmotors. Wird der leichtgängige Drehknopf versehentlich über den Anschlag hinaus gedreht, ist das knackende Geräusch einer Sicherheitsmechanik zu hören, die ein Überspannen der Feder verhindert. Nach dem Umschließen des Mundstücks mit den Lippen betätigt der Patient exakt zu Beginn eines tiefen Einatemzuges den Auslöseknopf am Pulvergenerator. Das weniger als eine Sekunde dauernde Rotieren der Frässcheibe nimmt man durch das dabei auftretende, schnarrende Geräusch deutlich wahr. Der Auslöseknopf muss während der Scheibenrotation, also bis zum Aufhören des Geräusches, gedrückt bleiben. Ein einmaliger Einatemzug ist ausreichend, der weitere Inhalationsmodus entspricht dem der bisher besprochenen Pulverinhalatoren. Die Funktion des Jethalers® ist unabhängig von seiner Stellung, bei Gerätetemperaturen unter 5 °C ist sie jedoch nicht gewährleistet.

Das Mundstück mit der Ringtablette wird nach dem Verbrauch der deklarierten Anzahl an Dosierungen komplett ausgetauscht. Den Verbrauch der Ringtablette nach 200 Budesonid-Anwendungen zeigt eine rote, ringförmige Markierung im Mundstück an. Sie ist bereits etwa 20 Inhalationen vor der deklarierten Anzahl an Anwendungen sichtbar, weshalb eine entsprechend große Sicherheitsreserve verbleibt. Das Entfernen des verbrauchten Mundstücks kann am leichtesten durch Abkippen vom Pulvergenerator mittels beider Daumen erfolgen. Vor dem Aufsetzen des neuen Mundstücks ist der Rand des Pulvergenerators durch vorsichtiges Abwischen mit einem trockenen, fusselfreien Tuch zu reinigen.

Der Jethaler® ist mit aufgesetzter Schutzkappe und im nicht aufgezogenen Zustand zu lagern. Wurde der Inhalator versehentlich ohne gleichzeitiges Einatmen ausgelöst, ist er zum Entfernen der freigesetzten Pulverdosis ohne Schutzkappe mit der Öffnung nach unten zu halten und mehrmals mit dem Finger zu beklopfen. Es darf jedoch nicht in das Mundstück oder durch die seitlichen Schlitze geblasen werden.

Der Pulvergenerator erlaubt technisch eine sehr hohe Anwendungsfrequenz, aus hygienischen und haftungsrechtlichen Gründen wird jedoch seine Erneuerung nach etwa 1800 Anwendungen empfohlen.

11.4.3 Nicht wiederbeladbare Pulverinhalatoren

In nicht wiederbeladbaren Inhalatoren ist eine relativ große Anzahl von Einzeldosen integriert, nach deren Aufbrauchen das gesamte Inhalationssystem verworfen wird (siehe Abb. 11.6). Beim Diskus® sind 60 Dosen hintereinander in einem bandförmigen Blisterstreifen einzeln versiegelt, der Easyhaler® und Turbohaler® enthalten jeweils einen Mehrdosenbehälter. Sein Inhalt reicht beim Easyhaler® präparateabhängig für 100 oder 200, beim Turbohaler® für 60, 100 oder 200 Anwendungen. Das Abteilen der Einzeldosen aus diesem Behälter erfolgt unmittelbar vor der Verabreichung mittels eingebauter, volumetrischer Dosiervorrichtungen. Alle Systeme schützen vor irrtümlicher Überdosierung, d. h. sie geben bei versehentlich mehrfacher Betätigung des Dosierknopfs pro Inhalationsvorgang nur eine Dosis ab. Die fälschlich ausgelösten Dosen verbleiben im Gerät, werden aber von der Füllgradanzeige mitgezählt und gehen damit verloren. Das jeweils durchzuführende Atemmanöver entspricht dem bei den wiederbeladbaren, pulvergefüllten Inhalatoren genannten Vorgehen, wobei hier jedoch generell pro Dosis nur **ein** gleichmäßiger und tiefer Atemzug erforderlich ist (vgl. auch entspr. Handzettel für Patienten und Protokollbögen für Handhabungs-Kontrollen auf beigefügter CD-ROM).

Diskus®

Das scheibenförmige Diskus®-Inhaliergerät dient zur Verabreichung von Präparaten mit den Wirkstoffen Fluticason oder Salmeterol sowie einem Kombinationspräparat mit diesen beiden Stoffen. Das Gerät wird etwa zur Hälfte durch eine drehbare Hülle abgedeckt. Durch Drehen dieser Abdeckung um etwa 180° legt der Patient das Mundstück und einen Spannhebel frei. Letzteren verschiebt man bei waagerechter Stellung des Gerätes bis zu einem hörbaren Klicken. Dadurch werden der aufgerollte Blisterstreifen weiter transportiert, die Aluminium-Deckfolie von einem Blisternapf abgezogen und ein Kanal von diesem zum Mundstück geöffnet. Somit ist der Inhalator einsatzbereit. Beim Inhalieren muss das Gerät ebenfalls in annähernd waagrechter Position verbleiben. Mit dem Schließen der Drehhülle gelangt der Spannhebel in seine Ausgangsposition zurück und das Gerät ist nach dem erneuten Öffnen und Betätigen des Hebels wieder zur Anwendung bereit. Ein Zählwerk nennt die noch vorhandenen Einzeldosen [23].

Easyhaler®

Der Easyhaler® wird für die Präparate Beclohexal® Easyhaler® 0,1/-0,2/-0,4 mg (Wirkstoff: Beclometason; braunes Inhalatoroberteil), Budes® Easyhaler® 0,1/-0,2/-0,4 mg (Budesonid; orangefarbenes Oberteil) und Salbuhexal® Easyhaler® 0,1/-0,2 mg (Salbutamol; blaues Oberteil) eingesetzt. Das Gerät ist zum Schutz vor Feuchtigkeit in einem Aluminiumfolienbeutel konfektioniert. Nach Öffnen dieses Beutels beträgt die Aufbrauchfrist 6 Monate. Der Patient überführt den Inhalator aus dem Beutel in eine aufklappbare Schutzbox (siehe Tab. 11.2), wo er während und nach der Anwendung bis zu seiner Entleerung verbleibt. Vom Verordner ist zu beachten, dass die Inhalatoren mit und ohne beigepackter Schutzbox geliefert werden und diese für mehrere Inhalatoren verwendbare Box auch einzeln gekauft werden kann. Vor der Verabreichung wird die Schutzbox mit dem eingesetzten Inhalator geöffnet und zur Auflockerung des Pulvers im Mehrdosenbehältnis kräftig geschüttelt. Bei diesem und den folgenden Anwendungsschritten muss das Gerät senkrecht mit dem Mundstück unten gehalten werden. Durch das Abziehen der Schutzkappe vom Mundstück wird eine Blockierung gelöst, die ein versehentliches Betätigen der Dosiereinheit verhindert. Ein kurzes Niederdrücken des Schutzboxoberteiles dreht nun die an der unteren Öffnung des Pulverbehälters montierte Walze mit Dosiermulden soweit, dass eine mit Pulver gefüllte Mulde sich zum Mundstück hin öffnet. Unmittelbar nach dem Inhalieren der Wirkstoff/Lactose-Mischung ist die Schutzkappe auf das Mundstück wieder aufzusetzen und die Schutzbox zu schließen. Eine Zählwerkanzeige nennt die im Gerät noch enthaltenen Einzeldosen; bei einer Restmenge von 20 Einzeldosen erscheint im Sichtfenster zusätzlich eine rote Markierung. Wegen der Empfindlichkeit des Systems gegenüber Wasserdampf darf die Reinigung des Mundstücks nur mit einem trockenen Tuch erfolgen [23].

Ein elektronisches Messgerät, das Easyhaler®-PIF-Meter (siehe Tab. 11.7, Abb. 11.3) erlaubt die rasche Bestimmung des von einem Patienten bei Verwendung des Easyhalers® erreichbare Einatemstromstärke. Bei diesem schwerpunktmäßig an Arztpraxen abgegebenen PIF-Meter (Peak-inspiratory-flow-Meter) ist das Mundstück eines Easyhalers® durch einen Schlauch mit einem Messgerät verbunden, das im Bereich zwischen 23 und 40 l/min durch Leuchtdioden zwischen 7 Werten der Atemstromstärke differenziert. Das Gerät kann damit die Fähigkeit des (pädiatrischen) Patienten zum Aufbau eines ausreichenden Atemflusses exakt überprüfen, aber auch zum Erlernen und zur Kontrolle des Inspirationsmanövers dienen.

Turbohaler®

Der zylinderförmige Turbohaler® dient zur Verabreichung der Präparate

- Aerodur® Turbohaler® (Wirkstoff: Terbutalin; Turbohaler® mit blauem Dosierknopf),
- Oxis® Turbohaler® 6 μ/–12 μ ((Formoterol; türkisfarbener Dosierknopf),
- Pulmicort® Turbohaler® (Budesonid; brauner Dosierknopf) und
- Symbicort® (Budesonid + Formoterol; roter Dosierknopf).

Nach Abschrauben der Schutzkappe wird durch einmaliges Vor- und Zurückdrehen des farbigen Dosierknopfes am senkrecht (Mundstück oben) gehaltenen Gerät das Wirkstoffpulver mittels einer Dosierscheibe abgemessen und in den Luftkanal mit Verwirblerdüse eingebracht. Diese Dosierscheibe weist kleine, trichterförmige Öffnungen auf, welche beim Dosierschritt das vorgegebene Pulvervolumen aufnehmen und durch die bei der Inhalation von unten Luft strömt. Sind die dort eingefüllten und „verkeilten", circa 300 μm großen Wirkstoff- oder Wirkstoff/Hilfsstoffagglomerate Erschütterungen ausgesetzt, werden sie unter Umständen gelockert und fallen aus den konischen Öffnungen in den unteren Inhalatorteil. Die labilen Agglomerate können erschütterungsbedingt auch partiell desaggregieren, worauf die resultierenden Pulverpartikel ebenfalls aus der Dosierscheibe fallen. In beiden Fällen gehen die entsprechenden Wirkstoffanteile für die Inhalation verloren. Deshalb darf das Gerät nach erfolgter Dosisabteilung nicht geschüttelt oder erschüttert, z. B. nicht stoßartig abgestellt werden. Der Dosierknopf sollte erst unmittelbar vor der Inhalation betätigt, das Gerät also nicht im Voraus „geladen" werden. Zum Inhalieren fasst der Patient das Gerät am Dosierknopf, wodurch verhindert wird, dass die Finger die Lufteintrittssöffnungen (oberhalb des Dosierknopfes und unterhalb des Mundstücks) abdecken. Er hält es dabei am zweckmäßigsten annähernd waagrecht, wenngleich der geladene Inhalator in beliebiger Stellung funktionsfähig ist. Beim Inhalieren lässt sich in der Regel keine Geschmacksempfindung wahrnehmen, da die Wirkstoffe jeweils ohne oder nur mit sehr geringen Mengen Hilfsstoff (Lactose < 1 mg) abgegeben werden. Unmittelbar nach Gebrauch ist die hermetisch schließende Schutzkappe wieder auf den Inhalator aufzuschrauben, um ihn sicher vor Verunreinigungen und Feuchte zu schützen. Das Mundstück soll nur äußerlich mit einem trockenen Tuch gereinigt werden. Von älteren Turbohaler®-Modellen ist das Mundstück zwar abnehmbar, dies soll aber nicht zum Reinigen geschehen. Beim Symbicort®-Turbohaler wird beim Zuschrauben der Schutzkappe auch das drehbare, aber nicht abnehmbare Mundstück mitbewegt, wodurch ein nicht sichtbarer Abstreifer Pulverreste von der Mundstückinnenseite schabt und dadurch die Dosierungsgenauigkeit des Gerätes erhöht. Die im Inhalator noch enthaltenen Einzeldosen lassen sich beim Symbicort®-Turbohaler® an der Zählwerksanzeige ablesen, bei den restlichen Turbohaler®-Modellen wird die weitgehende Entleerung (circa 20 Restdosen) durch Erscheinen einer roten Marke an einem Fenster angezeigt; erreicht die rote Markierung den unteren Fensterrand, sind die Restdosen aufgebraucht. Wurde der Dosierknopf vor einer Inhalation wiederholt mehrfach betätigt, erscheint diese Restmengenanzeige um die entsprechende Anzahl an Einzeldosen zu früh. Das Geräusch beim Schütteln des Turbohalers® entsteht durch enthaltene Trockenmittelkörner (Silikagel) und erlaubt daher keine Rückschlüsse auf den Füllungszustand des Gerätes [13, 23].

Zubehör

Zwei für den Inhalator lieferbare Zubehörteile (siehe Tab. 11.7; Abb. 11.3) ermöglichen dem Anwender die Kontrolle, bzw. das Erlernen eines ausreichenden Inspirationsflusses beim Inhalieren mit dem Turbohaler®.

Das auf einen Placebo-Turbohaler® anstelle des Mundstücks aufgesetzte Turbohaler®-Pfeifchen (nicht möglich beim Symbicort® Turbohaler®) zeigt einen ausreichenden Inspirationsfluss von mehr als 35 l/min (+/– 10 %) durch einen Pfeifton an. Dieses gelbe Pfeifchen ist nur zur Übung mit dem Placebo-Gerät bestimmt und darf keinesfalls bei der therapeutischen Verwendung eines wirkstoffhaltigen Turbohalers® aufgesetzt werden. Eine genauere Anzeige des erreichten Atemflusses ermöglicht der Turbohaler Usage Trainer®. Das batteriegetriebene, elektronische Gerät differenziert beim erzeugten Atemfluss zwischen den drei Stärken 30, 40 und 60 l/min, deren Erreichen jeweils durch eine Leuchtdiode angezeigt wird. Auch die richtige Betätigung des Dosierknopfes signalisiert das Gerät optisch. Ein weiteres Zubehörteil kann auf den Dosierknopf aufgesteckt werden und erleichtert durch zwei Greifhebel manuell behinderten Patienten das Fassen des Knopfes und damit das Laden des Inhalators bzw. das Öffnen und Schließen der Schutzkappe. Diese Handhabungshilfe, Turning aid for Turbohaler®, (siehe Tab. 11.2) ist beim pharmazeutischen Unternehmer kostenlos abrufbar.

Fallbeispiel 9: Unterschiedliche Wahrnehmungen
bei der Anwendung verschiedener inhalativer Darreichungsformen

Fallbeschreibung

Herr Meyer ist knapp 40 Jahre alt und leidet seit seiner Gymnasialzeit an Asthma. Er hat in diesen Jahren eine Vielzahl unterschiedlicher Präparate in diversen Darreichungsformen verordnet bekommen. Vor kurzem hat ihn sein Pulmologe von seinem bisherigen Budesonid-Dosieraerosol auf Inhalationskapseln mit dem gleichen Wirkstoff umgestellt. Bei deren Inhalation kam es jedoch bei Herrn Meyer zu heftigem Hustenreiz, der bei den früheren Cortisoninhalationen mit dem Spray nicht aufgetreten war. Deshalb bekam er beim letzten Arztbesuch anstelle der Inhalationskapseln einen Pulmicort®-Turbohaler® verordnet. Salbutamol wendet er weiterhin in Form eines Dosieraerosols an.

Bei dem darauf folgenden Betreuungsgespräch in der Apotheke berichtet Herr Meyer, dass der Anwendung zwar jetzt kein Hustenanfall mehr folge, er führt dies aber darauf zurück, dass beim Inhalieren viel zu wenig Arzneimittel aus diesem Gerät komme. Zur Demonstration kippt er einen „geladenen" Pulmicort®-Turbohaler® mit dem Mundstück nach unten; die wenigen dabei herausfallenden winzigen „Krümel" könnten sich doch unmöglich in seiner Lunge verteilen.

Problem

Verschiedene Arzneiformen können in Abhängigkeit der jeweils eingesetzten Hilfsstoffe zu unterschiedlichen Wahrnehmungen bei der Inhalation führen. Über diese Unterschiede ist insbesondere ein Patient, der nacheinander oder gleichzeitig verschiedene Arzneiformen anwendet, anschaulich zu informieren.

Informationen und Demonstrationen für den Patienten

Herr Meyer wird zunächst über die geringe Menge des Wirkstoffs Budesonid von 0,2 mg pro Inhalation aufgeklärt. Bei allen drei genannten Darreichungsformen – dem Dosierspray, dem mit Kapseln zu ladenden Pulverinhalator und dem Turbohaler® – liegt diese Wirkstoffmenge pro Einzeldosis vor; jedoch enthalten die beiden erstgenannten Präparate zusätzlich Hilfsstoffe, während der Turbohaler® nur den reinen Wirkstoff und damit eine sehr geringe Pulvermenge pro Einzeldosis enthält. Auch hat Herr Meyer beim Turbohaler® im Gegensatz zu den anderen Darreichungsformen kein akustisches oder sensorisches „Inhalationserlebnis". Der Hilfsstoff Lactose in den Inhalationskapseln könnte für den von Herrn Meyer geschilderten Hustenreiz verantwortlich sein.

Das Budesonid liegt im Turbohaler® in Form von Agglomeraten aus mikronisierten Budesonid-Primärpartikeln vor. Solche Agglomeratpartikel fallen beim Umkippen des geladenen Gerätes heraus, wie es von Herrn Meyer demonstriert wurde. Während eines korrekten Inhaliermanövers jedoch passieren diese Pulveragglomerate mit hoher Geschwindigkeit die spiralförmigen Kanäle im Mundstück des Turbohalers und desaggregieren dabei in viele der mikronisierten und damit gut lungengängigen Primärpartikel. Diese Primärpartikel können Herrn Meyer verdeutlicht werden, indem man die aus dem Turbohaler gefallenen Partikel auf schwarzem Papier vorsichtig verwischt. Die dabei entstehende Schleifspur wird von der Vielzahl der lungengängigen Primärpartikel gebildet. Auch kann Herr Meyer vor der Inhalation ein schwarzes Tuch über das Mundstück legen und durch dieses einatmen. Danach sind die zahlreichen inhalierfähigen Primärpartikel auf dem Tuch zu erkennen.

11.5 Für Kinder geeignete Inhalationssysteme

Bei der Asthmatherapie pädiatrischer Patienten sind nicht nur die eingesetzten Wirkstoffe dem Schweregrad der Erkrankung und dem Patientenalter anzupassen, sondern auch das Inhalationssystem. Hinsichtlich der für ein bestimmtes Alter jeweils optimalen Anwendungsform werden divergierende Meinungen vertreten. Dabei sind jedoch neben dem Kindesalter auch noch folgende Aspekte zu berücksichtigen:

- Individueller Entwicklungs- und arzneimittelbezogener Kenntnisstand des Kindes,
- Anwendung eines Bronchodilatators oder eines Corticoids,
- Akut- oder prophylaktische Behandlung und
- gerätespezifische Parameter, z. B. die für einen bestimmten Pulverinhalatortyp erforderliche Atemstromstärke.

Mehrheitlich vertretene, allgemein gültige Richtlinien zur Auswahl der geeigneten Darreichungsform gibt Tabelle 11.10 wieder.

Bei allen in der Tabelle genannten Darreichungsformen sollte die Inhalationstherapie grundsätzlich unter Aufsicht eines Erwachsenen erfolgen.

Applikationshilfen für Kinder

Spezielle Varianten von Dosieraerosol-Vorschaltkammern für Kleinkinder und Kinder berücksichtigen die Physiologie kindlicher Lungen bzw. das Atemmuster von Säuglingen und Kleinkindern, das sich deutlich von dem älterer Kinder und Erwachsener unterscheidet. Kleinkinder haben neben einer hohen Atemfrequenz und einer nied-

Tab. 11.10: Für Kinder verschiedener Altersstufen geeignete Darreichungsformen

Alter	Vernebler	Dosieraerosol (ohne Inhalationshilfe[1])	Atemzug- ausgelöstes Dosieraerosol	Dosieraerosol mit kindgerechter Vorschaltkammer (Spacer)	Pulver- inhalator
Unter 2 Jahren	gg (mit Maske)	ng	ng (mit Maske)	gg	ng
2 bis 4 Jahre	gg (mit Maske)	ng	ng (mit Maske)	gg	ng
4 bis 6 Jahre	gg (mit Mundstück)	bg	gg	gg	bg
Über 6 Jahre	gg (mit Mundstück)	gg	gg	gg	gg

[1] = niemals für die Corticoidanwendung
gg = gut geeignet; bg = bedingt geeignet; ng = nicht geeignet

rigen inspiratorischen Flussgeschwindigkeit ein geringes Atemzugvolumen von nur etwa 10 ml/kg Körpergewicht. Sie benötigen daher zu viele Atemzüge, um eine komplette Dosis aus einer großvolumigen Vorschaltkammer zu inhalieren. Die klein-kindgerechten Applikationshilfen haben deshalb vergleichweise kleine Volumina, AeroChamber® für Kinder/ – für Säuglinge und Kleinkinder: 145 ml; Babyhaler®: 350 ml. Sie sind zusätzlich mit einer weichen Gesichtsmaske und Ventilen mit niedrigem Widerstand ausgerüstet. In den Babyhaler® ist ein Ein- und ein Ausatmungsventil eingebaut. Der Kammerinhalt kann somit in mehreren Atemzügen entleert werden, wobei die Atemmaske zwischendurch nicht abgesetzt werden muss. Die Anwendung ist daher auch beim schlafenden Kind möglich.

Fallbeispiel 10: Inhalative Darreichungsform für ein Kleinkind

Fallbeschreibung

Der knapp 4-jährige Sohn Philipp von Frau Huber leidet seit 2 Jahren an Asthma Schweregrad 2 und inhaliert daher zur Dauerbehandlung zweimal täglich eine DNCG-Lösung sowie bei Bedarf eine Salbutamollösung jeweils mittels eines elektrischen Druckluftverneblers. In Hinblick auf eine geplante, längere Fernreise hatte Frau Huber den behandelnden Arzt nach einer handlicheren, stromnetzunabhängigen Inhaliervorrichtung gefragt, der daraufhin für Philipp einen Pulverinhalator für DNCG-Kapseln und ein Salbutamol-Dosieraerosol verordnete.

Im darauf folgenden Beratungsgespräch in der Apotheke äußert Frau Huber deutliche Vorbehalte gegen diese Präparate, da Philipp bei der Anwendung des Kapselinhalators oft zunächst in das Gerät blase und über das Zischgeräusch der Treibgasdose so erschrecke, dass er den Einatemzug unterbreche. Weiterhin habe sie eine Freundin dringend davor gewarnt, eine Treibgasdose mit ins Flugzeug zu nehmen; wegen des verminderten Luftdrucks in der Kabine könne dort die Druckgasdose nicht mehr richtig funktionieren oder gar bersten.

Problem

Bei der Therapie von Kleinkindern ist die Arzneiform altersgerecht zu wählen; individuelle Besonderheiten des Kindes müssen dabei berücksichtigt werden.

Maßnahmen der Apotheke

Die betreuende Apothekerin weist im Telefonat mit dem Arzt von Philipp auf einen kindgerechten Spacer für Dosieraerosole hin. Besprochen wird ferner das Vorgehen zur Abklärung, ob Philipp noch mit einer Gesichtsmaske oder schon durch ein Mundstück inhalieren soll. Die Apothekerin informiert Frau Huber über den Inhalt des Telefonats und unterweist sie, die Inhalation mit dem Mundstück zu versuchen.

Die von Frau Huber geäußerten Bedenken hinsichtlich der Aufbewahrung und Anwendung von Dosieraerosoldosen in großer Höhe und damit bei vermindertem Atmosphärendruck, also z.B. im Flugzeug oder auch in Bergbahnen u.Ä. werden im Beratungsgespräch entkräftet. Selbst unter Weltraumbedingungen kann ja der äußere Druckabfall nur maximal 1 bar betragen, wodurch das Verhältnis von Innen- zu Außendruck höchstens um diesen relativ kleinen, sicherheitstechnisch nicht relevanten Wert verändert würde.

11.6 Farbgebung der verschiedenen Inhalationssysteme

Tab. 11.11: Wirkstoffbezogene Farbgebung von Inhalationspräparaten (Auswahl)

Wirkstoffgruppe	Farbton	Dosieraerosol	Pulverinhalator
Kurzwirksame Bronchodilatatoren	Blau	Bronchospray novo, Epaq®, Sultanol®	Aerodur® Turbohaler®, Salbu Easyhaler®, Salbu Novolizer®, Sultanol® Rotadisk
Langwirksame Bronchodilatatoren	Grün, türkis	Serevent®	Oxis® Turbohaler®, Serevent® Diskus
Corticosteroide	Rot, orange, braun	Flutide®, Junik®, Sanasthmax®, Ventolair®	Beclomet Easyhaler®, Budecort® Novolizer®, Flutide® Diskus®, Pulmicort® Turbohaler®, Sanasthmyl® Rotadisk
Brochodilatator-Corticosteroid-Kombinationen	Violett, rot	Atmadisc®	Symbicort® Turbohaler®, Viani® Diskus®

Die von Pulmologen wiederholt geforderte, einheitliche und firmenübergreifende Farbkodierung verschiedener inhalativer Darreichungsformen entsprechend ihrer Verwendung als Reliever oder Controller wurde bisher nicht von allen pharmazeutischen Unternehmern konsequent umgesetzt. Einige Beispiele für wirkstoffbezogene Farbgebungen der Arzneiform und meist auch des zugehörigen Sekundärpackmittels gibt Tab. 11.11 wieder. Bei den in verschiedenen Stärken lieferbaren Turbohaler®-Präparaten korreliert zusätzlich die jeweilige Farbintensität des Inhalatorunterteils mit der Wirkstoffkonzentration (bei der höher dosierten Variante ist das System intensiver gefärbt).

Literatur

[1] Köhler, D., Cegla, U. H., Dirnagel, K., Fischer, J., Geisler, L. S., Gottschalk, B., Lindemann, H., Matthys, H., Stephan, K., Trendelenburg, F. (1994): Inhalationstherapie bei obstruktiven Atemwegserkrankungen. Pneumologie 48, 338–341

[2] Kircher, W. (2000): Arzneiformen richtig anwenden. 2. Auflage. Deutscher Apotheker Verlag, Stuttgart

[3] USP DI (1998), Vol. 1, Drug information for the health care professional, 18th Ed., US Pharmacopeial Con. Inc., Rockville MD, S. 609 u. 1074

[4] Emm, T., Metcalf, J. E., Lesko, L. J., Chai, M. F. (1991): Update on the physical-chemical compatibility of cromolyn sodium nebulizer solution: bronchodilator inhalant solution admixtures. Ann. Allergy 66, 185–189

[5] Olin, B. R. (Ed.) (1999): Drug facts and comparisons®, 53rd Ed., Facts and Comparisons, St. Louis MO, S. 1171 u. 1175

[6] Iacono, M., Johnson, G. J., Bury, R. W. (1987): An investigation of the compatibility of ipratropium and sodium cromoglycate nebuliser solutions. Aust. J. Hosp. Pharm. 17, 158–161

[7] Joseph, J. C. (1997): Compatibility of nebulizer solution admixtures. Ann. Pharmacother. 31, 487–489

[8] Lesko, L. J., Miller, A. K. (1984): Physical-chemical compatibility of cromolyn sodium nebulizer solution–bronchodilator inhalant solution admixtures. Ann. Allergy. 53, S 236–238

[9] Owsley, H. D., Rusho, W. J. (1997): Compatibility of common respiratory therapy drug combinations. Inter. J. Pharm. Compound. 1, 121–122

[10] Pecar, A. (1998): Arzneitherapie bei Früh- und Neugeborenen, Säuglingen und Kindern. PZ Prisma 5, 5–16

[11] Roberts, G. W., Rossi, S. O. P. (1993): Compatibility of nebuliser solutions. Aust. J. Hosp. Pharm. 23, 35–37

[12] Köhler, D., Fleischer, W. (1988): Was ist gesichert in der Inhalationstherapie? Arcis Verlag, München, S. 14–31

[13] Martin, E. (1995): Darreichungsformen zur pulmonalen Anwendung: eine kritische Übersicht. Pharm. Ztg. 33, 2881–2892

[14] Hüls, G., Lüdtke, S., Lindemann, H., Füssle, R., Schiefer, H. G. (1994): Zur Wartung von Inhalationsgeräten im ambulanten Anwendungsbereich. Monatsschr. Kinderheilk. 142, 209–214

[15] Köhler, D. (1989): Inhalationsgeräte – Konstruktionsprinzipien und Anwendungsbereiche. Med. Mo. Pharm. 12, 356–361

[16] Newman, S. P., Pavia, D., Clarke, S. W. (1981): How should a pressurized β-adrenergic bronchodilator be inhaled? Eur. J. Dis. 62, 3–21

[17] Dolovich, M. (1999): New delivery systems and propellants. Can. Respi. J. 6, 290–295

[18] Bergmann, K.-C., Cegla, U., Ederle, K., Fischer, J., Köhler, D., Mitfessel, H., Möller, M., Petro, W., Schultze-Werninhaus, G., Sturm, J., Thal, W., Wackerbeck, G. (1998): Zur Bewertung eines neuen, inhalativen FCKW-freien Glukokortikoids. Atemw.-Lungenkrkh. 24, 240–241

[19] Gabrio, B. J., Stein, W. S., Velasquez, D. J. (1999): A new method to evaluate plume characteristics of hydrofluoroalkane and chlorofluorocarbon metered dose inhalers. Int. J. Pharmaceutics 186, 3–12

[20] Barry, P. W., O'Callaghan, C. (1995): The effect of delay, multiple actuations and spacer static charge on the in vitro delivery of budesonide from the Nebuhaler. Br. J. Clin. Pharmacol. 40, 76–78

[21] O'Callaghan, C., Lynch, J., Cant, M., Robertson, C. (1993): Improvement in sodium cromoglycate delivery from a spacer device by use of an antistatic lining, immediate inhalation, and avoiding multiple actuations of drug. Thorax 48, 603–606

[22] Pierart, F., Wildhaber, J. H., Vrancken, I., Devadson, S. G., Le Souef, P. N. (1999): Washing plastic spacers in household detergent reduces electrostatic charge and greatly improves delivery. Eur. Respir. J. 13, 673–678

[23] Müller-Goymann, C. C. (1997): Aerosole – Pulverinhalatoren auf dem Pharmazeutischen Markt. In: Müller, R. H., Hildebrand, G. E. (Hrsg.): Pharmazeutische Technologie: Moderne Arzneiformen. Wissenschaftliche Verlagsgesellschaft mbH, Stuttgart, S. 19–30

[24] Rysma, B. (1998): Der MAGhaler – ein neuer treibgasfreier Inhalatortyp. Atemw.-Lungenkrkh. 24, 37–41

12 Hilfsmittel zur Therapiebegleitung

12.1 Peak-Flow-Meter

Die Strömungsgeschwindigkeit der Luft in den Bronchien hängt vor allem von 2 Größen ab:

- dem Druckgefälle zwischen Alveolen und Mund und
- dem Strömungswiderstand der Bronchien.

Der Strömungswiderstand nimmt unter anderem infolge eines Bronchialspasmus oder einer Schwellung der Bronchialmucosa im Rahmen einer asthmatischen Entzündung zu. Bei einer maximal forcierten Ausatmung wird die Strömungsgeschwindigkeit fast ausschließlich vom Strömungswiderstand bestimmt. Dabei erreicht die Strömungsgeschwindigkeit kurz nach Beginn der forcierten Ausatmung ihren Höchstwert, den sog. Spitzenfluss oder Peak-Flow (peak expiratory flow, PEF oder peak flow rate, PFR). Die Messung dieses Wertes mittels eines Peak-Flow-Meters ermöglicht dem Asthmatiker ein einfach durchzuführendes Selbstmonitoring seiner Lungenfunktion (siehe Kap. 4.4.1 und 10.3.3).

Peak-Flow-Meter werden in Deutschland von verschiedenen Hersteller- und Vertriebsfirmen angeboten und teilweise auch über Apotheken verkauft. Die Verkaufspreise bewegen sich bei den rein mechanischen Gerätetypen etwa zwischen Euro 20,– und Euro 35,–. Manche pharmazeutische Firmen geben Peak-Flow-Meter im Rahmen von Schulungsprogrammen auch kostenlos an Ärzte, Apotheker und Patienten ab.

12.1.1 Gerätetypen

Neben dem „klassischen" Mini-Wright Peak-Flow-Meter, bei dem durch den Ausatemstrom ein Plättchen gegen eine Feder ausgelenkt wird, sind weitere Gerätevarianten im Handel (siehe Tab. 12.1; Abb. 12.1).
Sie basieren auf folgenden physikalischen Messprinzipien:

- Kolbenprinzip,
- Rotameterprinzip,
- Blattfederprinzip,
- Schaufelprinzip,
- Turbinenprinzip,
- Widerstandsgitterprinzip.

Hilfsmittel zur Therapiebegleitung

Tab. 12.1: Peak-Flow-Meter, die u. a. über Apotheken vertrieben werden (Auswahl)

Gerätebezeichnung (Hersteller)	Vertriebsfirma in Deutschland	PZN	Messprinzip; Messbereich; Länge eines Skalenabschnittes für 100 l/min[1]	Länge/Breite/ Höhe des Gerätes mit aufgesetztem Mundstück
Asmaplan® Plus Peak Flow Meter (Vitalograph®, England)	Vitalograph®, 22525 Hamburg	7186278	Kolbenprinzip; 0 – 800 l/min; 9 mm	19 cm/6 cm/ 3,5 cm
Asmaplan® Plus Peak Flow Meter Low Range. (Vitalograph®, England)	Vitalograph®, 22525 Hamburg	8708543	Kolbenprinzip; 0 – 300 l/min; 24 mm	19 cm/6 cm/ 3,5 cm
Assess® Plus Peak Flow Meter (Healthscan Products, USA)	Cegla, 56402 Montabaur	3549442	Rotameterprinzip; 60 – 880 l/min; 17 mm	13 cm/3,5 cm/ 20 cm
Assess® Plus Peak Flow Meter für Kinder (Healthscan Products, USA)	Cegla, 56402 Montabaur	4275403	Rotameterprinzip; 30 – 390 l/min; 39 mm	13 cm/3,5 cm/ 20 cm
Asthma Monitor 1 (E. Jaeger, 97008 Würzburg)	E. Jaeger, 97008 Würzburg	–	Turbinenprinzip; 60 – 840 l/min; (entfällt)	11 cm/8 cm/ 3,5 cm
Dr. Beckmann Pocketpeak für Erwachsene (Ferraris Medical, England)	Dr. Beckmann, 82319 Starnberg	6611070	Blattfederprinzip; 90 – 710 l/min; 7 und 13 mm	12,5 cm/2,5 cm/ 8,5 cm
Pari Mini-Wright Peak Flow Meter (Clarke International, England)	Pari, 82319 Starnberg	3955082	Kolbenprinzip; 80 – 800 l/min; 12 mm	20,5 cm/4,5 cm/ 4,5 cm
Pari Mini-Wright AFS Low Range Peak Flow Meter (Clarke International, England)	Pari, 82319 Starnberg	3955099	Kolbenprinzip; 30 – 400 l/min; 15 mm	20,5 cm/4,5 cm/ 4,5 cm
Peak-Flow-Meter Low Range (Vitalograph®, England)	Vitalograph®, 22525 Hamburg	4941521	Kolbenprinzip; 0 – 300 l/min; 24 mm	19 cm/6 cm/ 3,5 cm
Peak-Flow-Meter Standard (Vitalograph®, England)	Vitalograph®, 22525 Hamburg	4941515	Kolbenprinzip; 0 – 800 l/min; 9 mm	19 cm/6 cm/ 3,5 cm
Personal Best® Taschen-Peak-Flow-Meter (Healthscan Products, USA)	Cegla, 56402 Montabaur	4764800	Kolbenprinzip; 60 – 800 l/min; 12 mm	15,5 cm/4,5 cm/ 1,8 cm

Tab. 12.1: Peak-Flow-Meter, die u. a. über Apotheken vertrieben werden (Auswahl)

Gerätebezeichnung (Hersteller)	Vertriebsfirma in Deutschland	PZN	Messprinzip; Messbereich; Länge eines Skalenabschnittes für 100 l/min[1]	Länge/Breite/Höhe des Gerätes mit aufgesetztem Mundstück
Personal Best® LR Taschen-Peak-Flow-Meter für Kinder (Healthscan Products, USA)	Cegla, 56402 Montabaur	4732754	Kolbenprinzip; 50 – 374 l/min 27 mm	15,5 cm/4,5 cm/ 1,8 cm
Pussycat Peak-Flow-Meter für Kinder (MPV-Truma, 85640 Putzbrunn)	MPV-Truma, 85640 Putzbrunn	7498718	Kolbenprinzip: 25 – 350 l/min; 19 mm	22 cm/6 cm/ 5 cm
Pocket Peak-Flow-Meter (Hagedorn, 56858 Tellig)	Hagedorn, 56858 Tellig	4258126	Schaufelprinzip; 80 – 800 l/min; (entfällt)	12,5 cm/5 cm/ 2 cm
Kinder Pocket Peak Flow Meter (Hagedorn, 56858 Tellig)	Hagedorn, 56858 Tellig	4529909	Schaufelprinzip; 30 – 380 l/min; (entfällt)	12,5 cm/5 cm/ 2 cm
Vitalograph® 2110 Elektronisches PEF/FEV1 Aufzeichnungsgerät (Vitalograph®, England)	Vitalograph®, 22525 Hamburg		Widerstandsgitterprinzip; 9,99 – 999 l/min; (entfällt)	14,5 cm/ 8,5 cm/ 7 cm

[1] Länge der Graduierung für einen Abschnitt von 100 l/min auf der geraden Geräteskala; bei nicht linearer Skala ist die durchschnittliche Länge eines solchen Abschnittes angegeben.

Die vier erstgenannten Verfahren stellen rein mechanische, die beiden letzten elektronische Messmethoden dar.

Kolbenprinzip

Bei dem in den meisten mechanischen Geräten eingesetzten Kolbenprinzip wird durch die Ausatmungsluft ein Plättchen in einer waagrecht gehaltenen Röhre wie ein Kolben in einem Zylinder verschoben. Das Plättchen gleitet auf einer zentrisch montierten Stange gegen den Widerstand einer zu dehnenden Spiralfeder. Es verschiebt dabei einen Schleppzeiger auf einer Skala, der nach dem Zurückgleiten des Plättchens bei der Marke der maximalen Auslenkung stehenbleibt. Die Ausatmungsluft kann durch den Schlitz in der Röhre, in dem der Schleppzeiger läuft, entweichen (s. Abb. 12.2) [1].

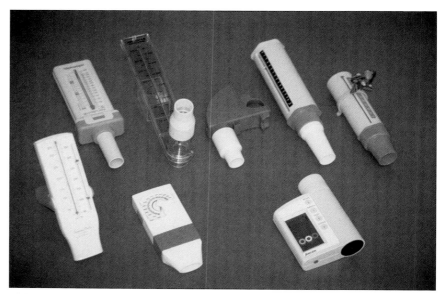

Abb. 12.1: Verschiedene Modelle von Peak-Flow-Metern (Auswahl)
Obere Reihe von links nach rechts: Asmaplan® Plus Peak-Flow-Meter, Assess® Plus Peak-Flow-Meter, Dr. Beckmann Pocketpeak, Pari Mini-Wright Peak-Flow-Meter, Pari Mini-Wright AFS Low Range Peak-Flow-Meter mit Windrädchen.
Untere Reihe von links nach rechts: Personal Best® Taschen Peak-Flow-Meter, Pocket Peak-Flow-Meter, Asthma Monitor 1

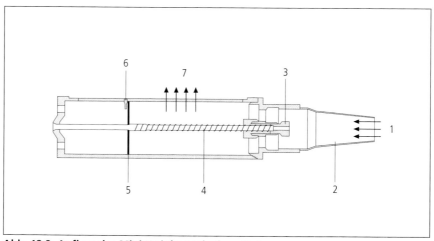

Abb. 12.2: Aufbau des Mini-Wright Peak-Flow-Meters
1 = Ausatmungsluft; 2 = abnehmbares Mundstück; 3 = Rändelschraube; 4 = Zugfeder;
5 = Plättchen; 6 = Schleppzeiger; 7 = durch Zeigerschlitz entweichende Luft

Rotameterprinzip

Beim Rotameterprinzip atmet der Patient ebenfalls in ein waagrecht gehaltenes Rohr, dessen hintere Öffnung verengt ist. Der hierduch entstehende Staudruck wird ähnlich wie bei einem Gasrotameter im Nebenfluss gemessen. Dazu strömt aus einer Öffnung an der Oberseite des Rohres Luft in eine zweite, senkrecht montierte Röhre und verschiebt darin ein Kunststoffplättchen gegen eine zu dehnende Spiralfeder. Durch dieses Plättchen wird auch hier wieder ein Schleppzeiger bis zur maximalen Auslenkung (höchster Punkt) mitgezogen [1].

Blattfederprinzip

In Geräten nach dem Blattfederprinzip biegt der Atemstrom das freie Ende eines flexiblen Metallstreifens. Diese Blattfeder lässt sich um maximal 45° auslenken und verschiebt dabei auf einer viertelkreisförmigen Skala ebenfalls einen Schleppzeiger.

Schaufelprinzip

Beim Schaufelprinzip dreht der Atemstrom eine kleine, auf einer Achse gelagerte Kunststoffschaufel gegen eine Federkraft um maximal eine Vierteldrehung. Diese Bewegung wird mittels eines Zahnrades auf die Achse eines Drehzeigers übertragen. Die Rückstellung von Schaufel und Zeiger durch die Feder wird zunächst blockiert. Erst nach dem Ablesen des Messwertes wird diese Blockierung durch einen Tastendruck gelöst.

Turbinenprinzip

In dem nach dem Turbinenprinzip arbeitenden Gerät wird der Atemstrom so auf eine drehbar gelagerte Metallfahne geleitet, dass er sie in rasche Rotation versetzt. Die strömungsabhängige Umdrehungszahl wird über einen Lichtstrahl elektronisch erfasst.

Widerstandsgitterprinzip

In dem Gerät, das auf dem Widerstandsgitterprinzip basiert, wird die Luftdruckdifferenz vor und hinter einer Lochplatte im Ausatmungsstrom rein elektronisch gemessen und der entsprechende Fluss errechnet.

Handspirometer

Die batteriebetriebenen Geräte auf der Grundlage der beiden elektronischen Messprinzipien, Turbinen- und Widerstandsgitterprinzip, können neben dem Peak-Flow-Wert auch noch weitere Lungenfunktionsparameter bestimmen, digital anzeigen und zusammen mit dem zugehörigen Datum und Messzeitpunkt speichern. Bei beiden Gerätetypen ist dies zusätzlich der so genannte Einsekundenwert des forcierten Ausatmungsvolumens (in der ersten Sekunde forciert ausgeatmetes Volumen, FEV_1, siehe Kap. 3.2 u. 4.2), im Fall des Turbinenprinzipgeräts darüber hinaus noch die Luftmenge, die bei maximal forcierter Exspiration ausgeatmet werden kann (forcierte Vitalkapazität, FVC, siehe Kap. 3.2 u. 4.2) sowie der maximale Ausatmungsstrom bei x % des ausgeatmeten Volumens. Die elektronischen Geräte repräsentieren somit eine andere Gerätekategorie als die rein mechanischen Peak-Flow-Meter, nämlich sog. Handspirometer mit integrierter Datenbank. Da sie jedoch auch zunehmend zum Selbstmonitoring duch den Asthmapatienten eingesetzt werden, sind sie hier ergänzend aufgeführt.

Skalierung der Peak-Flow-Meter

Die Skalen der mechanischen Modelle mit kleinem Anzeigebereich, also Geräte für Kinder und Patienten mit niedrigen Flusswerten, sind auf die Länge der Erwachsenenskalen gespreizt. Die meisten Skalen haben keine streng lineare Graduierung, um der nichtlinearen Korrelation der Werte mit spirographisch ermittelten Daten (mit Spirographen oder Pneumotachographen ermittelte Lungenfunktionsparameter; vgl. unten) Rechnung zu tragen und somit die Messgenauigkeit der Peak-Flow-Meter zu erhöhen. Als Dimension für die PEF-Werte wäre aus Plausibilitätsgründen ml/sec oder l/sec sinnvoll, doch sind die Skalen der Geräte und die Vordrucke für Peak-Flow-Protokolle traditionell in l/min graduiert.

Messwerte

In einer Reihe von Untersuchungen wurden die derzeit im Handel befindlichen, mechanischen Peak-Flow-Meter verschiedener Firmen hinsichtlich Genauigkeit, Reproduzierbarkeit sowie inter- und intraapparativer Streuung der Messwerte geprüft. Die dabei erzielten Ergebnisse sind jedoch nur bedingt miteinander vergleichbar, da die Autoren unterschiedliche Testmethoden anwandten wie etwa

- Einsatz der verschiedenen Peak-Flow-Meter bei mehreren Probanden und Vergleich der Ergebnisse [2, 3];
- Serienschaltung jeweils eines Peak-Flow-Meters mit einem kalibrierten Pneumotachographen an ausatmenden Probanden oder Patienten [4–6]. Die größte Amplitude der mit dem Pneumotachographen ermittelten Atemfluss/Volumenkurve entspricht dem Peak-Flow-Wert; dieser exakt bestimmbare Wert diente daher jeweils als Referenzwert;
- Serien- oder Parallelschaltung der Peak-Flow-Meter mit einem Pneumotachographen an einen Luftstromgenerator mit definierten Fluss-Volumen-Mustern [7–10].

Mithilfe der beiden letztgenannten Messverfahren konnte gezeigt werden, dass bei allen Modellen keine strenge Linearität zu spirographisch ermittelten Peak-Flow-

Werten besteht und dass die meisten Modelle nach dem Kolben- und Blattfederprinzip einerseits Strömungsstärken zwischen etwa 200 und 500 l/min überbewer-
ten und andererseits sehr hohe Strömungsstärken zu niedrig anzeigen [4, 5, 7, 8, 10].
Bei Rotametergeräten wurden in verschiedenen Prüfungen konträre Ergebnisse er-
zielt: Meist lagen im gesamten Messbereich die Werte geringfügig unter den spiro-
metrischen Referenzwerten [7–8, 10], teilweise wurden jedoch auch Überbewertun-
gen ermittelt [4, 5]. Modelle nach dem Blattfeder- und Schaufelradprinzip zeigten
beim Vergleich mit Mini-Wright-Geräten in einigen Messbereichen signifikant höhere
Werte [2, 3, 10, 11]. Bei allen Modellen war die Reproduzierbarkeit der Werte im gesamten Messbereich sehr gut. Zwischen verschiedenen Exemplaren eines Modells
fanden sich keine gravierenden Unterschiede in den Messergebnissen [6–9]. Zu
beobachten war eine gewisse Abhängigkeit der gemessenen Peak-Flow-Werte von
den jeweils applizierten Flow-Mustern, z. B. langsam oder schnell beschleunigte Luft
[6, 7].
Das National Asthma Education Program der USA hat 1991 einen technischen An-
forderungskatalog für Peak-Flow-Meter aufgestellt, u. a. Messgenauigkeit: +/–10 %
des Referenzwertes; Reproduzierbarkeit: +/–5 % oder 10 l/min; Messwertstreuung
bei einem Gerät: +/–5 %. Der geforderten Messgenauigkeit entsprachen die Daten
von verschiedenen Kolben-, Rotameter- und Blattfedergeräten nur in Teilabschnitten
ihres Messbereichs [7, 8]. Die Mehrheit der Autoren dieser Untersuchungen kommt
zu dem Schluss, dass alle geprüften Peak-Flow-Meter für den klinischen Bereich nur
bedingt, für das Selbstmonitoring von Asthma im Patientenalltag aber nahezu ein-
schränkungslos geeignet sind [5–7, 11–14].
Die mechanischen Geräte sind aufgrund der geschilderten Befunde nicht gegen einen Standard eichfähig. Dies ist jedoch auch nicht erforderlich, da vom Patienten nur
seine relativen Vergleichswerte ermittelt werden. Basis ist dabei der **persönliche
Bestwert auf dem betreffenden Gerät** (siehe Kap. 4.4.1). Deshalb sollte ein
Patient das von ihm benützte Gerät nicht unnötigerweise wechseln.

12.1.2 Handhabung der Peak-Flow-Meter

Anzahl und Tageszeit der vom jeweiligen Patienten durchzuführenden Peak-Flow-
Messungen werden ebenso wie der persönliche Best- bzw. Bezugswert in der Regel
vom behandelnden Arzt festgelegt (siehe Kap. 4.4.1).
Bei der Anwendung der Peak-Flow-Meter sind unabhängig vom Gerätetyp folgende
Handhabungsschritte zu beachten [13–15]:

Eine Person
Bei regelmäßiger Verwendung sollte ein Gerät aus hygienischen Gründen nur von
einer Person benützt werden. Für die einmalige Anwendung durch verschiedene Personen sind für die meisten Geräte Einmalmundstücke aus Pappe lieferbar.

Körperhaltung

Die Messung hat immer in der gleichen Körperhaltung, also stehend oder sitzend, zu erfolgen. Der Kopf sollte nicht in den Nacken gelegt werden, sondern kann in Normalstellung bleiben.

Zeigerstellung

Zunächst stellt man den Schlepp- oder Drehzeiger auf die Ausgangsstellung. Das Gerät, bei einigen Modellen nur das Mundstück, wird waagrecht gehalten. Die Finger dürfen dabei die Bewegung der Zeiger nicht behindern und die Luftaustrittsöffnung(en) nicht abdecken. Eine falsche vertikale Haltung des Gerätes verringerte beispielsweise bei Mini-Wright-Geräten signifikant die Messwerte oberhalb von 180 l/min; eine leichte Neigung des Gerätes (bis 45°) beeinflusste dagegen das Messergebnis nicht [8].

Atmung

Der Patient **holt tief Luft,** bis zur totalen Lungenkapazität, hält die Luft kurz an und umschließt dabei das Mundstück mit den Lippen dicht und **atmet** dann sofort **maximal stark aus,** ohne sich dabei zu bewegen. Die Mundstücköffnung darf dabei nicht durch die Zunge oder die Zähne verengt werden; es empfiehlt sich daher leicht auf das Mundstück zu beißen. Der Atemstoß muss nur von kurzer Dauer sein, wie etwa beim Ausblasen einer Kerze, da ja nicht die Dauer des Ausatemflusses von Bedeutung ist, sondern nur seine maximale Stärke. Zahnprothesen, die gut haften, brauchen zur Messung nicht abgenommen werden. Dagegen sollten sich keine Speisereste oder ein Kaugummi im Mund befinden.

Wiederholung

Die Messung ist nach jeweils kurzen Pausen **zweimal zu wiederholen.** Der höchste der drei gemessenen Werte, nicht der Durchschnitt, wird in das Kontrollblatt (siehe Kap. 4.4.2) eingetragen. Die Werte dürfen bei den drei Bestimmungen höchstens um 20 l/min streuen. Variieren sie stärker, hat sich der Patient nicht ausreichend angestrengt. Der Atemwegswiderstand bleibt während der kurzen Messperiode normalerweise konstant, außer es besteht beim Patienten eine schwere bronchiale Hyperreaktivität. In diesem Fall kann das Manöver der forcierten Expiration zu einer raschen Zunahme der Obstruktion führen, sodass die Werte bei mehrfacher Messung sukzessive schlechter werden [13].

Reinigung

Zum Reinigen des Mundstücks in etwa wöchentlichem Abstand ist dieses Teil vom Gerät abzuziehen und warmes (nicht kochendes) Wasser mit Spülmittel zu verwenden. Das gesamte Gerät sollte monatlich bis halbjährlich mit warmem Wasser gesäubert werden. Verwendet man zusätzlich ein Spülmittel, ist mit klarem Wasser nachzuspülen. Erst nach dem vollständigen Trocknen ist das Peak-Flow-Meter wieder gebrauchsfertig.

Störungen der Messung

Gelegentlich ist zu beobachten, dass Patienten PEF-Werte erreichen, die deutlich über ihren normalen Maximalwerten liegen. Dieses Phänomen tritt vermutlich dann auf, wenn der Patient die Lippen ähnlich wie beim Spucken formt (Trompetermund) oder die Mundstücköffnung mit der Zunge oder den Zähnen verkleinert, wodurch der Luftstrom zusätzlich beschleunigt wird. Derart gewonnene Ergebnisse sind natürlich nicht zu verwerten.

Ein Anheben der Aufenthaltshöhe des Patienten über dem Meeresspiegel, bzw. die damit verbundene Verringerung des Luftdrucks führt zu niedrigeren Messwerten. Beispielsweise verringerten sich bei einem in einer Druckkammer simulierten Anstieg von Meeresniveau auf 3000 m Höhe die mit einem Mini-Wright-Gerät gemessenen PEF-Werte um durchschnittlich 5 % [10]. Eine Absenkung der Gerätetemperatur (nicht der Messgastemperatur) von 25 auf 6 °C beeinflusste beim gleichen Gerätetyp das Messergebnis nicht, bei verschiedenen anderen Kolben-Geräten nur unwesentlich [8, 16].

Verwendbarkeitsdauer

Die durchschnittliche Verwendbarkeitsdauer eines mechanischen Peak-Flow-Meters beträgt bei regelmäßigem Gebrauch durch einen Patienten etwa 3 Jahre. Danach sollte das Gerät im Interesse der Messgenauigkeit ausgetauscht werden [15, 16]. In Einzelfällen zeigten Mini-Wright-Geräte nach einjähriger Benutzung schon falsche, andere Geräte des gleichen Typs dagegen nach 13-jähriger Anwendung noch korrekte Ergebnisse [16]. Rotametergeräte scheinen bei intensiver Nutzung längere Zeit ihre Messgenauigkeit zu behalten als Mini-Wright-Geräte [5].

12.1.3 Gerätespezifische Details

Folgende gerätespezifische Konstruktions- und Handhabungsdetails sind zu den in Tabelle 12.1 genannten Geräten zu nennen:

Asmaplan plus® Peak-Flow-Meter/- Low Range

Das Zerlegen dieses Modells ist mithilfe eines Schraubenziehers zwar möglich, es ist aber zur regulären Reinigung nicht vorgesehen. Neben der nicht linearen Skala sind verschiebbare Farbmarkierungen zur Bezeichnung der individuellen Zonen nach dem Ampelschema (siehe Kap. 5.4.1) angebracht.

Assess® plus Peak-Flow-Meter/- für Kinder

Dieses Gerät ist nicht zerlegbar, doch besteht es als einziges Modell aus völlig transparentem Material, sodass Verschmutzungen oder Spülmittelreste leicht zu erkennen sind. Auf der nicht linearen, weit gespreizten Skala können verschiebbare Markierungszeiger befestigt oder Klebepunkte fixiert werden.

Asthma Monitor 1

Die vielfältigen Handhabungsdetails dieses elektronischen Messgerätes mit integrierter Datenbank sind der Gebrauchsanweisung zu entnehmen.

Dr. Beckmann Pocketpeak für Erwachsene

Bei Nichtbenutzung kann das abgezogene Mundstück am nicht zerlegbaren Gerät befestigt werden, wodurch das Gerät noch handlicher wird. Die Skala hat im unteren und oberen Messbereich jeweils eine lineare Graduierung.

Pari Mini-Wright Peak-Flow-Meter/-AFS Low Range

Eine Membran an der Mundstückfassung hat Ventilfunktion und verhindert somit das versehentliche Einatmen (von Fremdpartikeln) durch das Gerät. Das Zerlegen des Erwachsenengerätes ist nach dem Lösen einer Rändelschraube leicht möglich, aber zur Reinigung nach der Gebrauchsanweisung nicht vorgesehen. Beide Gerätevarianten sind linear skaliert. Mit dem Low-Range-Gerät wird zusätzlich ein kleines Windrädchen geliefert, welches zum Motivieren und Training kindlicher Patienten dient. Das Rädchen lässt sich auf der Geräteskala verschieben und dreht sich erst, wenn der so eingestellte PEF-Wert etwa erreicht wird.

Peak-Flow-Meter Standard/- Low Range

Diese Modelle sind weitgehend bau- und bedienungsgleich mit dem Asmaplan® plus Peak-Flow-Meter/-Low Range. Sie weisen jedoch keine verschiebbaren Farbmarkierungen neben den Skalen auf.

Personal Best® Taschen-Peak-Flow-Meter/- LR für Kinder

Dieses nicht zerlegbare Kolbengerät ist schwenkbar mit dem Unterteil seiner Schutzhülle verbunden, das gleichzeitig als Haltegriff während der Messung dient. Das Mundstück kann nicht abgezogen werden. In dem Gerät fließt der Ausatemstrom aus dem Mundstück nur zum Teil in die Messröhre mit dem Plättchen; der Rest strömt durch zwei seitlich angelegte Kanäle zum Ende des Gerätes. Betrachtet man die Luftströmung in den seitlichen Kanälen als gestauten Hauptstrom und den Luftstrom im Messrohr als Nebenfluss, lässt sich das Modell auch unter den Rotameter-Geräten einstufen [1]. Neben der linearen Skala sind jeweils verschiebbare Farbmarkierungen angebracht.

Pocket Peak-Flow-Meter/- Kinder

Beim Halten des Gerätes während der Messung sollte kein Finger auf dem Zentrum der Rundskala liegen und damit auf die Achse des Drehzeigers drücken. Die Rückstelltaste für den Zeiger muss bald nach erfolgter Messung betätigt werden, da eine längere Aufbewahrung des Gerätes im gespannten Zustand zu einer Ermüdung der Feder und damit zu falschen Messergebnissen führen kann. Das Mundstück lässt sich von dem nicht zerlegbaren Gerät abziehen.

Pussycat Peak-Flow-Meter für Kinder

Das Mundstück kann von dem nicht zerlegbaren Gerät in Form einer Katze mit nicht linearer Skalierung abgezogen werden.

Vitalograph® 2110 Elektronisches PEF/FEV1 Aufzeichnungsgerät

Da das elektronische Gerät neben dem PEF-Wert auch den Einsekundenwert (FEV1) ermittelt, muss mindestens eine Sekunde lang in das Mundstück ausgeatmet werden; diese Zeitspanne wird durch einen Signalton angezeigt. Handhabungsdetails u. a. zum Abspeichern und Ausdrucken der Befunde sind der Gebrauchsanleitung zu entnehmen.

12.2 Geräte für die Physiotherapie mit pulsierenden Druckschwankungen

Die Physiotherapie mit pulsierenden Druckschwankungen oder sog. PEP-Therapie (PEP: Positive expiratory pressure), bei der im Tracheobronchialbaum durch eine fluktuierende Ausatemstenose Luftfluss- und Druckschwankungen einer bestimmten Frequenz erzeugt werden, verbessert u. a. die Schleimelimination und damit eine Reihe von Lungenfunktionsparametern. Zur Durchführung dieser physiotherapeutischen Maßnahme im ambulanten oder stationären Bereich sind baulich unterschiedliche Geräte im Handel.

12.2.1 Gerätetypen und Handhabung

Die einfach zu handhabenden Systeme (siehe Tab. 12.2) öffnen und schließen während des Ausatmens das Mundstück rasch mittels verschiedener Mechanismen und erzeugen somit in den Atemwegen relativ hochfrequente Fluss- und Druckschwankungen.

Tab. 12.2: Geräte für die Physiotherapie mit pulsierenden Druckschwankungen (PEP-Therapie)

Gerätebezeichnung (Hersteller)	Vertriebsfirma in Deutschland	PZN
RC Cornet® (Cegla, 56402 Montabaur)	Cegla, 56410 Montabaur	8418667
VRP1 Flutter (Vario Raw, CH-1170 Aubonne)	Tyco Healthcare, 93333 Neustadt/Donau	3909403

VRP1 Flutter

Beim VRP1 Flutter bläst der Patient über ein Mundstück von unten in ein trichterförmig erweitertes Rohr, welches zunächst durch eine bewegliche, knapp 30 g schwere Stahlkugel verschlossen ist (siehe Abb. 12.3). Dadurch kommt vorübergehend ein positiver expiratorischer Druck (PEP) zustande. Während des weiteren Ausatmens steigt der Luftdruck im Gerät so lange an, bis die Kugel leicht angehoben wird und dadurch Luft entweicht. Infolge des Druckabfalls fällt die Kugel anschließend wieder zurück und verschließt erneut den Trichterkanal. Durch eine Änderung der Neigung des Trichters kann der Patient den Auflagedruck der Kugel auf die Öffnung und damit den Spitzendruck bzw. die Frequenz der oszillierenden Kugelbewegung etwa zwischen 2 und 30 Hz steuern. Natürlich beeinflusst auch die Ausatemstromstärke die Oszillationsfrequenz [18, 19].

Zur Reinigung wird der durchlöcherte Trichterdeckel abgeschraubt und zusammen mit der Kugel, dem Trichter und dem Mundstück mit Wasser/Spülmittel gespült.

RC-Cornet®

Das RC-Cornet® besteht im Wesentlichen aus einem 15 cm langen, abgeplatteten Gummischlauch mit Mundstück, der frei beweglich in einem viertelkreisförmig gebogenem Plastikrohr liegt (siehe Abb. 12.3). Das Mundstück steckt drehbar in der oberen Öffnung des Führungsrohrs. Die Biegung der Röhre knickt den Schlauch luftdicht ab. Bläst der Patient in den Schlauch, wird dieser durch die vor dem Knick gestaute Luft zunächst begradigt. Der weitgehend begradigte Schlauch gibt die Luft ab einem Grenzdruck kurzzeitig frei und wird danach erneut geknickt. Die Frequenz der resultierenden Flatterbewegungen des Schlauches und den entsprechenden Spitzendruck kann der Patient durch Herausziehen des Mundstücks aus dem Führungsrohr und vor allem durch sein Drehen im Rohr (Markierungen am Führungsrohr und Mundstück

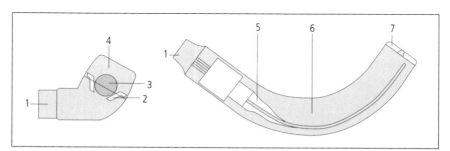

Abb. 12.3: Aufbau der Geräte zur Physiotherapie mit pulsierenden Druckschwankungen (PEP-Therapie). Links: VRP1 Desitin, rechts: RC Cornet® 1 = Mundstück; 2 = Trichtereinsatz; 3 = Stahlkugel; 4 = durchlöcherter Trichterdeckel; 5 = Gummischlauch; 6 = Plastikrohr; 7 = durchlöcherter Verschlussstopfen

zeigen den Drehwinkel) zwischen etwa 10 und 50 Hz variieren. Zusätzlich wird auch hier die Oszillationsfrequenz durch die Atemstromstärke gesteuert.

Infolge des im Schlauch eingeschlossenen Kondenswassers aus der Atemluft hat das RC-Cornet® ein höheres Verkeimungsrisiko als das Flutter-Gerät. Zu seiner Reinigung zieht man das Mundstück mit dem Schlauch aus dem Führungsrohr und lässt Wasser, ggf. auch eine Desinfektionsmittellösung, durch das Mundstück laufen. Nach dem Abziehen eines durchlöcherten Verschlussstopfens vom unteren Rohrende kann man auch das Führungsrohr entsprechend reinigen. Das Rohr, der Verschlussstopfen und das vom Schlauch abgezogene Mundrohr können auch bei 55°C in der Spülmaschine gereinigt werden. Das Trocknen des gespülten Schlauches wird durch Einführen eines beigepackten Spatels erleichtert. Beim Zusammenstecken von Mundstück und abgeplattetem Schlauch mittels einer Einführhilfe ist der Drehwinkel des Schlauches in Bezug zu den Markierungen auf dem Mundstück zu beachten.

Wie bei jedem Blasinstrument scheidet sich auch im Inneren der Oszillationssysteme Kondenswasser aus der Atemluft ab, das in gewissen Zeitabständen ausgegossen werden sollte.

Literatur

[1] Cegla, U. (1994): Peak-Flow-Messung bei Asthma bronchiale. Med. Mo. Pharm. 17, 5–9

[2] Frankland, A. W., Atkinson, B., Morris, R. W., Davison, J. R. (1993): Evaluation of Wright pocket flow meter with mini Wright meter in children and adults. Respir. Med. 87, 551–553

[3] Nolan, K. M., Dornelly, S. M., Hughes, D. T., Strunin, L. (1992): Evaluation of the Ferraris pocket peak-flow-meter for the measurement of peak expiratory flow rate (PEFR), and forced expiratory volume in the first second (FEV 1). Respir. Med. 86, 525–526

[4] Folgering, H., v.d. Brink, W, v. Heeswijk, O., v. Herwaarden, C. (1993): A comparison of six peakflow meters. Eur. Respir. J. 6, suppl. 17, 286 S

[5] Shapiro, S. M., Hendler, J. M., Ogirala, R. G., Aldrich, T. K., Shapiro, M. B. (1991): An evaluation of the accuracy of Assess and Mini Wright peak flowmeters. Chest 99, 358–362

[6] Smidt, U., Vogel, J. (1992): Vergleich von sechs Peakflowmetern für Patienten. Pneumologie 46, 330–333

[7] Gardner, R. M., Crapo, R. O., Jackson, B. R., Jensen, R. L: (1992): Evaluation of accuracy and reproducibility of peak flowmeters at 1400 m. Chest 101, 948–952

[8] Miller, M. R., Dickinson, S. A., Hitchings, D. J. (1992): The accuracy of portable peak-flow-meters. Thorax 47, 904–909

[9] Pedersen, O. F., Miller, M. R. (1997): The peak flow working group: test of portable peak-flow-meters by explosive decompression. Eur. Respir. J. 10, Suppl. 24, 23s–25s

[10] Pedersen, O. F., Miller, M. R., Sigsgaard, T., Tidley, M., Harding, R. M. (1994): Portable peak-flow-meters: physical characteristics, influence of temperature, altitude, and humidity. Eur. Respir. J. 7, 991–997

[11] Klein-Tebbe, J., Siebert, B., Meysel, U., Müller, R., Kunkel, G. (1991): Vergleichende Untersuchung von drei Peak flow-Metern. Atemw. Lungenkrkh. 17, 458–463

[12] Magnussen, H., Wettengel, R. (1993): Das Peak-Flow-Meter – Stellenwert in der pneumologischen Diagnostik. Med. Klin. 88, 720–723

[13] Rothe, T. B. (1997): Peak-Flow-Kontrollen bei Asthmatikern: Indikationen und therapeutische Implikation der Messung unter Berücksichtigung des Ampelschemas. Schweiz. Rundsch. Med. (Praxis) 85, 1542–1549

[14] Quanjer, P. H., Lebowitz, M. D., Gregg, I., Miller, M. R., Pedersen, O. F. (1997): Peak expiratory flow: conclusions and recommendations of a Working Party of the European Respiratory Society. Eur. Respi. J. 10, Suppl. 24, 2s–8s

[15] Lebowitz, M. D., Krzyzanowski, M., Quackenboss, J. J., O'Rourke, M. K. (1997): Diurnal variation of PEF and ist use in epidemological studies. Eur. Respir. J. 10, Suppl. 24, 49s–56s

Hilfsmittel zur Therapiebegleitung

[16] Miller, M. R., Pedersen, O. F. (1997): The Peak Flow Working Group: the characteristics and calibration of devices for recording peak expiratory flow. Eur. Respir. J. 10, Suppl. 24, 17s–22s

[17] Mc Naughton, J. P. (1997): Portable peak-flow-meters. Eur. Respir. J. 10, Suppl. 24, 26s–28s

[18] App, E. M., Wunderlich, M. O., Lohse, P., King, M., Matthys, H. (1999): Oszillierende Physiotherapie bei Bronchialerkrankungen – rheologischer und antientzündlicher Effekt. Pneumologie 53, 348–359

[19] Cegla, U. H., Bautz, M., Fröde, G., Werner, Th. (1997): Physiotherapie bei Patienten mit COPD und tracheobronchialer Instabilität – Vergleich zweier oszillierender PEP-Systeme (RC-Cornet®, VRP1 Desistin). Pneumologie 51, 129–136

13 Pharmazeutische Betreuung von Asthma-Patienten in der Apothekenpraxis

„Auch unser Gesundheitswesen braucht neben der ökonomischen Sicht verstärkt die patientenorientierte Sicht."
(Andrea Fischer, ehem. Bundesgesundheitsministerin)

13.1 Aufgaben des Apothekers und des Apothekenteams

Die Aufgaben des Apothekers betreffen die Bereiche

- Arzneimittel,
- Erkrankung und Therapie sowie
- Information und Vermittlung von Schulungsinhalten.

Sie können wie folgt zusammengefasst werden:

Arzneimittelbezogene Aufgaben in der Pharmazeutischen Betreuung

- Erfassung aller verwendeten Arzneimittel, um Kontraindikationen und Wechselwirkungen zu vermeiden (z. B. β-Blocker).
- Erklärung der Wirkungsweise von Asthmamedikamenten (z. B. Unterschiede: Reliever und Controller).
- Beratung über mögliche Nebenwirkungen und deren Vermeidung.
- Erkennen von Arzneimittelfehlgebrauch (z. B. Großverbraucher der Bronchodilatatoren) und Information des Arztes.

Krankheitsbezogene Aufgaben in der Pharmazeutischen Betreuung

- Information und Beratung der Patienten über die Asthmaerkrankung und ihre Behandlung.
- Erkennen von bisher nicht diagnostizierten Asthma-Verdachtsfällen und Weiterleitung an den Arzt.
- Weiterleitung von unbefriedigt behandelten Asthmapatienten an den Arzt (z. B. nicht angepasste Behandlung oder ungenügend kontrollierte Symptome).

- Erfassung der krankheitsbezogenen Lebensqualität und Entdeckung von arznei-mittelbezogenen Problemen, die zusammen mit dem Arzt gelöst werden.
- Stärkung des Patientenvertrauens in die Therapie und die verordneten Arzneimittel.
- Ermutigung zur Selbstkontrolle durch die Peak-Flow-Messung.

Im Rahmen der Pharmazeutischen Betreuung können ausgewählte Schulungsinhalte vermittelt, vertieft und deren Verständnis zum Patienten geprüft werden. Diese Schulungsaufgaben sind jedoch sorgfältig von einer strukturierten Asthmaschulung zu differenzieren (vgl. Kapitel 15).

Schulungs- und Informationsaufgaben

- Erklärung der Inhalationstechnik und Reinigung der verordneten Arzneiformen.
- Vermeidung von Asthmaanfällen.
- Erklärung des Ampelschemas in Zusammenarbeit mit dem behandelnden Arzt.
- Schulung von Kontaktpersonen (z. B. Lehrer, Pflegedienste) zum Thema Asthma.

13.1.1 Fit für die Pharmazeutische Betreuung

Das gesamte Apothekenteam muss über die Grundlagen und Ziele der Pharmazeutischen Betreuung informiert sein, um die verantwortlichen Apotheker bei der Durchführung unterstützen zu können (siehe Abb. 13.1).

In allen Kammerbereichen werden Informationsveranstaltungen zu den allgemeinen Grundlagen der Pharmazeutischen Betreuung und spezielle Seminare zum Thema Asthma angeboten. Besonders das von der Weiterbildungsakademie der Bundesapothekerkammer zertifizierte Seminar liefert wichtige Informationen und Kommunikationsgrundlagen für die Betreuung des Asthmapatienten.

Notwendige Voraussetzung für den Einstieg in die Pharmazeutische Betreuung ist ein fundiertes und breites Fachwissen zum Thema Asthma (siehe Kap. 3–5) und weiterführende Literatur). Die Kenntnisse über pathophysiologische Grundlagen, die Therapierichtlinien und die Anwendung und Wirkungsweise der Arzneimittel müssen aufgefrischt, vertieft und stets auf dem aktuellen Stand gehalten werden (siehe Abb. 13.2).

Interne Fortbildungen

Interne Fortbildungen zum Thema Pharmazeutische Betreuung des Asthmapatienten werden im Rahmen des QMS in regelmäßigen Abständen aktualisiert und wiederholt. Die Schulungsmaßnahmen sind – schriftlich festgehalten – ebenfalls Bestandteil des QMS, so dass bei Ausscheiden oder Neuanfang von Mitarbeitern kein Wissen verloren geht bzw. auf vorhandenes Wissen zugegriffen werden kann.

Schulung und Motivation aller Mitarbeiter!

Abb. 13.1: Der 1. Schritt

√ Fachliteratur	√ Demo-Material (Industrie)
√ Kommunikationskenntnisse	√ Patienteninformationen (Industrie)
√ Verantwortlichkeit abklären	√ Literatur
√ Dokumentation	√ Asthmatagebücher
√ Ziel/Projekt konkretisieren	√ Peak-Flow
√ Ärzte darüber informieren	

Abb. 13.2: Checkliste

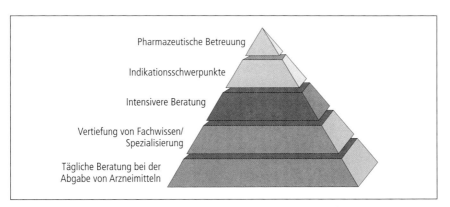

Abb. 13.3: Umsetzung der Pharmazeutischen Betreuung Schritt für Schritt

Inhalte interner Schulungen:

- Grundlagen der Pharmazeutischen Betreuung,
- Bedeutung des Asthma (Erkrankung, Kosten),
- Fachwissen rund um das Thema Asthma,
- Probleme der Asthmapatienten,
- Stufenplan zur Asthmabehandlung,
- Handhabung der Arzneimittel,
- Schulungsprogramme zum Thema Asthma,
- Zusammenarbeit mit den Ärzten,
- Alternativen zur Schulmedizin,
- Adressen von Fachärzten, Selbsthilfegruppen, Dt. Atemwegsliga,

▨ Grundlagen Kommunikation/Rhetorik,
▨ Dokumentation und Daten-Management.

Fach- und Patientenbroschüren, Asthmatagebücher, Videos und Demonstrationsmuster zur Mitarbeiter- und Patientenschulung können bei der Pharmazeutischen
Industrie angefordert werden.

Übergreifende Fortbildungen

Gemeinsame Fortbildungen mit einer Arztpraxis bieten sich an. Arzt und Apotheker
können die dabei für sie relevanten Aspekte in Schulungseinheiten übernehmen.

Umsetzung

Die Umsetzung der Pharmazeutischen Betreuung entwickelt sich Schritt für Schritt,
integriert in den normalen, ganz individuellen Praxisalltag jeder einzelnen Apotheke
(siehe Abb. 13.3). Die tägliche Beratung bei der Abgabe von Arzneimitteln an Asthma-
patienten wird durch die Fortbildungsmaßnahmen rund um das Thema Asthma
weiter verbessert. Alle Asthmapatienten, die von einer Apotheke versorgt werden,
profitieren von dieser intensivierten Beratung. Die größere Fachkompetenz des Apothekenteams ist die Basis für spezielle Aktionen zum Thema Asthma, mit denen Betroffene angesprochen werden können.
Wenn es für die Umsetzung von Pharmazeutischer Betreuung in die eigene Apothekenpraxis wegen der bestehenden individuellen Unterschiede auch keine Patentre-
zepte geben kann, so sind doch die zu beachtenden wesentlichen inhaltlichen Elemente gleich. Die folgenden Kapitel versuchen anhand der Pharmazeutischen
Betreuung des Patienten **Theo Korte** einen Leitfaden zu geben, wie bei

▨ der Ansprache von Asthmapatienten,
▨ der Problemerkennung,
▨ der Therapiebegleitung und Problemlösung,
▨ der Zusammenarbeit mit den Ärzten sowie der Dokumentation und dem Datenmanagement vorgegangen werden kann.

Fallbeispiel 11

Theodor Korte (65) – ein seit Jahren bekannter Stammkunde – leidet seit seiner Kindheit an Asthma. Er legt seine Kundenkarte vor und löst in der Apotheke zwei Rezepte
ein, auf denen

Berotec 100	1 OP	
Uniphyllin ret.	N1	
Uniphyllin 600 ret	N1	
Triazid von ct	N1	verordnet sind.

13.2 Patientenansprache

Bei der Patientenansprache in der Apotheke unterscheidet man zwei Arten der Ansprache:

▦ Die direkte Ansprache duch das Rezept, die Kundenkarte oder die Nachfrage eines Patienten/Kunden.
▦ Indirekt können Betroffene angesprochen werden durch eine Vielzahl von Medien wie Selbsthilfegruppen etc. (siehe Abb. 3.4).

Das Rezept

Jedes in der Apotheke vorgelegte Rezept liefert außer der verordneten Medikation etliche Informationen über den Patienten, der die Arzneimittel bekommen soll. Die persönlichen Daten wie Name, Alter, Geschlecht, behandelnder Arzt können für den Beginn eines Beratungsgesprächs genutzt werden.
Jedes Rezept erzählt seine eigene Patientengeschichte und bietet in vielen Fällen genügend Anknüpfungspunkte für das Beratungsgespräch. Aus der verordneten Medikation lässt sich oftmals auf das Krankheitsbild schließen und der Verordnungsumfang lässt erkennen, ob eine Erst- oder Dauerverordnung vorliegt. Kein Kunde sollte die Apotheke verlassen, ohne dass ihm die Wirkungs- und Anwendungsweise der verordneten Arzneimittel erklärt wurden. Durch die vermehrte Kommunikation mit dem Kunden können arzneimittelbezogene Probleme sichtbar werden.

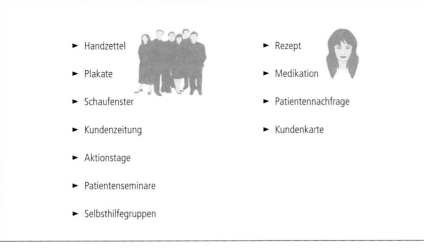

Abb. 13.4: Ansprache von Asthmapatienten

Die Kundenkarte

Kundenkarten sind ein wichtiges Instrument für die Umsetzung der Pharmazeutischen Betreuung. Die persönlichen Daten der Patienten und ihre Medikation werden in der Apotheken-EDV gespeichert. Sie sind bei jedem Kundenkontakt direkt am HV-Tisch abrufbar. Da neben den ärztlich verordneten Arzneimitteln auch alle Mittel, die im Rahmen der Selbstmedikation gekauft werden, gespeichert werden, stehen für die Beratung immer aktuelle Daten zur Verfügung. Für die Speicherung der Patientendaten, seiner Medikation und aller sonstigen Parameter, die für die Pharmazeutische Betreuung von Bedeutung sind, muss der Kunde sein Einverständnis schriftlich erklären.

Kunden mit Kundenkarte haben zu ihrer Stammapotheke eine starke Kundenbindung, die sich durch Umsatzauswertungen direkt nachweisen lässt. Diese Vertrauensbeziehung wird durch die Ausweitung der Beratung im Rahmen der Pharmazeutischen Betreuung weiter gefestigt.

Darüber hinaus leisten die Kundenkarten und die damit verknüpften EDV-Module zur Pharmazeutischen Betreuung wichtige Hilfe bei der nowendigen Dokumentation. Gezielte Auswertungen des Kundenstamms über die Kundenkarten ermöglichen es, einzelne Indikationsgruppen, wie z. B. Asthma-Patienten, für bestimmte Apothekenaktionen herauszufiltern. Das Kundenklientel einer Apotheke kann nach den verschiedensten Gesichtspunkten, wie Altersverteilung, Krankheitsbilder, Wohnorte, Umsatz pro Indikation, untersucht werden, was dazu beiträgt, die Kundenstruktur besser kennen zu lernen.

Die Patientennachfrage

„Fragen Sie Ihren Arzt oder Apotheker …". Kaum ein Satz ist in den Medien häufiger zu hören oder zu lesen. Jede Arzneimittelwerbung fordert – wenn auch per Gesetz erzwungen – dazu auf, bei allen Fragen rund um die Arzneimittel den Sachverstand von Arzt oder Apotheker zu Rate zu ziehen. Alle Kunden, die mit einer gezielten Anfrage in die Apotheke kommen, wollen beraten werden und erwarten kompetente Antworten auf ihre Fragen. Ein über die normale Beratung hinausgehendes Angebot, wie die Pharmazeutische Betreuung, wird von diesen Kunden gerne aufgenommen.

Die Medikation

Bei der Abgabe der auf einem Rezept verordneten Arzneimittel bieten sich zahlreiche Möglichkeiten, mit dem Patienten ins Gespräch zu kommen. Medikamente zur Asthmabehandlung sind **erklärungsbedürftige Arzneiformen** (siehe Kap. 11). Deshalb ist es notwendig, den Patienten bei Erstverordnung ausführlich zu beraten oder durch Nachfragen bei Dauerverordnung festzustellen, ob er ausreichend informiert ist. Die Beratung sollte Informationen über

- Anwendung,
- Dosierung,
- Handhabung,
- Reinigung,
- Inhalationstechnik

umfassen, den individuellen Wissensstand des Patienten berücksichtigen, ihn aber nicht mit Detailwissen überhäufen. Treten im Laufe des Gesprächs zahlreiche arzneimittel- bezogene Probleme auf, können dem Kunden Beratungstermine angeboten werden.

W-Fragen

Offene Fragen, die sog. W-Fragen, müssen in den Beratungsgesprächen bevorzugt eingesetzt werden.

- Welche Medikamente nehmen Sie ein/wenden Sie an?
- Wie wenden Sie Ihre Dosieraerosole an?
- Wie oft leiden Sie unter Asthmaanfällen/wachen Sie nachts auf?
- Wie prüfen Sie, ob Ihr Dosieraerosol noch ausreichend gefüllt ist?
- Welches ist Ihr Anfallsmedikament?
- Was machen Sie bei akuter Atemnot?
- Wie (oft) sollen Sie Ihr Medikament anwenden?
- Was hat Ihnen der Arzt gesagt?

W-Fragen können nicht mit Ja oder Nein beantwortet werden. Der Patient liefert uns mit seiner Antwort wichtige Informationen über sich und seine Erkrankung. Kennt- nisse in Beratungspsychologie sowie Kommunikation/Rhetorik sind nicht nur für die intensivere Beratungstägigkeit im Rahmen der Pharmazeutischen Betreuung unver- zichtbares Rüstzeug. Regelmäßige Fortbildung des Apothekenteams in diesen Berei- chen wirkt sich auf die gesamte Beratung in der Apotheke aus.
Wichtig ist, dass der Berater keinen Schulungsmonolog abhält. Der Patient muss aktiv in das Gespräch einbezogen werden. Er soll selbst möglichst viele Einzelheiten darüber erzählen, wie er mit seiner Erkrankung und der Therapie umgeht.
Inhalationstechnik und Handhabung der Arzneimittel sollen dem Patienten praktisch vorgeführt werden. Großen Aufschluss über den Wissensstand des Patienten erhält der beratende Apotheker, wenn er den Patienten Inhalationstechnik und Handha- bung seiner Medikamente zeigen lässt.
Zeigen und Vorführen bewirken in der Beratung viel mehr als erklärende Worte!
Auch bereits erklärte Sachverhalte müssen von Zeit zu Zeit wiederholt werden, um das Bewusstsein dafür wieder zu schärfen.

> **Gesagt ist nicht gehört.**
> **Gehört ist nicht verstanden.**
> **Verstanden ist nicht einverstanden.**
> **Einverstanden ist nicht angewendet.**
> **Angewendet ist noch nicht**
> **beibehalten.**
>
> **Konrad Lorenz**

Indirekte Ansprache

Zahlreiche weitere Möglichkeiten zur Ansprache von Asthma-Patienten und ihren Angehörigen bieten sich für die Apotheke an.

Selbsthilfegruppen suchen kompetente Ansprechpartner zur Beratung ihrer Mitglieder. Auskunft über bestehende Gruppen geben die regionalen Kontakt- und Informationsstellen für Selbsthilfegruppen (NAKOS, KISS).

Mit interessant gestalteten **Schaufensterdekorationen,** mit **Handzetteln, Plakaten** und Artikeln in der **Kundenzeitung** können Asthmatiker angesprochen werden.

Patientenseminare finden bei Betroffenen und ihren Angehörigen großen Anklang. Hier bietet es sich an, gemeinsam mit einem Arzt das Seminar zu planen und durchzuführen.

Anregungen und Hilfen zur Durchführung verschiedener Aktionen in der Apotheke bietet das Aktionshandbuch der ABDA.

Fortsetzung Fallbeispiel 11

Herr Korte wird von einer Kollegin bedient, die als Studienapothekerin an der Hamburger Asthma-Studie teilgenommen hat. Im Beratungsgespräch gibt Herr Korte an, dass er außer den hier verordneten Medikamenten keine weiteren Asthmamittel bekommt. Damit gehe es ihm „ganz gut", nur in den letzten Tagen fühle er sich nicht so „richtig" und benutze das Berotec-Spray häufiger als sonst.

Im weiteren Gesprächsverlauf erzählt Theodor Korte von seiner vor wenigen Wochen erfolgten Asthma-Schulung in einer Spezialklinik, wo er viel über die Krankheit Asthma gelernt hätte. Dort sei er auf Pulmicort DA eingestellt worden und habe morgens und abends 2 Hub mit einem Spacer inhaliert. Er bekam dort auch ein Peak-Flow-Meter, das er regelmäßig benutzt habe, und ein Asthma-Tagebuch zum Eintragen der Werte. Die Peak-Flow-Werte lagen nach seinem Klinikaufenthalt recht stabil bei 400 l/min.

Das Cortison habe er Zuhause wieder abgesetzt, da er Angst vor den Nebenwirkungen habe. Auch die lästigen Peak-Flow-Messungen führe er nur noch sporadisch durch.

13.3 Probleme des Asthmapatienten erkennen

Asthmapatienten können zahlreiche, ganz unterschiedliche arzneimittelbezogene Probleme haben. Im Gespräch mit dem Patienten muss geklärt werden, wo im Einzelfall ein Bedarf für die pharmazeutische Betreuung besteht. In die Planung der Beratungsgespräche muss der Wissensstand der Patienten einbezogen werden. Deshalb sollte zu Beginn der Pharmazeutischen Betreuung erfragt werden, ob und wann eine Asthma-Patienten-Schulung erfolgt ist. Die Problemlösung sollte dann in Zusammenarbeit mit dem behandelnden Arzt erfolgen.
Dabei ist es wichtig, schrittweise vorzugehen und Beratungsziele anzustreben, die auch erreichbar sind.

Einige Kriterien zur Identifikation von Asthmapatienten mit potenziellem Bedarf für die Pharmazeutische Betreuung:

- Patient bekommt **kein** oder ein **falsches** Arzneimittel, z.B. Cortisonspray fehlt.
- Unerwünschte Arzneimittelwirkungen, z.B. Mundsoor durch inhalative Glucocorticoide.
- Nächtliches Aufwachen bedingt durch Asthma.
- Erhöhter Verbrauch an kurzwirksamen β_2-Sympathomimetika, z.B. mehr als 3–4 x pro Tag/mehr als 200 Hübe pro Monat.
- Mangelnde Compliance bei der Anwendung der Antiasthmatika.
- Eingeschränkte körperliche Leistungsfähigkeit, z.B. Asthmaanfall als Folge körperlicher Anstrengung.
- Unkenntnis über die Wirkungsweise und Handhabung der Medikamente (Notfallmedikament, Inhalationstechnik).
- Inhalation von Corticoiden ohne Spacer.
- Cortison-Angst.
- Häufige Fehlzeiten am Arbeitsplatz oder in der Schule.
- Notfallbehandlungen und Krankenhauseinweisungen.
- Fehlende Selbstkontrolle (kein Asthmatagebuch, keine Peak-Flow-Messung, kein Ampelschema).

Die potenziell möglichen Probleme von Asthmapatienten müssen dem betreuenden Apotheker bekannt sein. Durch geeignete Fragen im Beratungsgespräch ist es möglich, die vorhandenen arzneimittelbezogenen Probleme gezielt aufzuspüren und durch Beratung oder Angebot von Pharmazeutischer Betreuung Abhilfe zu schaffen. Viele Patienten haben sich mit ihrer eingeschränkten Lebensqualität abgefunden und können sich nicht vorstellen, dass durch oftmals nur kleine Änderungen der Therapie scheinbar unlösbare Probleme verschwinden.

Fortsetzung Fallbeispiel 11

Die Apothekerin erklärt Herrn Korte, dass das Absetzen des entzündungshemmenden Cortisonsprays die Ursache für seine Krankheitsverschlechterung sein könne. Sie erklärt ihm die Wirkungsweise des Medikamentes, die Vorteile der Anwendung und spricht mit ihm über die bei lokaler Verabreichung kaum auftretenden Nebenwirkungen. Gemeinsam führen sie eine Peak-Flow-Messung durch, die einen Wert von 240 l/min. ergibt. Für die beratende Kollegin ist klar, dass dieser Peak-Flow-Wert (60 % von 4000 l/min.) im gelben Bereich des Ampel-Schemas liegt. Das bedeutet, dass dringender Handlungsbedarf besteht, um eine weitere Verschlechterung zu verhindern.

Mit Einverständnis von Herrn Korte ruft sie den behandelnden Arzt an und unterrichtet ihn über die auftretende Problematik. Dem behandelnden Arzt ist bekannt, dass Theo Korte ein Cortisonspray anwenden soll, und er hält dies auch für notwendig. Bei den letzten Arztbesuchen ist jedoch das Präparat nicht mehr verordnet worden, weil Herr Korte, der als zuverlässiger Patient immer genau weiß, was er benötigt, nicht darum gebeten hatte.

Angesichts der deutlichen Peak-Flow-Verschlechterung bittet der Arzt die Apothekerin, Herrn Korte zu empfehlen, unbedingt sein noch vorhandenes Spray ab sofort wieder anzuwenden und in den nächsten Tagen in der Praxis vorbeizuschauen.

13.4   Zusammenarbeit mit dem Arzt

Wie sag ich's meinem Doktor?

Die Pharmazeutische Betreuung kann nur dann erfolgreich sein, wenn Apotheker und Arzt zum Wohl des Patienten zusammenarbeiten. Dabei stehen beide keinesfalls in Konkurrenz miteinander, sondern sie ergänzen sich. Der Arzt ist für Diagnostik und Therapie zuständig, der Apotheker für die Arzneimittelanwendung.

Beide Berufsgruppen müssen in Zukunft viel enger zusammenarbeiten, um die Behandlungssituation der Asthmapatienten zu verbessern. Eine wichtige Voraussetzung dafür ist, dass beide eine Sprache sprechen, nur so wird es möglich sein, die Compliance der Asthmatiker zu verbessern, mit dem Ziel, deren Lebensqualität zu erhöhen. Ein gut geschulter Patient verursacht deutlich weniger Kosten, da sehr teure Zwischenfälle wie Arbeitsunfähigkeit, Notarztbesuche und Krankenhauseinweisungen reduziert oder ganz vermieden werden können.

Es ist unbedingt notwendig, dass die Apotheke mit den infrage kommenden Ärzten in ihrem Einzugsbereich Kontakt aufnimmt und die Ziele und Absichten der Pharmazeutischen Betreuung erläutert.

Der Arzt sollte darüber unterrichtet werden, was die Apotheke plant und wie sie das Konzept von Pharmaceutical Care umsetzen will. Dabei können Beispiele aus dem Apothekenalltag sehr hilfreich sein, mit denen die Notwendigkeit der intensiveren Unterstützung des Asthmapatienten verdeutlicht werden kann, z. B. Wissensdefizite der Patienten und daraus entstehende Non-Compliance, Handhabungsprobleme mit bestimmten Arzneimitteln. Ärzte wissen oftmals gar nicht, welche Schwierigkeiten im Umgang mit den Arzneimitteln bei den Patienten auftreten oder unterschätzen die Problematik.

Für die Apotheke ist es wichtig zu erfahren, welche Therapieschwerpunkte der Arzt setzt, in Bezug z.B. auf Selbstkontrolle, Verordnung bestimmter Darreichungsformen, Behandlungserfahrungen.

Die Informationsflut durch Fachpresse, Industrie und Internet wird auch für die Ärzte immer größer und undurchschaubarer. Auch unter diesem Aspekt bietet sich eine intensivere Zusammenarbeit mit den Apothekern als unabhängigen Arzneimittelfachleuten an.

Idealerweise sollte die Kontaktaufnahme in einem **persönlichen Gespräch** (gemeinsame Mittagspause, Besuch in der Praxis etc.) oder durch ein vorher verabredetes **Telefongespräch** erfolgen.

Anschreiben sind nur bedingt geeignet, denn sie werden in vielen Fällen gar nicht beachtet und gehen in der täglichen Papierflut unter.

Die Erstellung eines Informationsblattes für Ärzte, das die Ziele der Pharmazeutischen Betreuung darlegt, ist sinnvoll.

Der **Arzt/Apotheker-Informationsbogen** des ZAPP (PZN 746 172 1) wird dem Arzt durch den Patienten übergeben und kann ein erster Schritt zur Kontaktaufnahme sein, das persönliche Gespräch aber keinesfalls ersetzen.

Apotheker und Arzt können sich in vielen Punkten auf eine gemeinsame Vorgehensweise einigen und so Hand in Hand zum Wohle des Patienten zusammenarbeiten. Denkbar ist auch das gemeinsame Durchführen von Patientenvorträgen zum Thema „Asthma" oder gemeinsam gestaltete Schulungsabende.

Beispiele für eine mögliche Zusammenarbeit:

- Arzt schreibt Dosierungen **immer** auf das Rezept – diese werden in der Apotheke nochmals erklärt und aufgeschrieben.
- Arzt vermerkt, was in der Apotheke genauer erklärt bzw. geübt werden soll.
- Verwendung von farbigen Aufklebern zur Unterscheidung der Anfallsmedikation (Reliever) von den Dauermedikamenten (Controller).

„Der eine muss etwas hinzulernen, und der andere darf nicht schroff blocken – dann werden wir bald mit der Verordnungs-, Abgabe- und Anwendungsqualität auf dem richtigen Weg sein."

Dr. Manfred Peters, Internist/Pulmologe, Hamburg (MMW 4/98)

Fortsetzung Fallbeispiel 11

Theo Korte hat Cortison-Angst und wendet deshalb sein dringend benötigtes Cortison-spray nicht an. Seine Peak-Flow-Werte verschlechtern sich deshalb immer mehr, gleich-zeitig steigt sein Verbrauch an bronchienerweiterndem Spray.

Theo Korte ist ein geschulter Patient, er weiß viel über die optimale Behandlung des Asthmas und kennt die Möglichkeit zur Selbstkontrolle. Trotzdem entscheidet er für sich, die ärztlich verordneten Medikamente nicht anzuwenden.

Die Pharmazeutische Betreuung muss im Fall Theo Korte zum Ziel haben, die Cortison-Angst auszuschalten und die Compliance wieder zu verbessern.

Dazu müssen Apotheker und behandelnder Arzt eine Sprache sprechen – wie in unse-rem Fall geschehen.

Einige Tage nach dem ersten Gespräch in der Apotheke erkundigt sich die Apothekerin telefonisch bei Herrn Korte. Der wendet sein Cortisonspray wieder an und bestimmt auch wieder seine Peak-Flow-Werte. Bei seinem Arzt ist er auch gewesen. Dieser hat ihm auch noch einmal die Wichtigkeit der Cortisonanwendung erläutert.

In den folgenden Wochen wird Herr Korte noch 2 x telefonisch beraten. Sechs Wochen nach dem ersten Beratungsgespräch haben sich die Peak-Flow-Werte deutlich verbessert und Herrn Korte geht es wieder besser.

13.5   Therapiebegleitung und Problemlösung

Strukturiertes Vorgehen

1. Wo liegt das Problem? Wo stehen wir jetzt? Beschreibung der Ausgangssituation.
2. Wo wollen wir hin? Zielsetzungen-Erfolgsindikatoren-Prioritäten setzen
3. Wie erreichen wir das Ziel? Lösungswege entwerfen und umsetzen.
4. Was haben wir erreicht? Prozess- und Ergebnisanalyse, weitere Schritte (Evaluation).

Zur Verdeutlichung der strukturierten Betreuung siehe Abbildung 13.5.

Die Beratungstätigkeit im Rahmen der Pharmazeutischen Betreuung unterscheidet sich von der täglichen Beratung im Apothekenalltag. Die Notwendigkeit zur Phar-mazeutischen Betreuung ist dann gegeben, wenn sich arzneimittelbezogene Pro-bleme nicht ad hoc, sondern schrittweise gemeinsam mit Patient und Arzt erkennen und lösen lassen. Die Dokumentation aller notwendigen Daten ist dafür unbedingt nötig, um alle wichtigen Parameter berücksichtigen und den Betreuungsprozess jederzeit nachvollziehen zu können.

Die Erstellung von Medikationsprofilen und die konkrete Problembeschreibung sind die Voraussetzung für die Problemlösung und das anzustrebende Betreuungsziel. Der Betreuungszeitraum variiert sehr stark und richtet sich nach der Anzahl und Kom-plexität der aufgedeckten Probleme des Patienten.

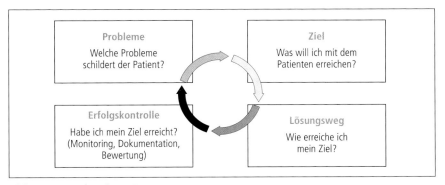

Abb. 13.5: Strukturierte Betreuung

Am Ende des Betreuungsprozesses wird das Ergebnis bewertet. Die Ergebnisanalyse dokumentiert zusammenfassend, wie das angestrebte Betreuungsziel erreicht wird oder warum es nicht erreicht werden kann.

13.5.1 Beratung

Beratungstermine

Längere Beratungsgespräche können im normalen Apothekenbetrieb oft nicht sofort geführt werden. Besteht bei einem Kunden ein großer Beratungsbedarf oder soll ein bestimmtes Problem im Rahmen der Pharmazeutischen Betreuung besprochen werden, bietet es sich an, dafür Gesprächstermine zu vereinbaren, die beiden Seiten gerecht werden. Die Terminplanung muss sowohl den Lebensumständen des Kunden (Arbeitszeiten, Tätigkeiten etc.) als auch dem Apothekenalltag (Stoßzeiten, personelle Besetzung) angepasst sein.

Ein erstes ausführliches Gespräch dauert mindestens 30 Minuten und sollte an einem ungestörten Platz im Sitzen durchgeführt werden. Die nötigen räumlichen Voraussetzungen sollten deshalb rechtzeitig bedacht werden.

Kurze Beratungstermine und spontane Beratungen können und sollen direkt am HV-Tisch stattfinden, sofern durch geeignete Maßnahmen eine vertrauliche Atmosphäre in der Offizin sichergestellt ist. Der Trend bei den Apothekeneinrichtern geht in den letzten Jahren weg von den langen, durchgehenden HV-Theken, hin zu einzelnen Beratungseinheiten, an denen ein oder zwei Beratungsplätze integriert sind. Wie bei Banken und Post schon lange üblich, sollten auch in den Apotheken Diskretionszonen geschaffen werden, um die vertrauliche Beratung sicherzustellen. Sitzgelegenheiten am HV-Tisch, wie sie in den skandinavischen Ländern üblich sind, ermöglichen längere Beratungen auch für alle Kunden, die nicht stehen können. Vorteile dieser Maßnahme ist, dass die Offizin zur Beratung nicht verlassen werden muss.

Telefonische Beratungen sind in manchen Situationen eine gute Alternative. Sie bieten sich an, wenn der persönliche Kontakt zwischen Patient und Apotheker nicht unbedingt nötig ist. Das Telefon als Kommunikationsmedium kann besonders für Patienten eine wichtige Rolle spielen, die durch ihre Asthmaerkrankung in ihren körperlichen Aktivitäten eingeschränkt sind

Planung und Durchführung eines Beratungsgesprächs

Folgende Grundregeln für die Informationsvermittlung und eine übergreifende Beratungsstrategie können bei allen Beratungs- und Schulungsgesprächen hilfreich sein (Die Regeln stammen aus den Unterlagen des Seminars „Einführung in die Beratungspsychologie und Beratungspraxis" von Dr. phil. Stephan Mühlig, Universität Bremen):

10 Regeln für die Informationsvermittlung

1. Teilen Sie dem Patienten zu Beginn mit, worum es gehen soll und holen Sie sein Einverständnis dafür ein. Was ist das Thema?
   „Sind Sie damit einverstanden, wenn wir uns heute mit … beschäftigen?"
2. Regen Sie den Patienten durch problemorientierte Fragen zur aktiven Mitarbeit an.
3. Formulieren Sie die allgemeinen Prinzipien und Positionen zuerst, und lassen Sie Einzelheiten nachfolgen.
4. Machen Sie Verknüpfungen mit vermuteten, bereits vorhandenen Wissensbeständen deutlich. Benutzen Sie dafür Analogien, Beispiele, Metaphern, Bilder etc. Eine gute „Eselsbrücke" ersetzt langwierige Erklärungen!
5. Geben Sie den „roten Faden" des Gesprächs an. Gehen Sie bei längeren Darstellungen abschnittweise vor, und machen Sie diese Abschnitte deutlich.
6. Fassen Sie zwischendurch den Stand des Gespräches zusammen. Heben Sie die wichtigsten Aussagen deutlich hervor.
   „Das Wichtigste dabei ist …"
7. Lassen Sie sich Rückmeldungen geben, was an Informationen angekommen ist.
   „Könnten Sie noch einmal zusammenfassen, was wir bisher besprochen haben?"
8. Fassen Sie zum Abschluss die wesentlichen Punkte noch einmal zusammen.
9. Erkundigen Sie sich nach offen gebliebenen Fragen oder Anliegen.
10. Geben Sie eine Vorschau auf die Themen des folgenden Gespräches.

Die folgenden 10 Regeln helfen bei der inhaltlichen Strukturierung eines Beratungsgesprächs.

10 Regeln für eine übergreifende Beratungsstrategie

1. Stellen Sie die für das Beratungsthema bedeutsamen Inhalte zusammen.
2. Sortieren Sie dies nach Wichtigkeit und (chrono-)logischer Abfolge.
3. Listen Sie die möglichen Ziele Ihrer Beratung auf. Globalziele werden dabei in Teilziele zerlegt. Die Ziele werden möglichst konkret beschrieben/definiert.
4. Berücksichtigen Sie mögliche (unerwünschte) Neben- und Folgewirkungen der einzelnen Ziele und modifizieren Sie diese gegebenenfalls.
5. Sortieren Sie die Ziele, und bringen Sie diese nach ihrer Wichtigkeit in eine Rangfolge.
6. Ordnen Sie den Zielen die zu vermittelnden Inhalte und Gesprächsbausteine zu.
7. Legen Sie dann eine zeitliche Abfolge der Inhalte und Bausteine fest.

8. Überlegen Sie, welche Reaktionen des Gesprächspartners auftreten können und wie Sie damit umgehen bzw. wie Sie die Beratung daraufhin fortführen können.
9. Spielen Sie die gewählte Strategie in Gedanken durch und überprüfen Sie, ob sich das angestrebte Beratungsziel damit erreichen lässt.
10. Modifizieren Sie bei Bedarf den Plan hemmungslos!

13.5.2 Räumliche Voraussetzungen

Der Beratungsraum

Der Beratungsraum sollte von der Offizin aus problemlos zu erreichen sein. Idealerweise ist er mit allen nötigen Schulungsutensilien ausgestattet. Dieser Raum sollte nicht zu klein sein, um die Privatsphäre von Patient und Berater zu wahren. Günstig ist eine Anordnung der Sitzgelegenheiten über Eck, wobei ein Abstand von ca. $1\frac{1}{2}$ Armlängen gewährleistet sein sollte. Berater und Kunde sollten unbedingt auf Sitzgelegenheiten gleicher Höhe sitzen. Bedacht werden muss auch, dass oftmals eine dritte Person (Partner, Elternteil) an den Beratungsterminen teilnehmen möchte. Ein Beratungsgespräch darf durch Telefonate, Nachfragen etc. nicht gestört werden. Eine gute Vorbereitung der Beratungstermine ist die Grundlage für den Erfolg der Beratung. Nach dem Motto „weniger ist mehr" sollten die Inhalte eng umrissen sein und der zeitliche Rahmen von vornherein feststehen. Für dieses Vorgehen holt man sich zu Beginn jedes Gespäches das Einverständnis des Patienten: „Frau Maier, wir wollen in den nächsten 15 Minuten den Umgang mit einem Dosieraerosol üben." Am Ende der Beratung werden Zeitpunkt und Inhalt des nächsten Gesprächs festgelegt und für den Patienten auf einer Terminkarte schriftlich festgelegt.

Ausstattung des Beratungsraums:

- Literatur für die Beratung,
- Computer als Informationsquelle/zur Dokumentation,
- Demomodelle aller wichtigen Applikationsformen,
- Peak-Flow-Meter,
- Trainingsgeräte zur Patientenschulung, z. B Aerosol Inhalations Monitor, Autohaler-Trainer, Inhaler Assessment Kit,
- Patienteninformationen und Asthma-Tagebücher,
- Wichtige Adressen von Ärzten und Selbsthilfeorganisationen.

Hilfsmittel für die Patientenberatung:

- Informationsbroschüren,
- Asthma-Tagebücher,
- Peak-Flow-Tabellen,
- Handzettel zu Inhalationstechniken,
- Videos,
- Adressen von Fachärzten/Kliniken/Selbsthilfegruppen,
- Internet-Adressen,
- Informationen zur Pharmazeutischen Betreuung.

Von fast allen im Kapitel 11 beschriebenen Arzneiformen sind Demonstrationsmuster erhältlich. Alle häufig in der Apotheke vorkommenden Arzneimittel gehören im Original oder soweit verfügbar als Placebo an den Asthma-Beratungsplatz. Aus hygienischen Gründen empfiehlt sich die Verwendung von Einmalmundstücken für alle in der Beratung eingesetzten Demonstrationsmuster.
Für Beratungsgespräche am HV-Tisch eignet sich eine transportable Asthma-Beratungsbox oder auch ein kleiner Asthma-Beratungskoffer, in dem die wichtigsten Schulungsmaterialien untergebracht sind.
Eine Bestandsliste informiert das Apothekenteam, welche Utensilien für die Asthmaberatung zur Verfügung stehen.

Tabelle 11.8 zeigt Inhalierhilfen und Spacer für alle gängigen Dosieraerosole, die nach Gängigkeit für die Beratung eingesetzt werden können.

Geräte zur Patientenschulung

Der Aerosol Inhalations Monitor
Der Aerosol Inhalations Monitor (siehe Abb. 11.3) ermöglicht das Erlernen der richtigen Inhalationstechnik für alle Dosieraerosole. Die wichtigsten Schritte, wie Koordination von Sprühstoß und Einatmung sowie ausreichend langes Atemanhalten, können mit dem Patienten geübt werden. Auch Asthmatiker, die bereits seit vielen

Jahren Dosieraerosole benutzen, profitieren von einer solchen Übung, da sie sich das Vorgehen beim Inhalieren wieder bewusst machen müssen.

Für die Schulung von Kindern gibt es ein Zusatzgerät.

Der Turbohaler-Usage-Trainer

Der Turbohaler-Usage-Trainer (siehe Abb. 11.3) ermöglicht das Erlernen aller wichtigen Schritte, die für die korrekte Anwendung dieses Pulverinhalators nötig sind. Das Aufleuchten der Kontrollleuchten nach jedem Teilschritt zeigt Berater und Patienten, dass die Benutzung des Turbohalers richtig erfolgt ist. Gut erkennbar wird dabei, ob die Atemzugstärke des Asthmapatienten für die Inhalation ausreicht.

Inhaler Assessment Kit

Pulverinhalatoren sind in unterschiedlichsten Modellen auf dem Markt, mit steigender Tendenz. Das Inhaler Assessment Kit ermöglicht es, gemeinsam mit dem Patienten zu testen, welcher Pulverinhalator für die Atemstromstärke des Patienten geeignet ist.

13.6 Dokumentation und Datenmanagement

Pharmazeutische Betreuung ist „die in der Apotheke erfolgende systematische Erfassung und Optimierung der Arzneimittelanwendung beim Patienten zur Sicherung des Anwendungserfolges und zur Verbesserung der Lebensqualität". (M. Schaefer) Als Arbeitsmethode, mit der Apotheker Verantwortung für den Erfolg der Arzneimitteltherapie übernehmen, spiegelt die Pharmazeutische Betreuung den entscheidenden Wechsel im Rollenverständnis der Apotheker wieder. In Kooperation mit Arzt und Patient erarbeiten Apotheker Strategien, die zur Optimierung der Arzneimittelanwendung beitragen.

Die essenziellen Schritte dafür sind:

- das Erkennen arzneimittelbezogener Probleme,
- die Bearbeitung dieser Probleme in Kooperation mit Patient und Arzt/Therapeut und schließlich
- die Dokumentation zur Identifikation und Lösung der Probleme.

13.6.1 Dokumentation ohne EDV

Ziel der Dokumentation ist es, die Beratungstätigkeit im Rahmen der Pharmazeutischen Betreuung nachvollziehbar festzuhalten (siehe Abb. 13.6, 13.7). Nur so wird es möglich sein, die Leistungen der Apotheke im Betreuungsprozess darstellen zu können.

> ▶ Patienten-Stammdaten
>   (persönliche Daten, behandende Ärzte)
>
> ▶ Art und Länge des Gespräches
>   (Einzelberatung, Telefonat)
>
> ▶ Medikation
>   (verordnete Arzneimittel, Selbstmedikation)
>
> ▶ Beratungsinhalte

Abb. 13.6: Dokumentation

Die Dokumentation muss die

▨ Patientenstammdaten,
▨ Art und Dauer der Beratungen,
▨ alle Arzneimittel sowie
▨ die erzielten Ergebnisse

umfassen.

Patientenstammdaten

Die Patientenstammdaten werden einmalig erfasst und enthalten alle Angaben, die für die Betreuung des Patienten nötig sind sowie eine Auflistung der behandelnden Ärzte. Eine schriftliche Einwilligung für die pharmazeutische Betreuung muss erteilt und kann jederzeit widerrufen werden. Mit den Softwareprogrammen für Kundenkarten können die Patientenstammdaten und die Medikation erfasst werden, alle weiteren Parameter können mit dem Zusatzprogramm „Pharmazeutische Betreuung" dokumentiert werden.
Anzahl, Art, Dauer und Inhalt aller Beratungen müssen schriftlich festgehalten werden, damit der Betreuungsprozess jederzeit nachvollzogen werden kann. Auch für die Ermittlungen des zeitlichen und personellen Aufwands der pharmazeutischen Betreuung ist eine lückenlose Dokumentation unerlässlich.

> ▶ Tägliche Peak-Flow-Werte
>
> ▶ Symptome (Husten, Auswurf, Atemnot)
>
> ▶ Aktuelle Medikation
>
> ▶ Ampelschema

Abb. 13.7: Dokumentation im Asthma-Tagebuch

Medikation

Alle verwendeten Arzneimittel – sowohl die ärztlich verordneten sowie die in der Selbstmedikation eingesetzten, müssen mit ihrer aktuellen Dosierung erfasst werden. Die Erstellung des Medikamentenprofils erlaubt Rückschlüsse zur Compliance des Patienten und zeigt häufig weiter arzneimittelbezogene Probleme auf.

Führt ein Patient ein Asthma-Tagebuch, so übernimmt er wesentliche Teile der Dokumentation. Zur weiteren Auswertung müssen diese Daten trotzdem in der Apotheke festgehalten werden. Asthma-Tagebücher sind zu beziehen über die Deutsche Atemwegsliga oder über die Industrie.

Für die Dokumentation ohne EDV-Unterstützung, die recht zeitaufwändig und umständlich ist, können die bereits in der Praxis erprobten Erfassungsbögen, Monitoringpläne und Checklisten verwendet werden (siehe CD-ROM). Für jeden pharmazeutisch betreuten Patienten wird eine Patientenakte erstellt, in der die gesamte Dokumentation gesammelt wird.

13.6.2 Datenmanagement für die Pharmazeutische Betreuung

In der Apothekenpraxis hat sich gezeigt, dass der manuelle Aufwand für das Datenmanagement zu hoch ist. Eine Voraussetzung für die Umsetzung der Pharmazeutischen Betreuung ist daher ein gutes, weitgehend standardisiertes Softwareprogramm, das den Apotheker sicher durch den Prozess der Pharmazeutischen Betreuung führt und das Datenmanagement erleichtert. Eine solche Softwarelösung, das „Basisprogramm Pharmazeutische Betreuung", wurde unter der wissenschaftlichen Leitung von Professor Marion Schaefer in Zusammenarbeit mit der Apothekerkammer Nordrhein und verschiedenen Softwarehäusern konzipiert. Dabei wurde eine einheitliche Struktur und die einheitliche Vorgehensweise bei der Datenerfassung mit den Softwareherstellern abgestimmt (siehe Abb. 13.8). Inzwischen sind die entsprechenden Programme verfügbar.

- ☐ Handlungsanleitung
- ☐ Optimierung der individuellen Betreuung
- ☐ Prinzipielle Chancengleichheit für Patienten
- ☐ Zeitmanagement in der Apotheke
- ☐ Nutzung des Informationsmehrwertes
- ☐ Vergleichbarkeit der Systeme und Ergebnisse
- ☐ Teilnahme an späterer Telekommunikation

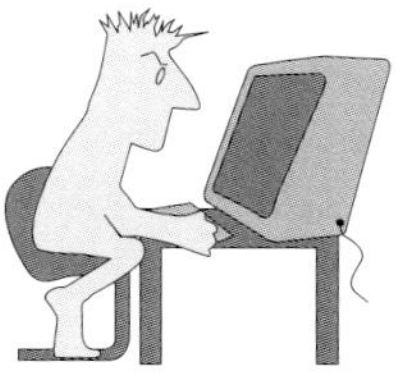

Abb. 13.8: Vereinbarungen zum Datenmanagement

Basisprogramm Pharmazeutische Betreuung

Das Basisprogramm Pharmazeutische Betreuung ist in fünf Ebenen strukturiert (siehe Abb. 13.9)
Dieser Struktur folgend wird für jeden Patienten, der pharmazeutisch betreut werden möchte, eine Patientenakte mit allen für die Pharmazeutische Betreuung relevanten Fakten angelegt. Der Patient wird über alle Schritte genau informiert und unterschreibt eine Einverständniserklärung.
Die behandelnden Ärzte werden umfassend über die Ziele der Pharmazeutischen Betreuung informiert und zur Kooperation motiviert.

1. Ebene: Patientenstammdaten

Was müssen wir über den Patienten und seine Erkrankung wissen (siehe Tab. 13.1)? Neben den persönlichen Daten des Patienten werden eine Reihe von zusätzlichen Informationen, wie z. B. Rauchgewohnheiten, bekannte Allergien, bekannte Arzneimittelunverträglichkeiten oder auch Sceeningwerte gespeichert, die für die Arzneimitteltherapie von Bedeutung sein können (siehe Abb. 13.10).
Die so erhobenen Werte wie BMI, Blutdruck, Blutzucker oder hier, im speziellen Fall, auch Peak-Flow-Werte, berücksichtigen zum einen die Risikofaktoren des Patienten, zum anderen können sie im Verlauf eines Betreuungsprozesses auch als Indikatoren für den Erfolg der Pharmazeutischen Betreuung herangezogen werden, da Veränderungen kontinuierlich dokumentiert werden. Die Programme ermöglichen ein Fortschreiben und teilweise auch graphische Darstellungen der Entwicklung erfasster Werte.

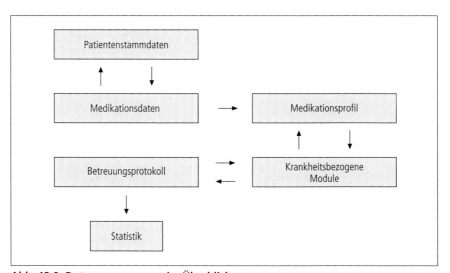

Abb. 13.9: Datenmanagement im Überblick

Tab. 13.1: Patientenstammdaten

Name	....
Vorname	....
Geburtsdatum	....
Geschlecht	m ☐ w ☐
Straße	....
Postleitzahl	....
Ort	....
Krankenkasse	....

Risikoprofil

Gewicht	....
Größe	....
Body Mass Index	....
Blutdruck mmHg	Systole ....
	Diastole ....
Blutzucker pp mg/dl	
	....
Raucher	Ja ☐ Nein ☐ von .... JJ bis .... JJ
Bekannte Allergien gegen	....
Bekannte UAW	....
Bekannte UAW	....
Aktuelle Probleme	....
Aktuelle Probleme	....
Gibt es personenbezogene Risiken?	Ja ☐ Nein ☐
	Welche? ....
Bekannte Diagnosen	....
Bekannte Diagnosen	....

Behandelnde Ärzte

Hausarzt	....
Facharzt Fachrichtung	....
Facharzt Fachrichtung	....
Facharzt Fachrichtung	....
Sonstige	....
Sonstige	....

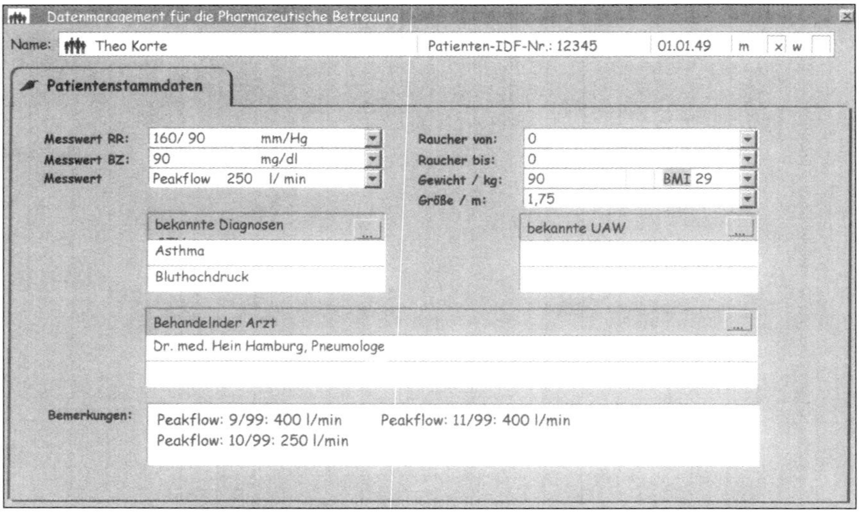

Abb. 13.10: Patientenstammdaten von Theo Korte

2. Ebene: Medikationsdatei

Wie bisher werden beim Anlegen der Medikationsdatei fortlaufend alle Arzneimittel eines Patienten automatisch mit dem Scannen in die Datenkasse erfasst und gespeichert (siehe Abb. 13.11). Neu, und für die Pharmazeutische Betreuung unverzichtbar, erfolgt hier die Dokumentation der Dosierungen. Bei einer Neuverordnung oder beim ersten Kauf eines Arzneimittels im Rahmen der Selbstmedikation fordert das Basisprogramm automatisch zur Eingabe der Dosierung auf (siehe Abb. 13.12).
Bei einer Wiederverordnung wird die bisherige Dosierung aufgeblendet und bestä-

Arzneimittel — ATC-Code

- ☐ Handelsname
- ☐ INN
- ☐ RP/OTC
- ☐ Stärke
- ☐ Packungsgröße
- ☐ Preis

Verordnung

- ☐ Dosierung (empfohlen/angewendet)

Abb. 13.11: Medikationsdatei (fortlaufend)

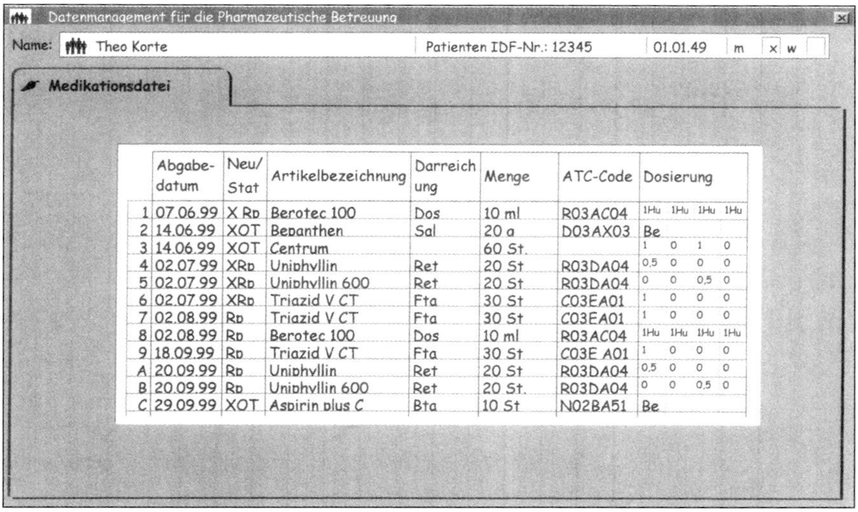

	Abgabe-datum	Neu/ Stat	Artikelbezeichnung	Darreich ung	Menge	ATC-Code	Dosierung
1	07.06.99	X Rp	Berotec 100	Dos	10 ml	R03AC04	1Hu 1Hu 1Hu 1Hu
2	14.06.99	XOT	Bepanthen	Sal	20 g	D03AX03	Be
3	14.06.99	XOT	Centrum		60 St.		1 0 1 0
4	02.07.99	XRp	Uniphyllin	Ret	20 St	R03DA04	0,5 0 0 0
5	02.07.99	XRp	Uniphyllin 600	Ret	20 St	R03DA04	0 0 0,5 0
6	02.07.99	XRp	Triazid V CT	Fta	30 St	C03EA01	1 0 0 0
7	02.08.99	Rp	Triazid V CT	Fta	30 St	C03EA01	1 0 0 0
8	02.08.99	Rp	Berotec 100	Dos	10 ml	R03AC04	1Hu 1Hu 1Hu 1Hu
9	18.09.99	Rp	Triazid V CT	Fta	30 St	C03E A01	1 0 0 0
A	20.09.99	Rp	Uniphyllin	Ret	20 St	R03DA04	0,5 0 0 0
B	20.09.99	Rp	Uniphyllin 600	Ret	20 St.	R03DA04	0 0 0,5 0
C	29.09.99	XOT	Aspirin plus C	Bta	10 St	N02BA51	Be

Abb. 13.12: Medikationsdatei von Theo Korte

tigt oder gegebenenfalls verändert. Aus diesen Angaben kann das Basisprogramm automatisch die Reichdauer der Arzneimittel errechnen und ein Arzneimittelanwendungsprofil graphisch erstellen.
Ein Beispiel zeigt die Medikationsdatei von Theo Korte, siehe Abbildung 13.13.

3. Ebene: Medikationsprofil

Medikationsprofil = Anwendungszeitraum der letzten Monate, graphische Darstellung der berechneten Reichdauer.
Identifizierung arzneimittelbezogener Probleme bedeutet:

▓ Prüfung auf abweichende Medikation,
▓ Prüfung möglicher Kontraindikationen,
▓ Prüfung möglicher Interaktionen,
▓ Prüfung des üblichen Dosierungsbereiches,
▓ Abschätzung der Compliance.

Das Medikationsprofil oder Arzneimittelanwendungsprofil kann als Herzstück des Basisprogramms bezeichnet werden (siehe Abb. 13.14). Es erlaubt durch seine graphische Darstellung einen Überblick über den Arzneimittelanwendungszeitraum der letzten Monate.
Die graphische Darstellung erleichtert die Identifizierung arzneimittelbezogener Probleme, weil alle gleichzeitig angewendeten Arzneimittel auf „einen Blick" zu sehen sind. Kontraindikationen oder abweichende Medikationen werden u. a. frühzeitig erkannt und relevante Interaktionen leichter entdeckt.

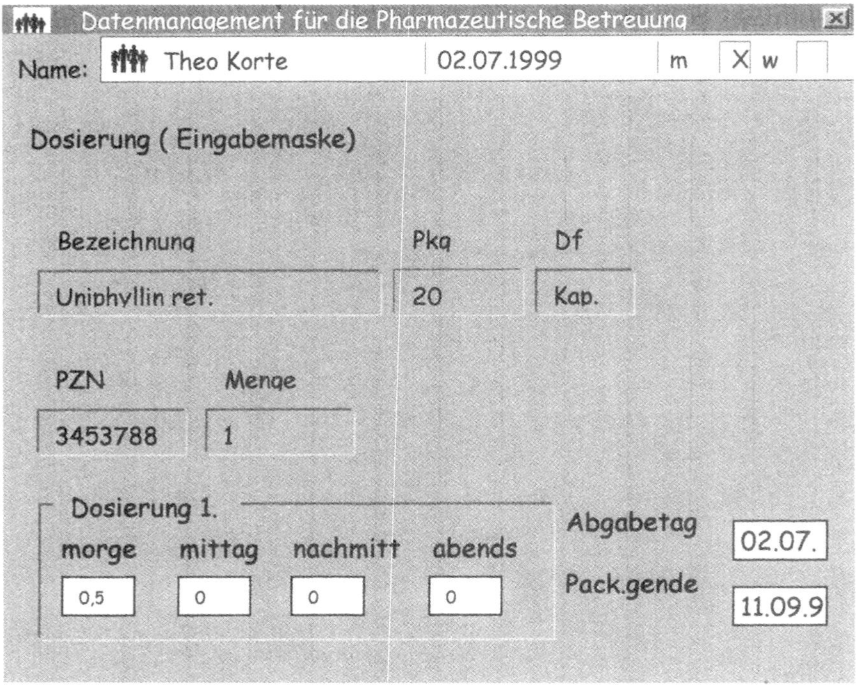

Pharmazeutische Betreuung von Asthma-Patienten in der Apothekenpraxis

---

Datenmanagement für die Pharmazeutische Betreuung ☒

Name: Theo Korte | 02.07.1999 | m | X w

Dosierung (Eingabemaske)

| Bezeichnung | Pkg | Df |
| Uniphyllin ret. | 20 | Kap. |

| PZN | Menge |
| 3453788 | 1 |

Dosierung 1.

| morge | mittag | nachmitt | abends |
| 0,5 | 0 | 0 | 0 |

Abgabetag 02.07.

Pack.gende 11.09.9

Abb. 13.13: Eingabemaske

Medikationsprofil

Arzneimittel/Stärke	Status	Dosierung	1. Monat	2. Monat	3. Monat	4. Monat	5. Monat	6. Monat	Bemerkungen

Abb. 13.14: Medikationsprofil

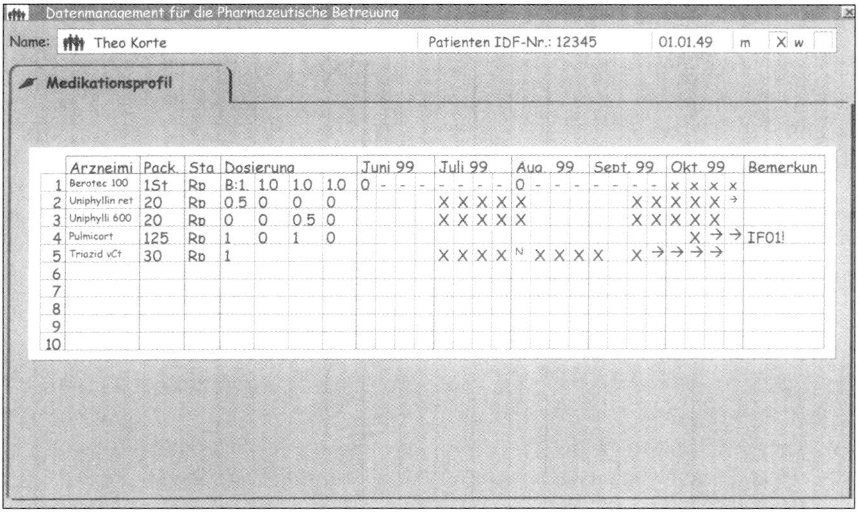

Abb. 13.15: Medikationsprofil Theo Korte

Die graphische Darstellung erlaubt darüber hinaus auch Rückschlüsse auf die Compliance und bietet so die Grundlage für Patientengespräche. Zusammen mit dem Patienten können die Ursachen für seine Noncompliance ergründet und Lösungswege gesucht werden.

Eine zusätzliche Fuktion des Basisprogramms ist die Möglichkeit, alle Arzneimittel eines Patienten nach dem ATC-Code anzuordnen (ATC-Code: der anatomisch-therapeutisch-chemische Code der WHO). Diese Anordnung bewirkt, dass Arzneimittel in etwa gleicher Indikation hintereinander aufgeführt sind und so Doppelverordnungen schneller identifiziert werden können (siehe Abb. 13.15).

4. Ebene: Betreuungsprotokoll

Das Basisprogramm enthält für das Betreuungsprotokoll eine Dokumentationsmaske, in der alle im Zusammenhang mit arzneimittelbezogenen Problemen stehenden Beobachtungen und Interventionen dokumentiert werden. Sie wurde analog dem Dokumentationsbogen der Arbeitsgemeinschaft Arzneimittelepidemiologie Sozialpharmazie an der Humboldt-Universiät Berlin konzipiert (siehe Abb. 13.16, 13.17).

Auch der Code für arzneimittelbezogene Probleme und die dazugehörigen Interventionen, der PI-Doc®-Code der Arbeitsgemeinschaft ist bei allen Programmen hinterlegt.

Für jedes Arzneimittel, bei dem es ein Problem gibt, wird ein Dokumentationsbogen angelegt, in dem das Problem verursachende Arzneimttel gespeichert, das beobachtete Problem dem Code zugeordnet und die erfolgte Intervention ebenfalls kodifi-

Dokumentation zur Identifikation und Lösung arzneimittelbezogener Probleme
☐ Identifikation (Checks + Erfahrungswissen)
☐ Lösungsansätze (Beratung, Arzt)
☐ Ergebnisse (Symptomverbesserung, LQ)

Abb. 13.16: Betreuungsprotokoll

ziert wird. Die PI-Doc®-Codes sind aus einer List-Box problemlos abrufbar und werden per Mausklick übernommen.

Immer dann, wenn der Patient ein Arzneimittel erwirbt, das für ihn als problematisch dokumentiert wurde, erscheint ein Warnhinweis, der zum Aufruf des Betreuungsprotokolls auffordert.

Im Protokoll wird auch festgehalten, ob der behandelnde Arzt kontaktiert wurde, wie viel Zeit in etwa für die Bearbeitung des Problems nötig war und ob das Problem ganz, teilweise oder gar nicht gelöst wurde (siehe Abb. 13.18). Darüber hinaus besteht die Möglichkeit, per Freitext spezielle Beobachtungen zu dokumentieren.

5. Ebene: Statistik

Statistik bedeutet Dokumentation der erbrachten Beratungsleistung:

▓ Art und Anzahl identifizierter AM-bezogener Probleme,
▓ Art und Anzahl gelöster AM-bezogener Probleme,

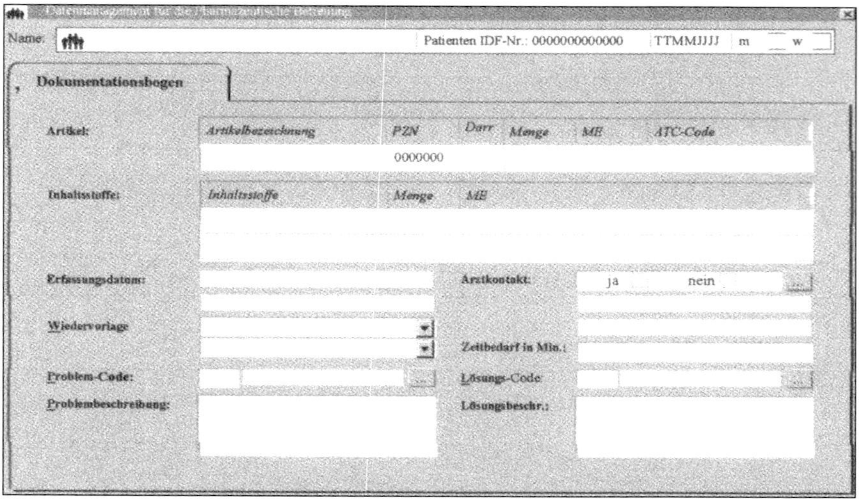

Abb. 13.17: Dokumentationsbogen

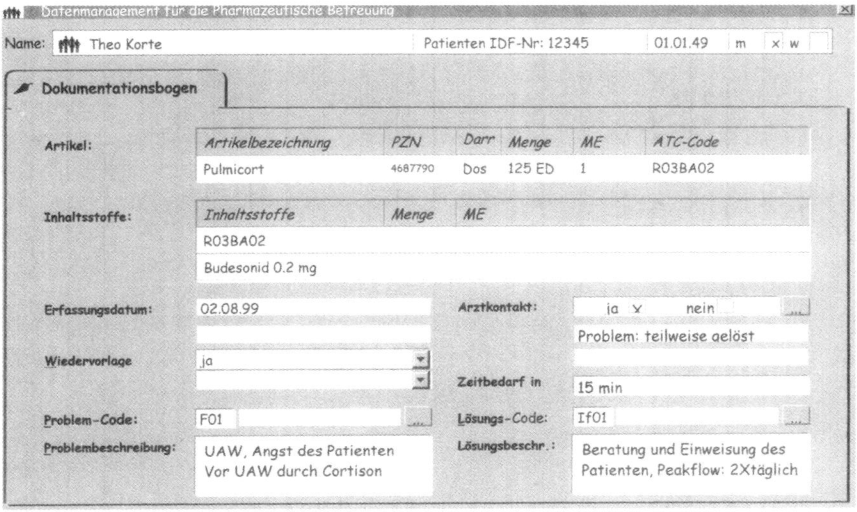

Abb. 13.18: Dokumentationsbogen Theo Korte

▨ Art und Umfang erbrachter Beratungsleistung,
▨ Zeitaufwand,
▨ ....

Ausblick

Die einheitliche Vorgehensweise bei der Datenerfassung mit dem Basisprogramm ermöglicht es über den Vorteil der individuellen Betreuung hinaus, die aggregierten Daten aus Apotheken mit unterschiedlicher Software auszuwerten. Sensible Daten werden dabei selbstverständlich nach einem festgelegten System anonymisiert.
Die Auswertungen auf breiter Ebene über die Anzahl und die Art erkannter arzneimittelbezogener Probleme und deren Lösung durch Apotheker können z. B. belegen,
welchen pharmakoökonomischen Nutzen die Pharmazeutische Betreuung langfristig
bietet.
Die möglichen Auswertungen von Qualität und Umfang der Beratungsleistung können aber auch herangezogen werden, wenn es um „evidence based pharmacy", den
Nachweis pharmazeutischer Effizienz, geht. Die einheitliche und strukturierte Vorgehensweise bei der Datenerfassung ist überdies die Voraussetzung für die Teilnahme an elektronischem Austausch von Daten, z. B. mit Arztpraxen, beim Über-
gang von stationärer zu ambulater Versorgung (seamless care) oder bei der
Kommunikation mit Krankenkassen.
Die wachsenden Forderungen nach Reduzierung von Arzneimittelrisiken bei gleich-
zeitiger Therapieverbesserung sind legitim. In der Pharmazeutischen Betreuung kann
daher der Schlüssel für die zukünftige Rolle der Apotheker im Gesundheitswesen ge-

sehen werden, da sie diesen Forderungen Rechnung trägt. Zunächst wird sich das Bemühen sicher auf die Betreuung von chronisch erkrankten Patienten, wie den Asthmatikern, konzentrieren, langfristig sollte aber jeder Patient die Chance haben, optimal pharmazeutisch betreut zu werden.

Das „Basisprogramm Pharmazeutische Betreuung", mit seinen vielfältigen Möglichkeiten ist darauf ausgelegt, das damit verbundene Datenmanagement wesentlich zu unterstützen. Die zahlreichen Funktionen des Basisprogramms erleichtern die Pharmazeutische Betreuung, sie ersetzen aber keinesfalls den Apotheker. Sie helfen, wie vorher gezeigt, bei der Identifizierung von arzneimittelbezogenen Problemen und unterstützen die Dokumentation.

Für Rückschlüsse und Lösungsschritte sind pharmazeutischer Sachverstand, Erfahrung und Verantwortung unerlässlich. Ebenso wichtig sind die Bereitschaft zur Kommunikation und Kooperation mit den Partnern wie z. B. Arzt und Patient.

Literatur

[1] Ammon, H. P. T. (2001): Arzneimittelneben- und -wechselwirkungen. Wissenschaftliche Verlagsges, Stuttgart.

[2] Belgardt, C. (1999): Methodische Grundlagen zur Kosten-Nutzen-Bewertung der Pharmazeutischen Betreuung (Dissertation), Berlin, Humboldt-Universität

[3] Hepler, C. D., Strand, L. M. (1990): Opportunities and Responsibilities in Pharmaceutical Care. Am J. Hosp. Pharm. 47: 533–544

[4] Hepler, C. D., Strand, L. M., Derendorf, H. (1990): Der Apotheker und die Arzneimittelversorgung – Zukunftschancen und Verantwortung. Pharm. Ztg., 135: 3087–3092

[5] Heuer, H. O., Heuer, S. H., Lennecke, K. (1999): Compliance in der Arzneimitteltherapie. Wissenschaftliche Verlagsges., Stuttgart

[6] Jaehde, U., Radziwill, R., Mühlenbach, S., Schunack, W. (1998): Lehrbuch der Klinischen Pharmazie. Wissenschaftliche Verlagsges., Stuttgart

[7] Mutschler, E. (2001): Arzneimittelwirkungen. Wissenschaftliche Verlagsges., Stuttgart

[8] Schaefer, M. (1994): Paradigmenwechsel in der Pharmazie mit Pharmaceutical Care. Pharm. Ztg., 139: 3093–3102

[9] Schaefer, M., Schultz, M.: Basismanual Pharmazeutische Betreuung (unveröffentlicht)

[10] Schaefer, M., Braun, R.: Empfehlung zum computergestützten Datenmanagement im Rahmen Pharmazeutischer Betreuung

[11] Schaefer, M. (1997): Pharmaceutical Care und Datenmanagement. Pharm. Ztg., 142: 3519–3526

[12] Schaefer, M. (1995): Wie unentbehrlich sind die Apotheker. Dtsch. Apoth. Ztg., 135: 2894–2902

[13] Schaefer, M., Schulte van Werde, M. (1999): Qualitätsmanagementsysteme und Pharmazeutische Betreuung. Pharm. Ztg., 144: 1376–1381

13.7 Pharmazeutische Betreuung von Asthma-Patienten in Disease-Management-Programmen

Die Qualität der Gesundheitsversorgung chronisch erkrankter Menschen, wie der Asthmatiker, hängt zum großen Teil davon ab, wie gut das Versorgungsteam kooperiert und wie intensiv der Patient in den Behandlungsablauf einbezogen wird.

13.7.1 Disease Management in Deutschland

Unter verschiedenen Aspekten könnten die Prävention, Diagnostik und Therapie gerade der chronischen Erkrankungen wesentlich optimiert werden, wenn alle eingesetzten Ressourcen besser aufeinander abgestimmt würden. Die so genannten Disease-Management-Programme, die zurzeit für Deutschland nach dem Vorbild USA entwickelt werden, sollen diesen Forderungen gerecht werden.

„Ziel des Disease Managements ist die ständige Verbesserung aller Maßnahmen während der einzelnen Phasen chronischer Erkrankungen, um vor allem Versorgungs- und Steuerungsdefizite zu beseitigen. Dies soll erreicht werden durch:

- systematische Verbesserung der Versorgungsqualität,
- systematische Optimierung der Kosteneffizienz,
- systematische sektorenübergreifende Koordination aller am Versorgungsprozess Beteiligten."

13.7.2 Definition von Disease Management

„Disease Management ist ein integrativer Ansatz, der die episodenbezogene, sektoral aufgesplittete Versorgung von einzelnen chronisch Kranken durch eine systematische, evidenzbasierte, sektorenübergreifende und kontinuierliche Versorgung eines Patientenkollektives von chronisch Kranken über alle Krankheitsstadien und Versorgungseinrichtungen hinweg ersetzt." [2]

Erweitert um die Zieldefinierung, nämlich die dauerhafte Qualitäts- und Effizienzsteigerung bei der Versorgung chronisch erkrankter Patienten, lautet die Definition wie folgt:

„Disease Management umfasst die sektorübergreifende, aufeinander abgestimmte und therapeutisch optimierte Betreuung von bestimmten Erkrankungen mit dem Ziel, auf der Basis bestmöglicher Evidenz die Qualität, Kontinuität und Nachhaltigkeit

Disease Management	Standardversorgung
Integrativer Ansatz	Sektoraler Ansatz
Systematisch	Nachfrageabhängig
Patientenkollektiv	Patientenbezogen
Präventiv	Kurativ
Intervenierend	Reagierend
Integriertes Qualitätsmanagement	Qualitätssicherung
Standardisierung über Leitlinien	Weitgehende Therapiefreiheit
Ergebnis-Orientierung	Prozessorientierung

Abb. 13.19: Unterschiede zwischen Standardversorgung und Disease Management. Schäfer, von der Schulenburg 2001

RSA-Gutschrift	jetzt:	40-jähriger Mann	1000,– €
		40-jähriger Mann, Diabetiker	1000,– €
			2000,– €
RSA-Gutschrift	zukünftig:	40-jähriger Mann	900,– €
		40-jähriger Mann, Diabetiker	4000,– €
			4900,– €

Abb. 13.20: Auswirkung von Disease-Management-Programmen im Risikostruktur-ausgleich (Beispiel). Aus Ballast, Aubke 2002

von Betreuungsleistungen zu sichern und dadurch die Effizienz gesundheitlicher Maßnahmen zu erhöhen." [1]

13.7.3 Disease-Management-Programme

Zur praktischen Umsetzung werden für die einzelnen Indikationen spezielle Disease-Management-Programme entwickelt. Alle Programme haben die folgende Grund-struktur:

- Die medizinische Behandlung erfolgt auf der Basis von evidenzbasierten Leitlinien.
- Individuelle Behandlungspläne werden je nach Situation des Versicherten abgelei-tet (Behandlungskorridore).
- Quartalsweise wird ein Mindestdatensatz (Dokumentation) erhoben.
- Die begleitende Evaluation ermöglicht eine ständige Optimierung auf Basis der Er-kenntnisse.
- Leistungserbringer und Versicherte werden nach zertifizierten Programmen ge-schult. [4]

13.7.4 Etablierung und Finanzierung der Disease-Management-Programme

Ein Koordinierungsausschuss, der aus den Bundesverbänden der Krankenkassen, dem Bundesausschuss der Ärzte und Krankenkassen sowie dem Ausschuss Kran-kenhaus zusammengesetzt ist, erarbeitet für das BMG die Kriterien für Disease-Ma-nagement-Programme. Der Ausschuss bestimmt die in Frage kommenden Krankhei-ten und schlägt Leitlinien und Versorgungsstandards vor. Bisher sind die chronischen Erkrankungen Diabetes, Asthma und COPD, KHK und Mamma-Karzinom vorgese-hen. Die Finanzierung der Disease-Management-Programme soll über den (erweiter-ten) Risikostrukturausgleich erfolgen, damit Kassen, die einen hohen Anteil chro-nisch Kranker unter ihren Versicherten haben, nicht benachteiligt werden. Danach erhalten Krankenkassen pro eingeschriebenem Disease-Management-Patienten ei-nen deutlich höheren Geldbetrag, als für einen nicht eingeschriebenen chronisch

Kranken. Das Bundesversicherungsamt, BVA, soll über den ordnungsgemäßen Einsatz der Geldmittel wachen und dafür Stichproben ziehen.

13.7.5 Barrieren

Bei allen berechtigten Vorbehalten, die zurzeit noch gegen diese neuen Versorgungsprogramme laut werden, ist der integrative Ansatz grundsätzlich zu begrüßen. Die Umsetzung in die Praxis erfordert jedoch genügend Zeit für eine sorgfältige Planung und eine gründliche Vorbereitung. Die grundlegenden Elemente Qualitätsstandards, Koordination, Datenfluss, Datenhoheit und Transparenz verlangen von den Leistungserbringern enorme Anstrengungen. Nur langfristige Planungssicherheit und existenzsichernde Verträge können daher zur Teilnahme an Disease-Management-Programmen motivieren.

13.7.6 Apotheker als Kooperationspartner

Die Arzneimitteltherapie spielt eine tragende Rolle, insbesondere bei der Therapie von chronischen Erkrankungen. In Disease-Management-Programmen soll nicht mehr der Preis eines Arzneimittels im Vordergrund stehen, sondern prinzipiell sollen Gesamttherapiekosten über den gesamten Krankheitsverlauf betrachtet werden. Grundsätzlich hängt eine optimale Arzneimitteltherapie von mehreren Faktoren ab:

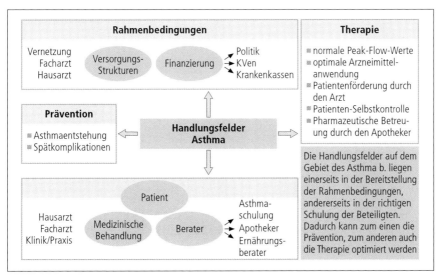

Abb. 13.21: Sektorübergreifende, aufeinander abgestimmte und therapeutisch optimierte Betreuung von Asthma-Patienten. Modifiziert nach R. Hoferichter 2001

- Das Arzneimittel muss sinnvoll verordnet sein (z. B. bezüglich der Indikation und der Dosierung).
- Das Arzneimittel muss in qualitativ optimaler Form zeitnah zur Verfügung stehen.
- Das Arzneimittel muss richtig angewendet werden (z. B. Handhabung, Compliance).
- Das gesamte Arzneimittelregime (Rp. + OTC) muss in seinem Verlauf beurteilt werden können (z. B. in Bezug auf Arzneimittelrisiken, Neben-/Wechselwirkung, Unter-/Über-/Falschdosierung, Abusus).

Mit Ausnahme der Arzneimittelverordnung können diese Forderungen eigentlich nur in der Offizin-Apotheke erfüllt werden. Voraussetzung dafür ist die systematische Umsetzung der Pharmazeutischen Betreuung, deren erklärtes Ziel u. a. die Verbesserung der Qualität bei der Arzneimittelanwendung ist. Im Rahmen der Disease-Management-Programme werden auch Leitlinien und Strukturen für die Arzneimitteltherapie entwickelt, in denen für die anvisierten chronischen Erkrankungen Quantität und Qualität der Arzneimittelverabreichung geregelt sind. Die Hauptaufgabe des Apothekers liegt auch hier in der Pharmazeutischen Betreuung: erkennen – lösen – dokumentieren von arzneimittelbezogenen Problemen. Der wesentliche Unterschied zur Standardversorgung ist die Betreuung der Disease-Management-Patienten gemäß zertifizierter Leitlinien. Zwar trifft dies in erster Linie auf den verordnenden Arzt zu, aber diese Leitlinien liefern beispielsweise auch die Basis für die abgestimmte Beratung von Arzt und Apotheker in Disease-Management-Programmen.

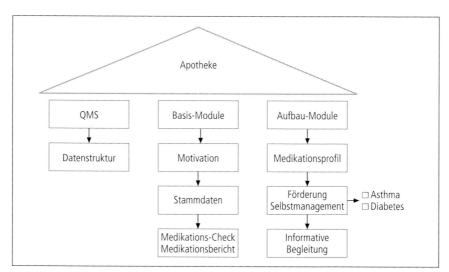

Abb. 13.22: Modulartiger Aufbau von Disease-Management-Programmen in der Apotheke

13.7.7 Entscheidung für die Teilnahme an Programmen

Der Arzt, meistens der Hausarzt, muss entscheiden, ob ein Patient für das Disease-Management-Programm, z. B. Asthma, in Frage kommt. Er stützt sich dabei auf die Diagnoseleitlinien. Seine Pflicht ist es, dem Patienten den Umfang der Programme zu erläutern. Eine Voraussetzung für die Teilnahme an Disease-Management-Programmen ist das aktive Mitwirken des Patienten. Dies ist neu und erklärungsbedürftig. Weiterhin müssen datenschutzrechtliche Bedenken der Patienten beachtet werden. Nach eingehender Aufklärung wird der Patient seinerseits entscheiden, ob er das Angebot annehmen möchte oder nicht und sich gegebenenfalls bei seiner Krankenkasse für mindestens ein Jahr in ein Disease-Management-Programm einschreiben.

13.7.8 Vorschläge für die Umsetzung von Programmen

Disease-Management-Programme sollten in Apotheken, ähnlich wie bei der Einführung von Pharmazeutischer Betreuung, Schritt für Schritt umgesetzt werden. Dafür wird ein modulartiger Aufbau vorgeschlagen (siehe Abb. 13.22).

13.7.9 Basismodule Disease Management

Als Basismodule für Disease-Management-Programme werden folgende Leistungen der Apotheker definiert:

- Unterstützung beim Einschreiben in Disease-Management-Programme.
  Im Vorfeld können Apotheker, nach Absprache mit Ärzten und Krankenkassen, aufklären und motivieren. Sie können in den Apotheken geeignete Patienten ansprechen und ihnen die Disease-Management-Programme vorstellen, Informationsmaterial aushändigen und den Arztbesuch empfehlen.
- Einschreiben der Patienten in einer Hausapotheke
  Disease-Management-Programmme sollten – freiwillig – eine Hausapotheke analog zum Hausarzt wählen. In einer solchen Hausapotheke wird wie bei der Pharmazeutischen Betreuung die Patientenakte geführt (siehe Kapitel 13.6, Seite 192).
- Der Systematik der Pharmazeutischen Betreuung folgend, wird eine Medikationsdatei erstellt (siehe Kapitel 13.6, Seite 195) und eine Analyse aller beim Start angewendeten Arzneimittel durchgeführt („Arzneimittelerstcheck"). Diese Analyse erstreckt sich auf die Kenntnisse und Einstellung des Patienten zu seinen Arzneimitteln (z. B. Dosierung, Handhabung, Beobachtung), und auf den Medikationscheck (z. B. auf Doppelverordnungen, Interaktionen, Dosierung, Arzneimittelbezogene Probleme).
- Der Analyse folgt ein eingehendes Beratungsgespräch (Erstberatung).

▨ Über diese Analyse wird je ein „Startbericht" für den Arzt und den Patienten angefertigt (Medikationsbericht).

Im Verlauf des DMP werden Apotheker Pharmazeutische Betreuung anbieten, um in Kooperation mit Patient und dem Arzt eine optimale Arzneimitteltherapie zu erreichen. Demzufolge wird im Verlauf der Betreuung das Medikationsprofil entwickelt (siehe Kapitel 13.6, Seite 195) und ermittelte Beobachtungen und Interventionen dokumentiert (siehe Kapitel 13.6, Seite 198–199).

13.7.10 Aufbaumodule zur Indikation Asthma

Die so genannten Basismodule sind indikationsunabhängig, während die Aufbaumodule für die speziellen Krankheitsbilder entwickelt werden.
Disease-Management-Programme sehen ganz ausdrücklich die Einbindung der Patienten in alle Phasen seiner Behandlung vor. Deswegen soll neben der Beratung zur korrekten Anwendung von Arznei- und Hilfsmitteln vor allem das Patientenselbstmanagemennt gefördert werden.
Zu den auf die Indikation Asthma bezogenen Aufbaumodulen zählen

▨ Devicetraining
Korrekte Anwendung von Inhalationssystemen,
Korrekte Anwendung von Spacern.
▨ Umgang mit Asthmamedikamenten
Erläuterung von Basis- und Notfallmedikation,
Spezielle Einnahmehinweise (z.B. inhalative Glucocorticoide vor dem Essen/ Zähneputzen), Theophyllinpräparate „auf der Bettkante".
▨ Unterstützung von Peak-Flow-Messungen im Selbstmanagement des Asthmapatienten,
Korrekte Anwendung des Peak-Flow-Meters,
Korrektes Führen eines Asthmatagebuches,
Das Ampelschema und Folgerungen für Medikation und Lebensstil.
▨ Information des Asthmatikers über den Einfluss von Lebensstil, Ernährung, Bewegung, Umwelt, Arbeit, Familie.
▨ Kurztraining zum Verhalten im Asthmaanfall
Wodurch kommt es zum Asthmaanfall?
Wie wende ich das Notfallmedikament im Asthmaanfall an?
Welche Entspannungsübungen gibt es?
Wann muss der Arzt/Notarzt gerufen werden?
Wie verhalte ich mich nach dem Anfall?

Weitere Module sehen zum Beispiel Reminderfunktionen, Literaturangebote oder auch Vermittlung zu Selbsthilfegruppen vor.

13.7.11 Ausblick

Die vorgesehenen einzelnen Module für die Umsetzung des Disease-Management-Programms Asthma in der Apotheke sind im Prinzip deckungsgleich mit den beschriebenen Schritten der Pharmazeutischen Betreuung von Asthmapatienten (siehe Kapitel 13). Die Aufteilung in Module soll eine Basis für eine adäquate Honorierung der Disease-Management-Apotheker schaffen, indem beispielsweise pro Modul eine abrechenbare Ziffer bzw. PZN formuliert wird.

Die Pharmazeutische Betreuung könnte sich demnach nahtlos in das Gefüge von Disease-Management-Programmen eingliedern. Allerdings sollte dies nur auf der Basis von soliden, möglichst kollektiven Verträgen und in Abstimmung mit der Ärzteschaft geschehen.

Obwohl im Zusammenhang mit der Einführung von Disease-Management-Programmen viele Fragen offen blieben, sollten Apotheker auf gar keinen Fall ihre Domänen Arzneimittel und Pharmazeutische Dienstleistung anderen „Mitbewerbern" wie Arzneimittel-Versendern oder Callcentern überlassen. Mit der Integration in Disease-Management-Programmen kann für Apotheker als Heilberufler auch eine Chance liegen.

Literatur

[1] Schaefer, M., v. d. Schulenburg, J. M. (2001): Ausgestaltung von Disease-Management-Programmen im Rahmen des Risikostrukturausgleichs, Gutachten im Auftrag des Landesverbandes der Betriebskrankenkassen Nordrhein-Westfalen
[2] Lauterbach, Stock (2001): Reform des Risikostrukturausgleichs, Dt. Ärzteblatt 98(30): C 1548–1550
[3] Bölscher, J., v. d. Schulenburg, J. M. (2000): Ansatzpunkte für Disease-Management-Konzepte am Beispiel des Krankheitsbildes Diabetes mellitus. Arzneimitteltherapie 18: 374–377
[4] Ballast, Aubke (2002): Unterlagen Zeno Workshop, Köln, Beiträge
[5] Neubauer, G., Vjlaky, R. (2001): Disease Management – Ansätze und Möglichkeiten der Mitwirkung von Apothekern (Phase I). Gutachten im Auftrag der ABDA

14 Atemphysiotherapie und Sport bei Asthma

14.1 Atemphysiotherapie

Verhaltenstraining

Neben der medikamentösen Therapie bei Erkrankungen der Atemwege und der Lunge bietet die Physiotherapie ein Verhaltenstraining an, welches folgende Ziele verfolgt:

- Verbesserung der Lungenbelüftung,
- Mobilisation von Sekret,
- schonender Sekrettransport,
- schonende Elimination von Bronchialsekret (Hustendisziplin),
- Verbesserung und Erhaltung der Wirbelsäulen-, Schulter- und Armbeweglichkeit,
- Entspannung,
- Kontrolle der Inhalationsmedikamente.

Dieses Verhaltenstraining umfasst im Wesentlichen die folgenden Techniken:

- atemerleichternde Körperstellungen,
- Lippenbremse,
- Hustendisziplin,
- Verbesserung der Lungenbelüftung,
- Bewegung.

14.1.1 Atemerleichternde Körperstellungen

Bei Atemnot zieht der Patient den Schultergürtel hoch, um leichter einatmen zu können. Hierdurch werden die Rippen in Inspirationsstellung gezogen.
Zur Atemerleichterung kann man dem Patienten verschiedene Körperstellungen anbieten, bei denen jeweils die Arme und der Schultergürtel „abgelegt" und die Rippen auf diese Weise in eine muskelkraftsparende Inspirationsstellung gebracht werden (siehe Abb. 14.1).

14.1.2 Lippenbremse

Bei Atemnot ist die Einatmung des Patienten erschwert. Die Bemühungen des Patienten sind auf Inspiration konzentriert, die Exspiration wird demgegenüber vernachlässigt. Diese Atemtechnik führt zu einer temporären Überblähung und kann ein vorhandenes Lungenemphysem verstärken. Dieser Vorgang kann durch eine sanfte Stenose während der Exspiration verhindert oder gemildert werden.

Dosierte Lippenbremse

Bei der dosierten Lippenbremse liegen die Lippen weich aufeinander, die Ausatemluft muss sich zwischen den Lippen hindurch ihren Weg bahnen. Der auf diese Wiese erhöhte Exspirationswiderstand erzeugt einen leichten Überdruck in den großen Atemwegen. Diese werden so offen gehalten und die folgende Einatmung erleichtert (siehe Abb. 14.2).
Eine zu lange Exspiration muss nach Möglichkeit vermieden werden, da sie zu einer erneuten Atemnot führen kann. Der Patient soll entspannte Atemzüge üben, bei denen er sich nicht anstrengt. Bei Belastung werden die Atemzüge schneller, die dosierte Lippenbremse passt sich an.

Lange Lippenbremse zum Sekrettransport

Die Durchführung der langen Lippenbremse ist angezeigt, wenn Sekret vorhanden ist.

Bei stabilen Bronchialwänden, keine Atemnebengeräusche
Einatmen, Luft kurz anhalten, um eine Optimierung der Luftverteilung zu sichern, und mit der Lippenbremse so lange ausatmen, bis der Bauchmuskeleinsatz zu

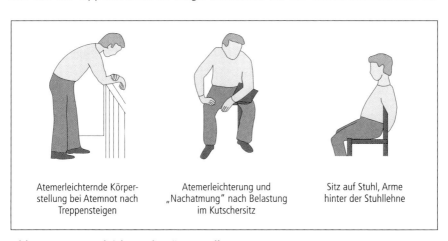

| Atemerleichternde Körper-stellung bei Atemnot nach Treppensteigen | Atemerleichterung und „Nachatmung" nach Belastung im Kutschersitz | Sitz auf Stuhl, Arme hinter der Stuhllehne |

Abb. 14.1: Atemerleichternde Körperstellungen

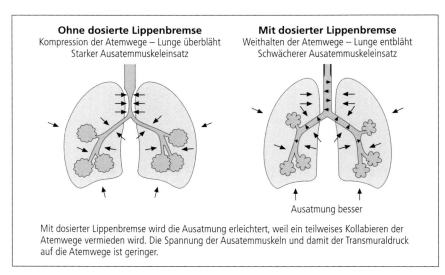

Ohne dosierte Lippenbremse
Kompression der Atemwege – Lunge überbläht
Starker Ausatemmuskeleinsatz

Mit dosierter Lippenbremse
Weithalten der Atemwege – Lunge entbläht
Schwächerer Ausatemmuskeleinsatz

Ausatmung besser

Mit dosierter Lippenbremse wird die Ausatmung erleichtert, weil ein teilweises Kollabieren der Atemwege vermieden wird. Die Spannung der Ausatemmuskeln und damit der Transmuraldruck auf die Atemwege ist geringer.

Abb. 14.2: Schematische Darstellung der dosierten Lippenbremse zur Patienteninformation

spüren ist. Die Ausatmung ist zu lang oder zu forciert, wenn Husten ausgelöst wird.

Bei instabilen, zum Bronchialkollaps neigenden Bronchien
Einatmen, Luft kurz anhalten und die Luft mit Lippenbremse ausströmen lassen. Die Ausatmung ist zu lang oder zu forciert, wenn Husten ausgelöst wird.

Modifizierte autogene Drainage (MAD)
Tief einatmen und Luft kurz anhalten. Der ersten Teil der Luft passiv ausströmen lassen und die restliche Luft aktiv, unter leichter Bauchmuskelspannung ausatmen.

14.1.3 Husten- und Sprechdisziplin

Man unterscheidet zwei Hustenformen, einen unproduktiven „trockenen", so genannten Reizhusten und einen produktiven, zur Sekretelimination führenden Husten.

Unproduktiver Reizhusten

Unproduktiver Reizhusten wird vermutlich über überreizte oder durch eine Mukosaschädigung freigelegte Hustenrezeptoren ausgelöst. Da er ineffektiv und quälend ist, muss er nach Möglichkeit vermieden werden.

Um die Situation erträglicher zu gestalten, soll der Patient

- sich vornehmen nicht zu husten. Bis zu 50 % der Hustenstöße können so vermieden werden.
- Luft anhalten.
- gegen die geschlossenen Lippen anhusten.
- (falls unzureichend wirksam) gegen die zusammengebissenen Zähne und geschlossenen Lippen anhusten.
- Speichel schlucken, Flüssigkeit trinken, Bonbons lutschen oder Kaugummi kauen. Flüssigkeit im Rachenraum mildert den Hustenreiz.

Zwischen den Hustenstößen soll die dosierte Lippenbremse durchgeführt werden. Reizhusten ist zu vermeiden.

Produktiver Husten

Produktiver Husten wird hauptsächlich durch Sekret ausgelöst. Dieses wird durch den Husten aus den Hauptbronchien in die Trachea und den Mund katapultiert.
Oft fühlt der Patient das Sekret, hustet einige Male unproduktiv, um dann den Schleim mit einem letzten Hustenstoß zu eliminieren.
Wenn der Patient das Sekret spürt, soll er einige Exspirationen mit der langen Lippenbremse durchführen. Das Sekret wird im Strom der Ausatmung mundwärts transportiert, bis er es mit einem Hustenstoß abgeben kann.

Sekretelimination:

- Husten gegen geschlossene Lippen und/oder zusammengebissene Zähne.
- Husten gegen die vor den geöffneten Mund gepresste Hand oder gegen ein Handtuch. Das Sekret soll mit zwei bis drei Hustenstößen abgehustet werden. Mehr Hustenstöße sind ineffektiv.
- Die schonendste Form der Sekretelimination ist Räuspern.

Nach Hustenbelastung dosierte Lippenbremse und bei Bedarf atemerleichternde Körperstellung einnehmen.

Sprechdisziplin

Lange Sprechphasen, schnelles Sprechen und lautes Lachen können Atemnot oder Reizhusten auslösen. Daraus können folgende Empfehlungen abgeleitet werden:

- langsam und kurze Sätze sprechen. Die Restluft tonlos abgeben und im Anschluss wieder durch Mund und Nase einatmen.
- (leider) langes und lautes Lachen vermeiden: Bitte lächeln!

14.1.4 Verbesserung der Lungenbelüftung

Zur Vermeidung einer Minderbelüftung der Lungen sind folgende Maßnahmen angezeigt:

Ausstreichungen und Packegriffe

Die Atemerleichterung wird dadurch bewirkt, dass der erhöhte Atemwegswiderstand in den Bronchien gesenkt wird. Dies kann durch Messungen im Bodyplethysmographen objektiviert werden:

- Der Patient streicht mit beiden Handballen von der Thoraxaußenseite im Rippenverlauf nach unten innen.
- Der Patient greift mit beiden Händen eine Hautfalte und zieht diese ein wenig vom Körper weg. Die Hautfalte wird drei bis vier Atemzüge in dieser Position gehalten und die Hände im Anschluss vom Thorax gelöst.

Beim folgenden „Nachspüren" empfindet der Patient eine Atemerleichterung auf der von ihm behandelten Seite.

Thoraxmobilisation

Dehnlagen (siehe Abb. 14.3).

Massagen

Zur Herabsetzung des erhöhten Haut- und Muskeltonus und zur Entspannung der Atempumpmuskulatur können folgende Massageformen angewandt werden:

- klassische Massagen,
- Partnermassage mit Noppen- oder Igelball.

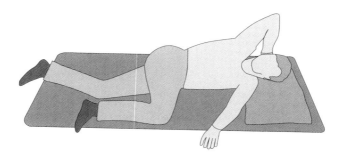

Abb. 14.3: Aus der Seitlage entwickelte Dehnlage mit kurzem Armhebel (d.h. mit gebeugtem Arm)

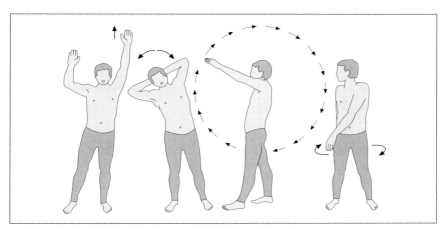

Abb. 14.4: Oberkörpergymnastik mit Bewegungsansatz von den Armen

14.1.5 Bewegung

Durch Bewegung soll ein Trainingsverlust vermieden und die Ausdauerleistung erhalten und wenn möglich gesteigert werden:

- Gehen in der Ebene,
- Treppensteigen mit dosierter Lippenbremse und individuellen Pausen,
- Oberkörpergymnastik mit Bewegungsansatz von den Armen, zur Mobilisation der Wirbelsäule (siehe Abb. 14.4).
- Lungensport, der in den meisten größeren Städten angeboten wird.

Langsame und gleichmäßig durchgeführte Bewegungen steigern die Lingenbelüftung und vermeiden Atemnot. Eine Zusammenfassung über das Verhaltenstraining bei Atemwegserkrankungen liefert Tabelle 14.1.

Literatur
Siemon, G., Ehrenberg, H. (1996): Leichter Atmen, besser bewegen. 4. Auflage. Perimed-Spitta, Balingen
Siemon, G. (1980): Objektivierung der Wirksamkeit krankengymnastischer Atemtherapie auf die gestörte Atemtechnik bei Erwachsenen. Fachtagung „Krankengymnastik aktuell" in Hamburg. R. Pflaum Verlag, München, S. 39–46

Tab. 14.1: Zusammenfassung

Asthma bronchiale	Chronische Bronchitis mit Lungenemphysem	Bronchiektasen Mukoviszidose
Symptome:		
Atemnot bei Belastung	Atemnot bei Belastung	Viel Auswurf
Atemnot in Ruhe	Steifheit der Wirbelsäule	Atemnot bei Belastung
Reizhusten	Muskelverspannungen	Steifheit der Wirbelsäule
Verspannung der Atemmuskulatur	Produktiver Husten durch Schleim bei Bewegung	Muskelverspannungen
Techniken:		
Atemerleichternde Körperstellungen	Dosierte und lange Lippenbremse	Selbstreinigungstechniken der Atemwege (MAD)
Dosierte Lippenbremse	Hustendisziplin	Hustendisziplin
Hustendisziplin	Sprechdisziplin	Sprechdisziplin
Sprechdisziplin	Haltungskorrektur	Thoraxmobilisation
Massagen	Bewegung	Sport
Sport	Packegriffe	Massagen
	Dehnlagen	
Wirkungen:		
Neben der medikamentösen Therapie die Enge der Atemwege verbessern	Effektiver Sekrettransport und schonende Schleimabgabe	Effektiver Sekrettransport und schonende chleimabgabe
Körperliche Leistungsfähigkeit erhalten	Bessere Lungenbelüftung	Bessere Lungenbelüftung
	Atemerleichterung	Verbesserte Belastbarkeit

14.2   Sport und Bewegungstherapie

Kinder und Erwachsene mit Asthma bronchiale sind in ihrer körperlichen Leistungsfähigkeit häufig eingeschränkt. Eine Befragung unter asthmakranken Patienten in
Europa hat ergeben, dass 42 % der Asthmatiker in ihren Sport- und Freizeitaktivitä-
ten eingeschränkt waren. 32 % gaben eine krankheitsbedingte Beeinträchtigung bei
der Ausübung der Alltagsaktivitäten an [1]. Clark und Cochrane [2] wiesen bei
44 Asthmatikern im stabilen Krankheitszustand bei ausreichender medikamentöser
Therapie eine Einschränkung der körperlichen Leistungsfähigkeit nach. Infolge der
vermehrten Atemnot unter körperlicher Belastung neigen asthmakranke Patienten
dazu, körperliche Anstrengung zu meiden. Körperliche Inaktivität führt zu einer De-

konditionierung des Herz-Kreislauf-Systems, der Muskulatur, zur Begünstigung einer Osteoporose und zu einer Abnahme oder mangelhaften Entwicklung der koordinativen Fähigkeiten, die wiederum den Bewegungsmangel begünstigen. Diese verhängnisvolle Spirale endet in einer erheblichen körperlichen Schwächung mit negativen Auswirkungen auf Lebensqualität und Morbidität der Betroffenen.

Mit Hilfe der Sport- und Bewegungstherapie sollten somatische und psychische Folgen der Erkrankung überwunden werden. Durch Ökonomisierung der Herz- und Kreislauffunktion und des Bewegungsablaufes infolge von körperlichem Training lassen sich Leistungsfähigkeit und Lebensqualität verbessern.

14.2.1 Asthma und Sport

Die Beziehung zwischen Asthma und Sport ist in besonderem Maße dadurch kompliziert, dass körperliche Belastung selbst über einen physikalischen Stimulus, wie Wasserverlust oder Wärmeverlust unmittelbar zur Obstruktion beitragen und damit eine sportliche Betätigung zur negativen Erfahrung des Asthmatikers im Sinne eines Anstrengungsasthmas werden kann. Aufgrund eines Anstrengungsasthmas vermeiden vor allem Kinder stärkere Belastungen, wodurch ihre körperliche Leistungsfähigkeit weiter abnimmt. Mangelnde körperliche Betätigung mündet in reduzierter Leistungsfähigkeit. Körperliches Training führt hingegen bei Asthmatikern zu einer Steigerung der Leistungsfähigkeit, verbunden mit einem Anstieg der Sauerstoffaufnahme, des Sauerstoffpulses, einer Verschiebung der anaeroben Schwelle zu einer höheren Belastungsintensität.

Im Laufe von Trainingsprogrammen nehmen bei der definierten Belastung die Lactatkonzentration im Blut und die Ventilation ab. Die Kenngrößen der Lungenfunktion unter Ruhebedingungen verändern sich hingegen allenfalls geringfügig. Ein wesentlicher Trainingseffekt ist die Abnahme der Belastungsdyspnoe [3], die eine zentrale Bedeutung für die Lebensqualität der Patienten hat.

Bewegung bei asthmakranken Kindern

Die kindliche Entwicklung wird auch durch die körperliche Leistungsfähigkeit geprägt. So fühlen sich asthmakranke Kinder in erster Linie dann behindert, wenn sie beim Sport und Spielen mit Gleichaltrigen nicht mithalten können. Diese Entwicklung wird durch negative Erlebnisse, Unerfahrenheit, Ängstlichkeit, auch Sorgen mancher Eltern bezüglich sportlicher Aktivitäten ihrer asthmakranken Kinder und den häufig unbegründeten Ausschluss asthmakranker Kinder vom Schulsport begünstigt, der zumeist auf einen ungenügenden Wissensstand der Schulsportlehrer über das Asthma zurückzuführen ist [4].

Durch die Inaktivität entsteht infolge einer Absenkung der Schwelle, bei der ein Anstrengungsasthma ausgelöst wird, ein Circulus vitiosus, der das Kind in seiner körperlichen, sozialen und geistigen Entwicklung beeinträchtigt.

Dabei hängt das Ausmaß der Konditionsschwäche eher von einem stärkerem Dyspnoeempfinden der Asthmatiker sowie von psychologischen Faktoren ab, als vom Schweregrad der Obstruktion [5,6]. Durch gezieltes körperliches Training werden bei asthmakranken Kindern nicht nur die Schwelle für das Auftreten einer anstrengungsbedingten Obstruktion heraufgesetzt, sondern insbesondere auch Selbstvertrauen und Selbstmanagement der Erkrankung verbessert. Die Steigerung der körperlichen Leistungsfähigkeit führt zu einer besseren sozialen Integration. Sportlich aktive asthmakranke Kinder weisen zudem weniger Exazerbationen und einen geringeren Medikamentenverbrauch auf [7,8].

Die Mechanismen der Besserung der Belastbarkeit durch Sport sind nicht im Einzelnen geklärt. Nachgewiesen wurden eine Steigerung der körperlichen Leistungsfähigkeit durch einen effektiveren Umgang mit der jeweiligen Sportart, ein Training der Atemmuskeln sowie eine geringere „Dyspnoe-Empfindung". Während sich die körperliche Leistungsfähigkeit des Asthmatikers durch Sport steigern lässt und möglicherweise auch eine „Desensibilisierung" der Belastungsdyspnoe auftritt, konnte keine Steigerung der aeroben Kapazität durch Sport im Asthma gesichert werden.

14.2.2 Teilnahme am Asthmasport

Voraussetzungen für die Teilnahme am Asthmasport

Funktionelle Voraussetzungen zur Aufnahme von Asthmatikern in ambulante Sportgruppen sind [3]:

1. Die relative Sekundenkapazität (FEV_1/VC) sollte über 60–70 % des Sollwertes liegen.
2. Der Asthmatiker sollte eine Mindestbelastung von 50 Watt (>0,7 Watt pro kg Körpergewicht) über 3 Minuten bei stabilen Werten von Herzfrequenz, Blutdruck und Atmung durchhalten.
3. Die Blutdruckwerte sollten unter 200 mmHg für den systolischen Blutdruck und unter 120 mmHg für den diastolischen Blutdruck liegen.
4. Im Belastungs-EKG sollten keine Ischämiezeichen oder bedrohliche Rhythmusstörungen auftreten.
5. Eine arterielle Blutgasanalyse unter Belastung ist bei Patienten mit leichtem Asthma als Eingangsuntersuchung entbehrlich, wenn der arterielle Sauerstoffpartialdruck unter Ruhebedingungen im Normbereich liegt.

Bei einer Instabilität der Obstruktion im Rahmen des Asthmasports kann es zu akuter Atemnot kommen. Daher ist eine adäquate Medikation unter Einschluss einer Patientenschulung mit Peak-Flow-gesteuerter Selbstmedikation empfehlenswert.

Wegen der Gefahr des Anstrengungsasthmas während und vor allem nach körperlicher Belastung sollte diesbezüglich vor Eintritt in den Asthmasport eine standardisierte Provokation durchgeführt werden. Gegebenenfalls kann der Asthmasport unter einer Medikation mit β_2 -Sympathomimetika und/oder Antileukotrienen durchgeführt werden.

Bei Vorliegen eines Anstrengungsasthmas sollte kalte, trockene Luft vermieden werden. Günstig für diese Patienten ist Schwimmen in relativ warmem Wasser (26 – 29 °C). Bei Patienten mit allergischem Asthma sind Ort und Zeitpunkt für den Asthmasport im Hinblick auf die infrage kommenden Allergene (Pollenflug) auszuwählen.

Kontraindikationen für die Teilnahme am Asthmasport

Kontraindikationen für die sportliche Betätigung von Patienten mit Asthma bronchiale sind (3):

- respiratorische Partialinsuffizienz/Globalinsuffizienz,
- medikamentös unzureichend eingestelltes Anstrengungsasthma,
- Rechtsherzbelastung bei gesicherter pulmonaler Hypertonie,
- Zustand nach dekompensiertem Cor pulmonale,
- hämodynamisch bedeutsame Herzrhythmusstörungen,
- unzureichend eingestellte Erkrankungen der Herzkranzgefäße und/oder des linken Ventrikels,
- unzureichend einstellbare Hypertonie.

Aufgaben des Arztes bei der Betreuung ambulanter Sportgruppen für Asthmatiker stellen die Eingangsuntersuchung mit Überprüfung der Aufnahmekriterien, die Beratung während des Trainings und die Kontrolle der Belastungsintensität, die Schulung der Asthmatiker und ggf. auch die Behandlung von Notfällen dar. Zumindest bei instabiler Obstruktion sowie bei erhöhtem kardialen Risiko sollte beim Sport asthmakranker Patienten ein Arzt präsent sein. In den übrigen Fällen genügt die direkte Rufbereitschaft des Arztes.

Untersuchungen vor Aufnahme in eine Lungensportgruppe

Die Diagnostik vor Teilnahme am Lungensport umfasst eine körperliche Untersuchung, eine Lungenfunktionsprüfung unter Einschluss eines Bronchospasmolysetests, eine arterielle Blutgasanalyse in Ruhe und unter Belastung, ein Ruhe-EKG und bei Erwachsenen ein Belastungs-EKG, ein Röntgenbild der Thoraxorgane sowie fakultativ einen standardisierten Test zur Analyse der Leistungsfähigkeit [3].

Für die Teilnahme am Lungensport im Kindesalter ist ein Test zur Diagnostik eines Anstrengungsasthmas notwendig; ein Belastungs-EKG oder eine Spiroergometrie sind hier hingegen nicht erforderlich.

Der Belastungstest vor Aufnahme in die Sportgruppe dient neben der Beurteilung der Leistungsfähigkeit auch der Analyse von Ursachen einer eingeschränkten Belastbarkeit und ist neben Tests zur Analyse der koordinativen Fähigkeiten, die der Übungsleiter durchführt, für die individuelle Festlegung von Trainingsprogrammen sehr hilfreich.

Zur Objektivierung von Trainingseffekten können neben spiroergometrischen Kenngrößen wie der maximalen Sauerstoffaufnahme, der Bestimmung der anaeroben Schwelle sowie der Messung der Muskelkraft, z. B. durch ein Handdynamometer, der 6-Minuten- oder 12-Minuten-Gehtest herangezogen werden.

Zur Verlaufsbeurteilung der Effekte des Sports, etwa in 6-monatigen Abständen, sollten bei Asthmatikern auch Tagebücher mit Peak-Flow-Protokollen, Daten zur Medikation und subjektive Befindlichkeitsskalen eingesetzt werden.

14.2.3 Auswahl des Sportprogramms

Für Patienten mit Asthma sind eine dem Schweregrad der Erkrankung angepasste medikamentöse Therapie und eine stabile Phase ihrer Erkrankung zu fordern. Die täglichen Schwankungen der Peak-Flow-Werte sollten weniger als 20 % betragen. Der Peak-Flow sollte oberhalb 80 % des individuellen Bestwertes liegen. Liegt ein Anstrengungsasthma vor, sollten 15–30 Minuten vor Beginn des Trainings ein kurzwirksames β_2-Sympathomimetikum oder 24 Stunden vorher ein Antileukotrien verabreicht werden, falls dessen Wirksamkeit auf das Anstrengungsasthma nachgewiesen ist.

Erwachsene Asthmatiker, die bei der spiroergometrischen Untersuchung mehr als 80 % ihrer alters- und geschlechtsbezogenen maximalen Sollleistung erreichten, können grundsätzlich das übliche Breitensportangebot örtlicher Sportvereine nutzen. Unter Berücksichtigung genügend langer Aufwärmphasen (mindestens 10 Minuten) und Einnahme einer effektiven Prämedikation gilt dies auch für asthmakranke Kinder. Grundsätzlich sind Ausdauersportarten wie Laufen, Schwimmen, Wandern, Tanzen, Fahrradfahren und Spielsportarten ohne Wettkampfcharakter besser geeignet als Kampf- oder Kraftsportarten. Ein Anstrengungsasthma wird von allen untersuchten Sportarten am wenigsten durch Schwimmen induziert.

In Abhängigkeit von der gewählten Sportart sind als Belastungsintensität 60–70 % der maximalen Herzfrequenz [220 – Alter (Jahre)] für ein Trainingsprogramm anzustreben. Entscheidend ist das subjektive Empfinden der Belastung (Borgk-Skala). Wettkämpfe sind nur für Patienten geeignet, die zuvor ausreichende Erfahrungen mit sportlicher Betätigung gesammelt haben und in der Lage sind, die Grenzen ihrer Leistungsfähigkeit sicher einzuschätzen.

Patienten, die 50–80 % ihrer alters- und geschlechtsbezogenen maximalen Sollleistung erreichen, sind gut geeignet für eine Teilnahme in ambulanten Sportgruppen unter ärztlicher Betreuung. Sie weisen in der Regel ein mittelschweres Asthma auf.

Patienten, die weniger als 50 % ihrer Sollleistung erreichen, sind nur für das Training in ambulanten Sportgruppen unter Leitung speziell ausgebildeter Sportlehrer/Übungsleiter geeignet. Zuvor ist ein individuelles Programm zum Aufbau der Leistungsfähigkeit, etwa im Rahmen einer stationären Rehabilitation, hilfreich.

Sinnvoll ist für diese Patienten mit meist schwerem Asthma ein Training peripherer Muskelgruppen zur Steigerung von Kraft und Ausdauer, Atemübungen, Gehen in maximal tolerablem Tempo, evtl. unter Kontrolle der Sauerstoffsättigung bei Belastungshypoxämie.

Bei der Auswahl des Sportprogramms für asthmakranke Kinder sind der Schweregrad der Erkrankung, der Entwicklungsstand des Kindes und die Notwendigkeit, dass das Sportprogramm langfristig Freude machen soll, zu berücksichtigen (9). Der Schwerpunkt sollte auf Koordination und im Jugendalter neben leichtem Ausdauertraining auch auf Krafttraining gelegt werden. Bei schwerer Beeinträchtigung durch das Asthma sind zumindest primär Sportarten wie Schwimmen, Wandern und Koordinationstraining empfehlenswert, bei geringerer Beeinträchtigung durch das Krankheitsbild können Sportarten mit guter externer Steuerung der Belastungsintensität wie Tanzen, Laufen, Radfahren oder auch Spiele bzw. Judo, eingesetzt werden.

14.2.4 Trainingseinheit

Aufbau einer Trainingseinheit

Ziel des Trainings ist die bessere Bewältigung von Altersbelastungen durch Verbesserung von Koordination und Kondition, Abbau der Angst der Patienten vor Belastungen und der Stärkung des Selbstbewusstseins. Dazu gehören zum Training von Kondition, Koordination, Psychomotorik und Spielfähigkeit auch Elemente der Atemtherapie. Ein Beispiel zu dem Ablauf einer Trainingseinheit ist in Tabelle 14.2 dargestellt. Die Patienten müssen lernen, auch bei stärkerer körperlicher Belastung ihre Atmung zu kontrollieren. Die ambulante Trainingseinheit beginnt vor dem Aufwärmen mit einer Kombination aus Gruppengespräch und Schulung. Im Gruppengespräch wird der aktuelle Gesundheitszustand der Teilnehmer ermittelt. Die Schulung dient der Informationsvermittlung und Wiederauffrischung von Selbsthilfemaßnahmen, ferner

Tab. 14.2: Beispiel für den Ablauf einer Übungsstunde (60 Min.). Worth, Meyer et al. 2000

Komponente	Phase
Gruppengespräch (Schulung) Peak-Flow-Messung	Einleitungsphase
15 min. Aufwärmen/funktionale Gymnastik Peak-Flow-Messung (bei Kindern)	Vorbereitungsphase
20 min. Ausdauer oder Koordination	Hauptphase
10 min. Gymnastik/Atemtherapie	Nachbereitungsphase
15 min. Entspannung/Dehnlagen Peak-Flow-Messung	Ausklang
Insbesondere bei asthmakranken Kindern ist ein häufiger Wechsel von Komponenten der Haupt- und Nachbereitungsphase (Intervallprinzip) sinnvoll.	

dem Einüben günstiger Verhaltensweisen zur Vermeidung krankeitsbedingter Beeinträchtigungen.

Die eigentliche Trainingseinheit beginnt mir der kontrollierten Aufwärmphase, um eine Anpassung der Atmung an eine höhere Belastung zu ermöglichen und die Beeinträchtigung des Trainings durch eine belastungsinduzierte Bronchialobstruktion zu vermeiden oder zu minimieren.

In der sich anschließenden Gymnastikphase werden Kräftigungs- und Dehnübungen zur Verbesserung der Körperhaltung durchgeführt.

Hauptinhalt der Behandlungsphase ist das Training von Ausdauer und Koordination. Dauer und Intensität der Ausdauerphase richten sich nach dem Schweregrad und der momentanen Leistungsfähigkeit der Teilnehmer. Der zeitliche Umfang dieser Phase sollte 20 Minuten nicht unterschreiten. Daran schließt sich eine Einheit mit Gymnastik und Atemtherapie an. Schwerpunkte dieses Trainingsabschnittes sind Übungen zur Beruhigung der Atmung. Die Übungseinheit muss mit einer Cool-Down-Phase enden, in der auch Entspannungsübungen, Dehnübungen und langsames Laufen zum Einsatz kommen.

Angaben zur Trainingsintensität und Trainingsdauer

Für Patienten mit obstruktiven Atemwegserkrankungen ist nach zahlreichen Untersuchungen der letzten Jahre ein Training oberhalb oder in Nähe der anaeroben Schwelle (60 – 75 % der maximalen Belastung) mit den größten Trainingseffekten verbunden [10]. Ein derartiges Training führt zur Reduktion der Lactatproduktion und der Ventilation bei submaximaler Belastung, ferner zum Anstieg oxidativer Enzyme in der peripheren Muskulatur [11]. Nach Untersuchungen von Emtner et al. [12] führt ein mindestens 1x täglich durchgeführtes Training nach einem intensiven Aufbautraining über 10 Wochen bei einer Verlaufsbeobachtung über 2 Jahre zu einer dauerhaft besseren Belastbarkeit, Verringerung der Asthmasymptomatik und Reduktion der Morbidität. A. Meyer et al. [13] konnten bereits bei einem 1 x wöchentlich durchgeführtem Training asthmakranker Erwachsener gegenüber einer nicht kontrollierten Kontrollgruppe eine Steigerung der körperlichen Leistungsfähigkeit und eine Zunahme der Lebensqualität beobachten.

Zur Aufrechterhaltung von Trainingseffekten ist ein tägliches Training effizienter als eine nur 1x pro Woche durchgeführte sportliche Aktivität. Dauerhaft erreichbar und langfristig wirksam ist in aller Regel ein wöchentlich stattfindendes Training. Die ambulanten Sportgruppen können zur dauerhaften Aufrechterhaltung der während stationärer Rehabilitationsprogramme erreichten Trainingseffekte beitragen.

Schlussfolgerung

Sport und körperliches Training sind wesentliche Komponenten des Managements von Patienten mit Asthma bronchiale. Körperliches Training im Rahmen von stationären und ambulanten Rehabilitationsprogrammen führt zu einer Steigerung der körperlichen Belastbarkeit, zu einer besseren Bewältigung der Anforderung des Alltags und zu einer Zunahme der Lebensqualität. Bei Patienten mit schwerer funktioneller Beeinträchtigung erlaubt ein individuell abgestimmtes Trainingsprogramm im Rahmen einer Rehabilitationsmaßnahme eine Steigerung der körperlichen Belastbarkeit. Die Aufrechterhaltung von positiven Trainingseffekten ist jedoch nur dann gewährleistet, wenn auch nach einem intensiven Aufbautraining zumindest einmal pro Woche eine sportliche Aktivität stattfindet.

Hierzu eignen sich die ambulanten Sportgruppen für Patienten mit obstruktiven Atemwegserkrankungen. Das Verzeichnis der in Deutschland vorhandenen Lungensportgruppen, Hilfen beim Aufbau und Organisation von Lungensportgruppen für Kinder, Jugendliche und Erwachsene mit Asthma bronchiale können in der Geschäftsstelle der Arbeitsgemeinschaft Lungensport in Deutschland: Arbeitsgemeinschaft Lungensport in Deutschland, Kontaktbüro Herr von Loeben, c/o PCM, Wormser Str. 82, D-55276 Oppenheim angefordert werden.

Literatur

[1] Rabe, K. F., Vermeire, P. A., Soriano, J. B., Maier, W. C. (2000): Clinical management of asthma in 1999: the asthma insights and reality in europe (AIRE) study. Eur. Respir. J. 16: 802–807

[2] Clark, C., Cochrane, L. M. (1988): Assessment of work performance in asthma for determination of cardiorespiratory fitness and training capacity. Thorax 43: 745–749.

[3] Worth, H. A., Meyer, A. et al. (2000): Empfehlungen der Deutschen Atemwegsliga zum Sport und körperlichen Training bei Patienten mit obstruktiven Atemwegserkrankungen. Pneumologie 54: 61–67.

[4] Menardo-Mazeran, G., Michel, F. B., Menardo, J. L. (1990): Childhood asthma and sport in school: A survey of sports and physical education. Rev. Mal Respir. 7: 45–49

[5] Cochrane, L. M., Clark, C. J. (1990): Benefits and problems of a physical training programme for asthmatic patients. Thorax 45: 345–351

[6] Ludwick, S. K., Jones, J. W., Jones, T. K., Fukuhara, J. T., Strunk, R. C. (1986): Normalization of cardiopulmonary endurance in severely asthmatic children after bicycle ergometry therapy. J. Pediatr. 109: 446–451

[7] Lecheler, J. A., Biberger, A., Pfannebecker, B. (1997): Asthma und Sport. Berchtesgaden: INA-Verlag

[8] Schmidt, S. M., Ballke, E.-H., Nüske, F., Leisikow, G., Wiersbittky, S. K. W. (1997): Einfluss einer ambulanten Sporttherapie auf das Asthma bronchiale bei Kindern. Pneumologie 51: 835–841

[9] Innenmoser, J. (1987): Erfahrungen mit ambulanten Asthma-Sportgruppen. Atemw. Lungenkrkh. 13: 32–42

[10] Casaburi, R., Patessio, A., Ioli, F., Zanaboni, S., Donner, C. F., Wassermann, K. (1991): Reductions in exercise lactic acidosis and ventilation as a result of exercise training in patients with obstructive lung disease. Am. Rev. Respir. Dis. 143:9–18

[11] Gosselink, R., Troosters, M., Decramer, M. (1995): Excercise training in COPD patients: the basic questions. Eur. Respir. J. 10:2884–2891

[12] Emtner, M., Finne, T., Stalenheim, G. (1998): A 3-year follow-up of asthmatic patients participating in a 10-week rehabilitation program with emphasis on physical training. Arch. Phys. Med. Rehabil. 79: 539–544

[13] Meyer, A., Günther, S., Volmer, T., Keller, A., Taube, K., Pforte, A. (1999): Physical training of adult asthmatics once a week in an outpatient setting. Am. J. Respir. Crit. Care. Med. 159: A314

15 Ambulante Schulung für erwachsene Asthmatiker

Trotz der wachsenden Kenntnisse über die Ätiologie, Pathogenese, Pathophysiologie und Pharmakologie des Asthma bronchiale und der ständigen Erweiterung der medikamentösen Therapie ist die Mortalität dieser Erkrankung in den letzten Jahren nur unbefriedigend zurückgegangen, die Morbidität hat sogar zugenommen [1]. Eine Hauptursache liegt darin, dass die Fortschritte in der Asthmatherapie dem Patienten vor allem infolge einer unzureichenden Einbeziehung in das Management seiner Krankheit nicht hinreichend zugute gekommen sind. So ergab eine europaweit durchgeführte Analyse [2], dass unter den Asthmatikern 56 % der Patienten tagsüber, 41 % häufiger als 1x pro Woche in der Nacht symptomatisch waren, 30 % europaweit einer Notfalltherapie bedurften und nur 26 % der befragten Asthmatiker inhalierbare Glucocorticoide, das Basismedikament in der Langzeittherapie des Asthma bronchiale, nutzen. 85 % der Patienten fühlten sich durch ihre Erkrankung deutlich eingeschränkt [2].

15.1 Sinn der Asthma-Schulung

Aus zahlreichen Untersuchungen [3] wird der unzureichende Wissensstand der Patienten über ihre Erkrankung und die notwendige Medikation, die unzureichende Fähigkeit zur korrekten Anwendung von inhalativ verabreichten Medikamenten deutlich. Eine sorgfältigere Überwachung und aktive Einbeziehung des betroffenen Patienten in die Bewältigung seiner chronischen Krankheit ist notwendig.

Sicherheit duch Information

Es ist zu berücksichtigen, dass in der Langzeittherapie des Asthmas häufig drei oder mehr verschiedene Medikamente eingesetzt werden, die bei unzureichender Erläuterung zu einer Gesundheitsgefahr für den Patienten werden können. Die Notwendigkeit für die Schulung des betroffenen Asthmatikers mit dem Ziel, aktiv an der Bewältigung seiner Krankheit teilzunehmen, lässt sich auch damit begründen, dass zeitliche Verzögerungen zwischen Einsatz eines schweren Asthmaanfalls und Beginn der Notfalltherapie für die Prognose des Asthmatikers bedeutsam sind. Die Patientenschulung motiviert den Patienten und gibt ihm die notwendigen Hilfen, seine Erkrankung selbst zu kontrollieren.

Der Patient lernt in der Asthmaschulung, auf der Basis standardisierter Therapiekonzepte [4] geeignete Selbsthilfemaßnahmen bei Verschlechterung des Schweregrades seiner Erkrankung, insbesondere im Asthmaanfall, zu ergreifen. Durch geeignete Selbsthilfemaßnahmen verliert der Asthmatiker die oft quälende Angst vor Atemnotattacken.

Motivation

Der Erfolg eines Schulungsprogramms hängt von der Lernfähigkeit und Motivation des Patienten ab. Jedoch kann ein primär nicht motivierter Patient durch einen geeigneten Unterricht mit einem pädagogisch geschulten Patiententrainer motiviert werden und von einer strukturierten Schulung profitieren. Zusätzliche Motivation erfährt der Patient durch eigene Erfahrung mit Selbstkontrolle und Selbstmedikation bei der Bewältigung seiner Krankheit sowie durch Schulung in Kleingruppen gleichartig Erkrankter, deren Interaktionen eine weitere Motivationshilfe darstellen.

15.2 Wesentliche Inhalte der ambulanten Patientenschulung

Hauptziel eines effektiven Schulungsprogramms ist die aktive Einbeziehung des Patienten in die Behandlung seiner chronischen Krankheit.

Wesentliche Inhalte der Patientenschulung erwachsener Asthmatiker:

- Selbstkontrolle der Atemwegsobstruktion mittels Peak-Flow-Messung und -Protokollierung,
- korrekte Anwendung von Dosieraerosolen bzw. inhalativ-applizierbaren Medikamenten,
- Dosisanpassung der Medikation an den jeweiligen Schweregrad der Erkrankung,
- Anfallsprophylaxe und Langzeittherapie,
- Wissensvermittlung über das Asthma,
- Information über Wirkungen und unerwünschte Effekte wesentlicher Antiasthmatika.

Asthmakontrolle

Der Patient kann anhand des Beschwerdebildes und seiner Peak-Flow-Werte bzw. deren Abweichungen vom persönlichen Bestwert die Qualität der Asthmakontrolle beurteilen (siehe Tab. 15.1), den Schweregrad seiner Obstruktion festlegen und frühzeitig Abweichungen mit der Gefahr von Asthmaattacken erkennen. Mithilfe der in Tabelle 15.1 dagestellten drei Bereiche der Güte der Asthmakontrolle durch das Am-

Tab. 15.1: Kontrolle des Asthma-Schweregrades
Beurteilung der Kontrolle des Asthma-Schweregrades anhand des Beschwerdebildes, der Peak-Flow-Werte (PEF), der PEF-Tagesvariabilität (Δ PEF), PBW: Persönlicher Bestwert.
Wie gut ist Ihr Asthmapatient eingestellt?
Therapeutische Maßnahmen richten sich nach Beschwerdebild und Peak-Flow-Werten.

Asthma-kontrolle	Beschwerdebild	Peak-Flow	Erforderliche Maßnahmen
Gut	Normales Schlafverhalten, minimale/keine Beschwerden	PEF = 80–100% PBW Δ PEF < 20%	Keine
Unbefriedigend	Nächtliche Atemnot, Husten, Auswurf, verminderte Aktivität	PEF < 80% PBW Δ PEF < 20–30%	Medikation steigern, β_2-Sympathomimetika, eventuell Cortison
Mangelhaft	Atemnot in Ruhe oder bei geringer körperlicher Aktivität	PEF < 50% PBW	Sofort β_2-Sympathomimetika inhalieren, bei fehlender Besserung: Cortison-Tabletten und Notfallbehandlung

pelsystem, kann der Patient eine sinnvolle Selbstmedikation entsprechend dem Schweregrad der Atemwegsobstruktion durchführen. Anhand des Abfalls der Peak-Flow-Werte um mehr als 20% des persönlichen Bestwertes, einer progredienten Symptomatik mit Husten und zunehmender Atemnot kann die Indikation zur Intensivierung der Therapie abgeleitet werden.

Asthma-Notfall

Indikationen für eine Notfallbehandlung sind ein Abfall des Peak-Flow-Wertes unter 50% des persönlichen Bestwertes, das fehlende Ansprechen der Atemnot auf die Medikamente sowie Atemnot in Ruhe oder bei geringer körperlicher Belastung. Im Rahmen einer Patientenschulung sind Informationen über die Art der Erkrankung, die Prävention und Behandlung von Asthmaanfällen und von Bronchialinfekten und vor allem das Training der Therapieanpassung an den jeweiligen Schweregrad der Atemwegsobstruktion erforderlich.

Handhabung von Hilfsmitteln und Dosierformen

Zur Patientenschulung gehört außerdem das Erlernen technischer Fähigkeiten, wie der Selbstkontrolle der Atemwegsobstruktion mittels Peak-Flow-Messungen, deren Protokollierung sowie der korrekten Anwendung von Dosier-Aerosolen, Pulverinhalationssystemen und von Inhalationshilfen. Die Peak-Flow-Protokollierung sowie die Tagebuchaufzeichnung der Symptome werden von den Patienten um so eher durchgeführt, je selbstständiger sie Konsequenzen aus Änderungen der Peak-Flow-Werte ziehen können.

15.3 Methodische Aspekte der Patientenschulung

Schulungsprogramme sollten klar strukturiert sein und auf internationalen oder nationalen Empfehlungen [4] zum Asthmamanagement basieren [5]. Wichtig ist, dass die wesentlichen Inhalte von Patienten einfach erfasst werden können. Der Patient sollte Instruktionen für die Behandlung des schweren Asthmaanfalls und für die Langzeit-Therapie enthalten.

15.3.1 Struktur der Schulungsprogramme

Die vorhandenen Programme sind so strukturiert, dass auch nicht speziell in der Diagnostik und der Therapie des Asthmas erfahrene Trainer die Schulung durchführen können. Apparative Voraussetzungen sind eine Tafel oder auch die Möglichkeit zur Overhead-Projektion.
Die Patienten werden in kleinen Gruppen von 4–8 Teilnehmern geschult. Nach Erfahrungen von [9] profitieren die Patienten von der Diskussion gemeinsamer Probleme unter den von derselben Krankheit Betroffenen, so dass die Schulung in kleinen Gruppen bessere Schulungsresultate aufweist als die Einzelschulung.
Organisatorisch sollte dafür Sorge getragen werden, dass die Mitglieder einer jeden Schulungsgruppe an allen Unterrichtseinheiten teilnehmen können. Bei der ambulanten Patientenschulung hat es sich bewährt, die Schulung an vier Terminen in wöchentlichen Abständen durchzuführen. Bei dem jeweils folgenden Termin können die wesentlichen Inhalte der vorangegangenen Schulung wiederholt und vertieft werden.
Wesentlich ist, dass in der Patientenschulung genügend Zeit für den Patienten vorhanden ist, seine Fragen zu beantworten und seine Erfahrung anzuhören und dem Betroffenen mit Rat und Tat zur Seite zu stehen.

15.3.2 Asthma-Trainer

Als Asthma-Trainer können Ärzte, Apotheker, Krankenschwestern, Pfleger, Arzthelferinnen oder Arzthelfer oder auch Mitglieder von Selbsthilfeorganisationen eingesetzt werden. Solange die Schulung strukturiert ist, die Schulungsinhalte entsprechend den Richtlinien von Experten beachtet werden, ist die Patientenschulung nicht an Ärzte gebunden. Der Erfolg der Patientenschulung hängt wesentlich von der Fähigkeit des Trainers ab, effektiv mit den Teilnehmern der Patientenschulung zu kommunizieren, ferner von der verfügbaren Zeit.
Wesentliche Voraussetzung einer effizienten Patientenschulung ist neben der Motivation des betroffenen Patienten und eines strukturierten sowie evaluierten Schulungsprogramms ein im Lehrverhalten erfahrener Asthma-Trainer.

15.4 Evaluation von Schulungsprogrammen

Die Patientenschulung ist ein wesentlicher Bestandteil des Asthma-Managements. Wie für jede andere Therapiekomponente sollte die Effizienz von Schulungsprogrammen im Hinblick auf die Zielsetzung des Patiententrainings evaluiert werden.

Stationäre Schulung

Zahlreiche stationär durchgeführte Patientenschulungen haben eine Zunahme des Wissens der Patienten über ihre Erkrankung, eine Verbesserung der Inhalationstechnik der inhalativ applizierten Medikamente, eine größere Therapietreue und eine höhere Lebensqualität nach erfolgreicher Teilnahme einer Patientenschulung ergeben. Durch Abnahme von Asthma-Anfällen, Notfallbehandlungen und Krankenhausaufenthalten hat sich außerdem eine erhebliche Verringerung der Morbidität ergeben [3].

Ambulante Schulung

Ermutigt durch diese Ergebnisse wurde angesichts der Zahl von etwa 4 Millionen Asthmatikern in Deutschland, die nicht alle eine Schulung unter stationären Bedingungen besuchen können, ein ambulantes Schulungsprogramm für erwachsene Asthmatiker nach dem ambulanten Fürther Asthma-Schulungsprogramm AFAS entwickelt.

Dieses Programm zeigte, dass die geschulten Patienten eine höhere Lebensqualität und eine deutlich geringere Morbidität mit Reduktion von schweren Asthma-Anfällen, Notfalleinsätzen und Krankenhausbehandlungen sowie eine Abnahme der Arbeitsunfähigkeitstage infolge von Asthma aufwiesen (siehe Abb. 15.1).

Eine Kosten-Nutzen-Analyse ergab, dass man pro ausgegebenem Euro für die Schulung nach dem Ambulanten Fürther Asthma-Schulungsprogramm (AFAS) etwa 3,1 Euro dem Gesundheitswesen einsparte [10].

15.5 Schlussfolgerung

Anhand der vorliegenden, strukturierten und inzwischen auch für den ambulanten Bereich evaluierten Schulungsprogramme für Asthmatiker kann gefolgert werden, dass die Patientenschulung erwachsener Asthmatiker eine wesentliche Komponente für eine effektive Langzeit-Therapie des Asthma bronchiale darstellt. Der geschulte Patient entwickelt die Fähigkeit, Änderung des Schweregrades der Atemwegsobstruktion mithilfe einer Peak-Flow-gesteuerten Selbstmedikation zu behandeln. Hierdurch nehmen Schweregrad der Asthmaattacken und Beeinträchtigung durch die

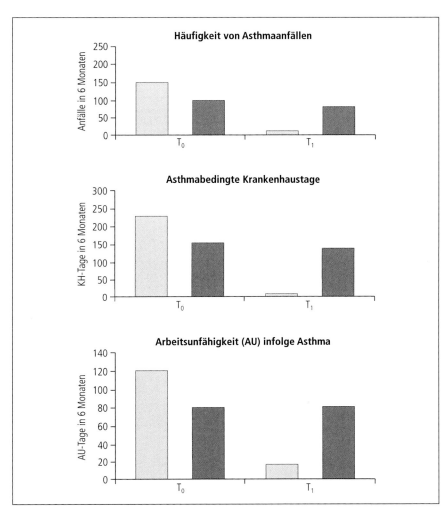

Abb. 15.1: Reduktion von schweren Asthmaanfällen, Krankenhausaufenthalten und Arbeitsausfallzeiten durch das ambulante Fürther Asthma-Schulungsprogramm für erwachsene Asthmatiker.
Angaben jeweils in den 6 Monaten vor (T_0) und nach (T_1) der Schulung.
Helle Säulen: geschulte Patienten, dunkle Säulen: Kontrollgruppe

Atemnot ab. Durch die Reduktion von Notfallbehandlungen, Hospitalisationen und Arbeitsausfällen ist zudem von der Patientenschulung eine deutliche Kostenreduktion für die oft lebenslange Behandlung erwachsener Asthmatiker zu erwarten. Die Schulungsinhalte, insbesondere die Inhalationstechnik, die Anwendung der Peak-Flow-Messung sowie die Protokollierung von Symptomen und Peak-Flow-Werten und die Informationen über die Asthma-Medikamente können auch von Apothekern den Asthmatikern im Rahmen ihrer Patientenbetreuung vermittelt werden.

Literatur

[1] Konietzko, N., Fabel, H. (2000): Weißbuch Lunge 2000, Thieme-Stuttgart, New York

[2] Rabe, K. F., Vermeire, P. A., Soriano, J. B., Maier, W. C. (2000): Clinical management of asthma in 1999: the asthma insights and reality in europe (AIRE) study. Eur. Respir. J. 16: 802–807

[3] Worth, H. (1997): Patientenschulung mit asthmakranken Erwachsenen. In: Petermann, F. (Hrsg.) Patientenschulung und Patientenberatung. PP 143–155, Hofgrefe, Göttingen

[4] Wettengel, R., Berdel, D., Hofmann, D., Krause, J. et al. (1998): Empfehlungen zur Asthmatherapie bei Kindern und Erwachsenen. Pneumologie 52: 591–601

[5] Petro, W. et al. (1995): Empfehlungen zum strukturierten Patiententraining bei obstruktiven Atemwegserkrankungen. Med. Klin. 90: 515–519

[6] Wilson, S. R. (1997): Individual versus group education: is one better? Patient. Educ. Couns. 32: 67–75

[7] Worth, H. (1997): Train-the-Trainer-Seminare (Train-the-Trainer-Seminar) für die Patientenschulung erwachsener Asthmatiker-Strategien. In: Petro, W. Patientenverhaltenstraining bei obstruktiven Atemwegserkrankungen. PP 75–82

[8] Worth, H., Petro, W. (1998): Vorschläge zu Struktur und Inhalten von Train-the-Trainer-Seminaren für die Schulung von Patienten mit chronisch obstruktiven Atemwegserkrankungen. Pneumologie 52: 474–475

[9] Münks-Lederer, C., Dhein, Y., Richter, B., Worth, H. (2001): Evaluation eines ambulanten strukturierten Asthma-Schulungsprogramms für Erwachsene. Eine Pilotstudie. Pneumologie 55: 84–90

[10] Worth, H., Wöhl, A., Dhein, Y., Volmer, T. (2001): Kosten-Nutzen-Analyse des ambulanten Fürther Asthma-Schulungsprogramms für erwachsene Asthmatiker (AFAS). Pneumologie 55: 41

Sachregister

Sachregister

Sachregister